Helmut K. Seitz, Sebastian Mueller (Hrsg.)
Alkoholische Leber- und Krebserkrankungen

Helmut K. Seitz, Sebastian Mueller (Hrsg.)

Alkoholische Leber- und Krebserkrankungen

—

DE GRUYTER

Herausgeber
Prof. Dr. med. Helmut K. Seitz
Medizinische Klinik, Krankenhaus Salem und Zentrum für Alkoholforschung
Universität Heidelberg
Zeppelinstr. 11–33
69121 Heidelberg
E-Mail: helmut_karl.seitz@urz.uni-heidelberg.de

Prof. Dr. med. Sebastian Mueller
Medizinische Klinik, Krankenhaus Salem und Zentrum für Alkoholforschung
Universität Heidelberg
Zeppelinstr. 11–33
69121 Heidelberg
E-Mail: sebastian.mueller@urz.uni-heidelberg.de

ISBN: 978-3-11-058368-7
e-ISBN (PDF): 978-3-11-058398-4
e-ISBN (EPUB): 978-3-11-058382-3

Library of Congress Control Number: 2019938935

Bibliografische Information der Deutschen Nationalbibliothek
Die Deutsche Nationalbibliothek verzeichnet diese Publikation in der Deutschen Nationalbiblio-
graphie; detaillierte bibliografische Daten sind im Internet über http://dnb.d-nb.de abrufbar.

© 2019 Walter de Gruyter GmbH, Berlin/Boston
Einbandabbildung: Edgar Degas (1834–1917) *In einem Cafe, oder Der Absinth*
Satz/Datenkonvertierung: L42 AG, Berlin
Druck und Bindung: CPI Books GmbH, Leck

www.degruyter.com

Inhalt

Verzeichnis der Autoren

PD Dr. Katja Breitkopf-Heinlein
Universitätsklinikum Mannheim
Theodor-Kutzer-Ufer 1-3
68167 Mannheim
E-Mail: katja.breitkopf@medma.uni-heidelberg.de
Kapitel 7

Prof. Dr. Dr. Matthias Dollinger
Klinik Landshut
Robert-Koch-Straße 1
84034 Landshut
E-Mail: med-klinik1@klinikum-landshut.de
Kapitel 11

Prof. Dr. Steven Dooley
Universitätsklinikum Mannheim
Theodor-Kutzer-Ufer 1–3
D-68167 Mannheim
E-Mail: steven.dooley@medma.uni-heidelberg.de
Kapitel 7

Prof. Dr. Ulrich Frick
Schweizer Institut für Sucht-
und Gesundheitsforschung
Konradstrasse 32
8005 Zürich
E-Mail: ulrich.frick@isgf.uzh.ch
Kapitel 2

Prof. Dr. Claus Hellerbrandt
Institut für Biochemie
Emil-Fischer-Zentrum
Friedrich-Alexander-Universität
Erlangen-Nürnberg
Fahrstraße 17
91054 Erlangen
E-Mail: claus.hellerbrand@fau.de
Kapitel 5

Prof. Dr. Ulrich John
Institut für Sozialmedizin und Prävention
Universitätsmedizin Greifswald
Walther-Rathenau-Str. 48
17475 Greifswald
E-Mail: ujohn@uni-greifswald.de
Kapitel 9

Prof. Dr. Nils Homann
Klinikum Wolfsburg
Sauerbruchstr. 7
38440 Wolfsburg
E-Mail: nils.homann@klinikum.wolfsburg.de
Kapitel 12

Prof. Dr. Falk Kiefer
Klinik für Abhängiges Verhalten
und Suchtmedizin
Zentralinstitut für Seelische Gesundheit
Quadrat J5
68159 Mannheim
E-Mail: falk.kiefer@zi-mannheim.de
Kapitel 1

Dr. med. Anne Koopmann
Klinik für Abhängiges Verhalten
und Suchtmedizin
Zentralinstitut für Seelische Gesundheit
Quadrat J5
68159 Mannheim
E-Mail: anne.koopmann@zi-mannheim.de
Kapitel 1

Prof. Dr. Karoline Lackner
Medizinische Universität Graz
0080 Diagnostik & Forschungs-
(D & F) Institut für Pathologie
Neue Stiftingtalstraße 6
8010 Graz
Österreich
E-Mail: karoline.lackner@medunigraz.at
Kapitel 10

Prof. Dr. Frank Lammert
Universitätsklinikum des Saarlandes
und Medizinische Fakultät der
Universität des Saarlandes
Kirrberger Straße 100
Gebäude 77
66421 Homburg
E-Mail: frank.lammert@uks.eu
Kapitel 4

PD Dr. rer. nat. Nadja Meindl-Beinker
Universitätsklinikum Mannheim
Theodor-Kutzer-Ufer 1–3
68167 Mannheim
E-Mail: nadja.meindlbeinker@medma.uni-
heidelberg.de
Kapitel 7

Prof. Dr. med. Sebastian Mueller
Medizinische Klinik, Krankenhaus Salem und
Zentrum für Alkoholforschung
Universität Heidelberg
Zeppelinstr. 11–33
69121 Heidelberg
E-Mail: sebastian.mueller@urz.uni-heidelberg.de
Kapitel 6, 10

Dr. Christoph Roderburg
Uniklinik RWTH Aachen
Universitätsklinikum Aachen, AöR
Pauwelsstraße 30
52074 Aachen
E-Mail: croderburg@ukaachen.de
Kapitel 8

Prof. Dr. Christian Trautwein
Uniklinik RWTH Aachen
Universitätsklinikum Aachen, AöR
Pauwelsstraße 30
52074 Aachen
E-Mail: ctrautwein@ukaachen.de
Kapitel 8

Prof. Dr. Jürgen Rehm
Technische Universität Dresden
Institut für Klinische Psychologie
und Psychotherapie
Epidemiological Research Unit
Chemnitzer Str. 46
01187 Dresden
E-Mail: jtrehm@googlemail.com
Kapitel 2

Prof. Kevin D. Shield
Centre for Addiction and Mental Health Toronto
ON M5S 2S1
Canada
E-Mail: kevin.shield@camh.ca
Kapitel 2

Prof. Dr. med. Helmut K. Seitz
Medizinische Klinik, Krankenhaus Salem und
Zentrum für Alkoholforschung
Universität Heidelberg
Zeppelinstr. 11–33
69121 Heidelberg
E-Mail: helmut_karl.seitz@urz.uni-heidelberg.de
Kapitel 3, 9, 12

1 Diagnostik und Therapie alkoholbezogener Störungen

Anne Koopmann, Falk Kiefer

1.1 Einleitung

Alkoholbedingte Veränderungen in Kognitionen, Verhalten und sozialer Interaktion zählen zu den häufigsten psychiatrischen Erkrankungen. Hierbei führen in der Regel die Alkoholintoxikation, der schädliche Gebrauch von Alkohol, die Alkoholabhängigkeit und assoziierte Syndrome wie der Alkoholentzug, psychotische Störungen und das amnestische Syndrom dazu, dass sich die Betroffenen in ärztliche Behandlung begeben. Dadurch stellen diese in Kombination mit internistischen und neurologischen Folgeerkrankungen des Alkoholkonsums ein erhebliches medizinisches und soziales Problem dar. Bezüglich der Ätiopathogenese der Alkoholerkrankung werden sowohl soziale und lerntheoretische, als auch genetische und biologische Theorien diskutiert. Die Therapie besteht daher aus einer Kombination unterschiedlicher Ansätze wie der Therapie mit *Anticraving*-Substanzen, Psychotherapie und sozialpsychiatrischen Maßnahmen.

1.2 Epidemiologie

Laut dem „*Global Status Report on Alcohol and Health*" der Weltgesundheitsorganisation (WHO) [1] aus dem Jahr 2018 betrug der durchschnittliche Konsum je Einwohner in Deutschland pro Jahr 11 l Reinalkohol und lag damit über dem europäischen Durchschnitt. Dies bedeutet konkret, dass etwa 21 % der 18–59-Jährigen einen riskanten Konsum (mehr als 0,33 l Bier oder ⅛ l Wein bei Frauen und mehr als 0,5 l oder ¼ l Wein bei Männern/Tag) betreiben. Bei 3,1 % liegt ein schädlicher Gebrauch (Fortsetzung des Konsums trotz bereits eingetretener negativer Folgen) vor und bei 3,4 % ist von einer Alkoholabhängigkeit auszugehen [2]. Des Weiteren führt die Alkoholabhängigkeit zu Folgeerkrankungen, die teilweise erhebliche körperliche Einschränkungen bedingen, aber auch zu einer niedrigeren Lebenserwartung führen können. So sterben in Deutschland pro Jahr etwa einer von sieben Männern und eine von dreizehn Frauen an den Folgen ihres Alkoholkonsums [3]. Mit fast 327.000 Fällen von insgesamt 19,8 Millionen stellten Krankenhausaufenthalte aufgrund von alkoholbedingten psychischen Problemen und Verhaltensstörungen in den letzten Jahren die zweithäufigste Ursache für eine stationäre Aufnahme dar, übertroffen nur von der großen Gruppe der Herzerkrankungen (Herzinsuffizienz: 444.632 Fälle, Vorhofflimmern und Vorhofflattern: 298.271 Fälle) [4]. Im ambulanten Bereich bedeutet dies,

https://doi.org/10.1515/9783110583984-001

dass etwa 17 % der in Arztpraxen behandelten Patienten unter alkoholassoziierten Störungen leiden [5].

Laut dem Drogen- und Suchtbericht der Bundesregierung [2] von 2017 entstehen direkte volkswirtschaftliche Kosten durch Alkoholkonsum in Deutschland in Höhe von ca. 26 bis 40 Mrd. Euro.

1.3 Diagnostische Einordnung alkoholbezogener Störungen

In der aktuellsten Ausgabe des *Diagnostic and Statistical Manual of Mental Disorders* (DSM-5) [6] der *American Psychiatric Association* (APA, 2015) wurde die kategoriale Unterteilung in Alkoholmissbrauch und Alkoholabhängigkeit, wie sie noch in der DSM-IV verwendet wurde, aufgegeben und stattdessen der Begriff „Substanzgebrauchsstörungen" eingeführt. Dies fußt auf der empirischen Beobachtung, dass sich die Alkoholabhängigkeit auf einem Kontinuum der Krankheitsschwere bewegt. Die DSM-5 benennt dabei die folgenden Diagnosekriterien:

1. Alkohol wird in größeren Mengen oder länger als beabsichtigt konsumiert
2. Hoher Zeitaufwand Alkohol zu beschaffen, zu konsumieren oder sich von seiner Wirkung zu erholen
3. Anhaltender Wunsch oder erfolglose Versuche, den Alkoholkonsum zu verringern oder zu kontrollieren
4. *Craving* oder ein starkes Verlangen, Alkohol zu konsumieren
5. Wiederholter Alkoholkonsum, der zu einem Versagen bei der Erfüllung wichtiger Verpflichtungen bei der Arbeit, in der Schule oder zu Hause führt
6. Fortgesetzter Alkoholkonsum trotz ständiger oder wiederholter sozialer oder zwischenmenschlicher Probleme, die durch die Auswirkungen von Alkohol verursacht oder verstärkt werden
7. Wichtige soziale, berufliche oder Freizeitaktivitäten werden aufgrund des Alkoholkonsums aufgegeben oder eingeschränkt
8. Wiederholter Alkoholkonsum in Situationen, in denen der Konsum zu einer körperlichen Gefährdung führt
9. Fortgesetzter Alkoholkonsum trotz Kenntnis eines anhaltenden oder wiederkehrenden körperlichen oder psychischen Problems, das wahrscheinlich durch Alkohol verursacht wurde oder verstärkt wird
10. Toleranzentwicklung

Sind mindestens zwei der genannten Kriterien innerhalb eines Zeitraums von 12 Monaten erfüllt, kann eine Substanzgebrauchsstörung diagnostiziert werden, bei dem Vorliegen von zwei oder drei Merkmalen wird diese als leichte Substanzgebrauchsstörung klassifiziert, bei dem Vorliegen von vier bis fünf Kriterien spricht man von einer mittelschweren Substanzgebrauchsstörung und ab mindestens sechs Kriterien von einer schweren Substanzgebrauchsstörung.

In der Neufassung der Internationalen statistischen Klassifikation der Krankheiten und verwandter Gesundheitsprobleme ICD-11 der *World Health Organization* (WHO) wird dagegen eine kategoriale Einteilung der alkoholbezogenen Störungen beibehalten. Sie unterteilt die Störungsbilder in einen schädlichen Gebrauch von Alkohol und die Alkoholabhängigkeit.

Als Vorstufe eines schädlichen Gebrauchs von Alkohol kann es zu einem riskanten Konsum von Alkohol kommen. Er liegt unabhängig von der Erfüllung der diagnostischen Kriterien für einen schädlichen Gebrauch oder eine Abhängigkeit immer dann vor, wenn der Konsum eine Schwelle überschreitet, ab der mit einem verstärkten Auftreten von Alkoholfolgeerkrankungen gerechnet werden muss. Laut den Empfehlungen der Deutschen Hauptstelle für Suchtfragen ist dies bei einem täglichen Konsum von > 10–12 g reinem Alkohol für Frauen bzw. > 20–24 g für Männer der Fall. Für einen riskanten Alkoholkonsum ist in der ICD 11 allerdings keine Kodierungsmöglichkeit vorgesehen.

Bei der Früherkennung alkoholassoziierter Probleme kann laut den Empfehlungen aus dem Kapitel „Screening und Diagnostik von Intoxikation, schädlichem und abhängigem Alkoholgebrauch" der aktuell geltenden S3 Leitlinie „Alkoholbezogene Störungen: Screening, Diagnose und Behandlung" neben dem klinischen Eindruck des Behandlers z. B. hinsichtlich eines Foetor alcoholicus oder einer geröteten Fazies auch das Screening alkoholassoziierter Laborparameter, wie z. B. der Transaminasen (ALAT, ASAT), der Gamma-Glutamyltransferase (Gamma-GT), des mittleren Erythrozytenvolumens (MCV), des Ethylglucuronids (ETG) und des *Carbohydrate-deficient transferrin* (CDT) herangezogen werden [7]. Eine alleine auf der Basis eines einzelnen erhöhten Laborwerts basierende Diagnosestellung sollte bei alkoholbezogenen Störungen allerdings nicht erfolgen, die Gesamtschau der erhöhten Werten kann jedoch zu einem Verdacht führen, der im direkten Gespräch mit dem Patienten besprochen werden sollte. In einem solchen Gespräch sollten insbesondere Informationen zu dem Konsumverhalten des Betroffenen im Hinblick auf die Kriterien der internationalen Diagnoseklassifikationssysteme gewonnen werden.

Darüber hinaus sollten laut den Empfehlungen aus dem Kapitel „Screening und Diagnostik von Intoxikation, schädlichem und abhängigem Alkoholgebrauch" der aktuell geltenden S3 Leitlinie „Alkoholbezogene Störungen: Screening, Diagnose und Behandlung" standardisierte Fragebögen wie die deutschsprachige Version des „*Alcohol Use Disorder Identification Test*" (AUDIT) [8], die Kurzversion dieses Fragebogens der AUDIT-C [9] (Abb. 1.1) und kürzere Screening-Instrumente, wie der CAGE-Fragebogen zur Anwendung kommen.

AUDIT-C Screening Test:

Wie oft trinken Sie Alkohol?

Nie	....	☐ 0
Einmal im Monat oder seltener	....	☐ 1
Zwei- bis viermal im Monat	....	☐ 2
Zwei- bis dreimal die Woche	....	☐ 3
Viermal die Woche oder öfter	....	☐ 4

Wenn Sie Alkohol trinken, wie viele Gläser trinken Sie dann üblicherweise an einem Tag?
(Ein Glas Alkohol entspricht 0,33 l Bier, 0,25 l Wein/Sekt, 0,02 l Spirituosen)

1 bis 2 Gläser pro Tag	....	☐ 0
3 bis 4 Gläser pro Tag	....	☐ 1
5 bis 6 Gläser pro Tag	....	☐ 2
7 bis 9 Gläser pro Tag	....	☐ 3
10 oder mehr Gläser pro Tag	....	☐ 4

Wie oft trinken Sie sechs oder mehr Gläser Alkohol bei einer Gelegenheit (z. B. beim Abendessen, auf einer Party)?
(Ein Glas Alkohol entspricht 0,33l Bier, 0,25 l Wein/Sekt, 0,02 l Spirituosen)

Nie	....	☐ 0
Seltener als einmal im Monat	....	☐ 1
Jeden Monat	....	☐ 2
Jede Woche	....	☐ 3
Jeden Tag oder fast jeden Tag	....	☐ 4

Abb. 1.1: Bei einem Gesamtpunktwert von 4 und mehr bei Männern und 3 und mehr bei Frauen ist der Test positiv im Sinne eines erhöhten Risikos für alkoholbezogene Störungen (riskanter, schädlicher oder abhängiger Alkoholkonsum) und spricht damit für die Notwendigkeit zu weiterem Handeln.

1.3.1 Der CAGE-Fragebogen

Bei mehr als einer positiven Antwort ergibt sich ein Verdacht auf alkoholbezogene Störung.

- Haben Sie jemals das Gefühl gehabt, Sie sollten Ihren Alkoholkonsum vermindern (**c**ut down drinking)?
- Haben andere Personen Sie dadurch geärgert (feeling **a**nnoyed), dass diese Ihr Trinkverhalten kritisiert haben?
- Haben Sie jemals Schuldgefühle (feeling **g**uilty) wegen Ihres Alkoholkonsums gehabt?
- Haben Sie jemals als erstes am Morgen ein alkoholhaltiges Getränk getrunken (**e**ye-opener), um Ihre Nerven zu beruhigen?

1.4 Behandlungsstrategien

1.4.1 Allgemeine Behandlungsstrategien

Die Therapieempfehlungen bei schädlichem Alkoholgebrauch und der Alkoholabhängigkeit orientieren sich an dem Schweregrad der Erkrankung und den vordringlichen Therapiezielen. Das Behandlungsziel der „lebenslangen Alkoholabstinenz" ist nach wie vor die Idealnorm – es berücksichtigt allerdings nicht den Umstand, dass viele Patienten zu Beginn einer Therapie eine Trinkmengenreduktion attraktiver und realistischer einschätzen, als die lebenslange Abstinenz. Die aktuelle S3-Leitlinie „Screening, Diagnose und Behandlung alkoholbezogener Störungen [10] berücksichtigt diesen Ansatz und empfiehlt mit einem *level of evidence* 1a und dem Empfehlungsgrad A: „Bei postakuten Interventionsformen ist Abstinenz bei Alkoholabhängigkeitssyndrom primäres Therapieziel. Ist die Erreichung von Abstinenz zurzeit nicht möglich oder liegt schädlicher bzw. riskanter Konsum vor, soll eine Reduktion des Konsums (Menge, Zeit, Frequenz) im Sinne einer Schadensminimierung angestrebt werden."

Auf alle Fälle muss nach gesicherter Diagnose einer Alkoholgebrauchsstörung eine suchtspezifische Therapie die Abstinenzmotivation fördern und stabilisieren, hierbei gilt es in den ersten Gesprächen oft erst Krankheitseinsicht und eine Bereitschaft zur Veränderung herzustellen.

Zur Herstellung und Steigerung der Abstinenzmotivation haben sich auf dem Modell der dynamischen Veränderungsbereitschaft [11] beruhende Kurzinterventionen, die auch Strategien der motivierenden Gesprächsführung (*Motivational Interviewing* [MI]) [12,13] enthalten, bewährt [14]. Mit diesem Verfahren werden betroffene Patienten nicht durch konfrontative Methoden in eine Abwehr gezwungen, sondern durch offene Fragen ohne implizierte Wertung zu einer Selbsteinschätzung veranlasst. Die motivierende Gesprächsführung basiert außerdem auf einer empathischen Grundhaltung, dem Aufbauen von Vertrauen in die Selbstwirksamkeit und der Vereinbarung von gemeinsam festgelegten Behandlungszielen. Viele Patienten mit einer Alkoholgebrauchsstörung zeigen ein charakteristisches Abwehrverhalten mit Bagatellisierungstendenzen hinsichtlich ihrer Erkrankung, daher kann bereits in der Phase des Motivationsprozesses die Einbeziehung von Angehörigen zielführend sein.

1.4.2 Spezielle Behandlungsstrategien bei einem riskanten Alkoholkonsum

Patienten mit einem riskantem Alkoholkonsum befinden sich primär beim Hausarzt oder in Allgemeinkrankenhäusern in Behandlung. Für diese Patientengruppe hat sich die Anwendung der „Minimal-Intervention" (*Brief Intervention*), eine wenig aufwendige therapeutische Maßnahme, als wirksam erwiesen (Evidenzgrad Ia für *„very brief intervention"*) [15]. Die *Brief Intervention* beinhaltet in der Regel einen einmaligen 5–20- minütigen Kontakt, in dem auf die Risiken des Alkoholkonsums bzw.

vermehrten Trinkens hingewiesen wird und eine Verminderung der Trinkmenge (auf Mengen unterhalb der vorgegebenen Grenzwerte, d. h. 20–24 g bei Männern, 10–12 g bei Frauen) bzw. trinkfreie Tage empfohlen werden. Die Wirksamkeit dieser Verhaltens- und Therapievorschläge ist in zahlreichen Untersuchungen belegt worden. Die zusätzlichen Beratungen sind umso wirksamer, je höher dabei die Trinkmengen und/ oder je größer dabei die gesundheitlichen Folgen sind [16].

1.4.3 Spezielle Behandlungsstrategien bei einem schädlichen Alkoholgebrauch

Ein schädlicher Alkoholgebrauch macht umfassende therapeutische Interventionen notwendig, in denen neben der Vermittlung der Untersuchungsergebnisse und der Diagnosestellung therapeutische Hilfen und Ratschläge vermittelt werden sollen. Diese befassen sich mit Themen wie der Entwicklung von Strategien zu einer Trinkmengenreduktion sowie der Einplanung von Trinkpausen oder Abstinenz. Dies beinhaltet das wiederholte Nachfragen nach Veränderungen im Trinkverhalten und die Kontrolle bzw. Rückmeldung alkoholtypischer Laborparameter (Transaminasen, GGT, MCV, CDT). Außerdem sollten den Patienten Hilfestellungen gegeben werden bei der Erstellung von Trinktagebüchern und bei der Entwicklung von Verhaltensalternativen zum Trinkverhalten und zur Stressbewältigung. Bei einer zusätzlich bestehenden Organschädigung muss die fachärztliche Konsultation bei einem Internisten oder Neurologen zur Beratung und Untersuchung empfohlen werden.

1.4.4 Spezielle Behandlungsstrategien bei einer Alkoholabhängigkeit

Bei einer Alkoholabhängigkeit ist das Ziel der Behandlung das Erreichen der Abstinenz. Zur Herstellung dieser sollten verschiedene psychotherapeutische Verfahren wie z. B. das kognitiv verhaltenstherapeutische Bewältigungstraining, das soziale Kompetenztraining oder familientherapeutische Verfahren kombiniert mit pharmakologischen Rückfallprophylaxemethoden zur Anwendung kommen, am besten im Rahmen von komplexen Therapieprogrammen wie einer „qualifizierten Entzugsbehandlung" oder einer „Langzeitentwöhnungstherapie" [17].

Insgesamt lässt sich die Behandlung der Alkoholabhhängigkeit in eine Akutbehandlung, deren Schwerpunkt die Erlangung der Abstinenz sowie die Motivation zu weiterführenden Therapien ist und eine postakute Rehabilitationsbehandlung, die darauf abzielt eine langfristige Aufrechterhaltung der Abstinenz zu erreichen, unterteilen.

1.4.5 Akutbehandlung

Die qualifizierte Entzugsbehandlung stellt den wichtigsten Therapiebaustein der Akutbehandlung der Alkoholabhängigkeit dar. Sie kann als teilstationäre oder stationäre Therapie in suchtmedizinischen Abteilungen von psychiatrischen Kliniken erfolgen [18]. Neben der differenzierten Diagnostik und Behandlung der Entzugssymptomatik sowie der körperlichen Begleiterkrankungen (s. Kap. 10) kommen hierbei therapeutische Maßnahmen zur Bildung von Abstinenzmotivation und Veränderungen im Verhalten und in der Lebensführung zum Einsatz. Der Einsatz dieses multimodalen Therapiekonzepts scheint sinnvoll, da die reine körperliche Entgiftung hohe Rückfallraten aufweist und nur in wenigen Fällen in der Weiterführung der Behandlung mündet. Die in diesem Stadium vorhandene hohe Offenheit und Veränderungsbereitschaft von Patienten und Angehörigen schafft besonders gute Voraussetzungen für den Aufbau und die Stabilisierung von Motivation. Wegen der typischen kognitiven Störungen zu Beginn des Alkoholentzugs sollte sie jedoch mindestens drei Wochen dauern [18].

Ein chronischer Alkoholkonsum ist mit einer Reihe von neurobiologischen Veränderungen, u. a. einer reduzierten und veränderten Expression von $GABA_A$-Rezeptoren und einer vermehrten Expression glutamaterger Rezeptoren, insbesondere vom NMDA-Subtyp verbunden [19,20]. Diese Veränderungen sind bei Unterbrechung des Substanzkonsums für die Entwicklung des typischen Alkoholentzugssydroms verantwortlich. Dieses zeichnet sich durch eine Reihe von psychovegetativen und körperlichen Beschwerden wie den praktisch obligaten Tremor, eine vermehrte Schweißneigung, Übelkeit und Erbrechen oder starke innere Unruhe aus. In Abhängigkeit von der Trinkmenge treten diese Symptome typischerweise sehr rasch nach Abstinenzbeginn auf, bei schwerstabhängigen Patienten teilweise noch während der Alkoholisierung. Infolge des Erbrechens kann es im Verlauf zu Wasser- und Elektrolytverlusten kommen, außerdem können zusätzlich depressive Verstimmungen auftreten. Hingegen sind bei einem reinen Alkoholentzugssyndrom Bewusstsein und Orientierung meist ungestört. Die Dauer eines typischen Alkoholentzugssyndroms beträgt wenige Tage bis längstens eine Woche. Im Rahmen des Alkoholentzugssyndroms können eine Reihe ernsthafter medizinischer Komplikationen, wie eine hypertensive Krise, ein Delir oder epileptische Anfälle, auftreten.

Ein Alkoholentzug kann ambulant oder als teilstationäre bzw. stationäre qualifizierte Entzugsbehandlung sowie als reine körperliche Entgiftung durchgeführt werden. Die Auswahl des Behandlungssettings erfolgt hierbei in Abhängigkeit von der zu erwartenden Entzugsschwere. Bei volljährigen, absprachefähigen und glaubhaft abstinenzmotivierten Patienten, bei denen keine gravierenden Entzugskomplikationen (massive Blutdruckerhöhung, Tachykardie, Hyperhidrosis, Arm- oder Ganzkörpertremor, massive psychomotorische Unruhe, Übelkeit, Erbrechen, starke Ängste bis hin zu Suizidgedanken oder Entzugskrampfanfälle bzw. Entzugsdelirien) vorbeschrieben sind und die einen festen Wohnsitz haben und gut sozial integriert sind, kann die Entzugsbehandlung ambulant oder teilstationär erfolgen [21]. Sind schwere vegetative Entzugserscheinungen, Grand mal Anfälle oder Alkoholentzugsdelirien während zurückliegender Entgiftungen bekannt, sowie bei „Spiegeltrinkern" mit einem täglichen Konsum von mehr als 150 g/d Reinalkohol und bei Patienten mit polyvalentem Substanzkonsum oder einer anderen psychiatrischen Komorbidität bzw. bei unbekannten Patienten, die sich notfallmäßig vorstellen, sollte die Entzugsbehandlung ebenso wie bei Patienten ohne einen festen Wohnsitz und bei suizidgefährdeten Patienten stationär erfolgen [21]. In diesen Fällen wird meist eine medikamentöse Therapie des Alkoholentzugssyndroms notwendig. Das Wirkprinzip der während einer Entgiftungsbehandlung eingesetzten Medikation ist die Substitution des Alkohols durch ein Präparat mit ähnlichem Wirkmechanismus (hauptsächlich GABA-Agonismus).

Zur Entzugsbehandlung bei einer Alkoholabhängigkeit sind in Deutschland Clomethiazol und Benzodiazepine zugelassen. Diese vermindern die mit einem Alkoholentzug einhergehenden Entzugssymptome wie Pulsanstieg, Blutdruckspitzen, Ängstlichkeit, psychomotorische Unruhe und haben darüber hinaus eine delirverhütende und krampfanfallshemmende Wirkung [22]. In der Regel werden zwei Kapseln Clomethiazol alle 2–4 Stunden gegeben, die maximale Tagesdosis liegt bei 24 Kapseln. Gleichwertig hinsichtlich ihrer Wirkung sind die Benzodiazepine. Dabei finden im klinischen Alltag meist Präparate mit einer langen Halbwertszeit (HWZ) (> 24 h) wie z. B. Diazepam Verwendung. Bei Kumulationsgefahr bei schweren Leberfunktionsstörungen, wie sie bei einer Leberzirrhose vorliegen, sollte auf mittellang (6–24 h) wirksame Substanzen wie Lorazepam oder Oxazepam ausgewichen werden [22]. Die Dosierung der Medikation und Frequenz der Gabe sollte bedarfsadaptiert an den vom Patienten erreichten Summenwert auf der *Clinical Institute Withdrawal Assessment for Alcohol* (CIWA- A-Skala; Abb. 1.2), einer gängigen Skala zur Messung von Alkoholentzugssymptomen, erfolgen, da sich gezeigt hat, dass bei diesem Vorgehen die kumulative Dosis der entzugsdämpfenden Medikation im Vergleich zu einer Gabe nach einem festen Schema geringer ist.

Soll eine symptomgesteuerte Anwendung von Diazepam erfolgen, werden die Patienten über 72 h stündlich mit dem CIWA-A-Bogen überwacht. Liegt ein mildes Entzugssyndrom vor (entsprechend einem CIWA-A-Summenscore > 8) erhalten die Patienten 5 mg Diazepam, bei einem mittelschweren bis schweren Entzugssyndrom (CIWA-A-Summenscore > 11) erhalten die Patienten 10 mg Diazepam, bei einem sehr ausgeprägten Entzugssyndrom (CIWA-A-Summenscore > 15) kann in Ausnahmefällen auch eine Einmaldosis von 20 mg gegeben werden. Auch bei Clomethiazol ist eine symptomorientierte Anwendung möglich (Dosierungsschema s. Tab. 1.1).

Bei im Alkoholentzug häufig auftretenden, zum Teil massiven Blutdruckerhöhungen sollte die Gabe von Clonidin (initial 75 µg oral, maximal 600 µg/d) erfolgen. In Deutschland ist bei anamnestisch bekannten Alkoholentzugsanfällen zur Anfallsprophylaxe während einer stationären Behandlung Carbamazepin zugelassen. Dieses hat bei schneller Aufdosierung (600–800 mg in den ersten beiden Tagen als nichtretardierte Tabletten oder Saft, danach über 5 Tage absetzen) außerdem einen zentral

Clinical Institute Withdrawal Assessment for Alcohol Scale (CIWA-A)

1. Vitalparameter

Blutdruck: ....
Puls: ....
Atemfrequenz: ....
Körpertemperatur: ....

2. Entzugsanfälle (Grand Mal)
(Beobachtung seit dem letzten Rating)

Ja .... ☐ 6
Nein .... ☐ 0

3. Übelkeit/Erbrechen
(Frage: Verspüren Sie ein flaues Gefühl im Magen, Übelkeit oder Brechreiz?
Haben Sie erbrochen?)

Keine .... ☐ 0
.... ☐ 1
Milde Übelkeit .... ☐ 2
.... ☐ 3
Deutliche Übelkeit mit Brechreiz .... ☐ 4
.... ☐ 5
.... ☐ 6
Massive Übelkeit und Erbrechen .... ☐ 7

4. Tremor
(Beobachtung)

Keine .... ☐ 0
.... ☐ 1
Nicht sichtbarer aber tastbarer Tremor (bei vorgestreckten Armen) .... ☐ 2
.... ☐ 3
Deutlicher Tremor (bei vorgestreckten Armen) .... ☐ 4
.... ☐ 5

Abb. 1.2: *Clinical Institute Withdrawal Assessment for Alcohol* (CIWA-A)-Skala zur Bestimmung der Schwere der Entzugssymptomatik und zur Abschätzung des Medikationsbedarfs. CIWA-A-Summenscore > 8 entspricht einem milden Entzugssyndrom (mit einem Medikationsbedarf von z. B. 5 mg Diazepam), CIWA-A-Summenscore > 11 entspricht einem mittelschweren bis schweren Entzugssyndrom (mit einem Medikationsbedarf von z. B. 10 mg Diazepam), CIWA-A-Summenscore > 15 entspricht einem sehr schwer ausgeprägten Entzugssyndrom (mit einem Medikationsbedarf von z. B. 20 mg Diazepam).

Tab. 1.1: Dosierungsrichtlinien für eine symptomorientierte Clomethiazol-gestützte Entzugsbehandlung.

Zeitpunkt	Clomethiazoldosis
Milde oder mittelschwere Entzugssymptome	
Initial	2 Kapseln (Testdosis)
Tag 0 (erste 24 h)	9–12 Kapseln in 4–6 Dosen
Tage 1 und 2	6–8 Kapseln in 3–4 Dosen
Tage 3 und 4	4–6 Kapseln in 2–3 Dosen
Tage 5–9	Langsames Ausschleichen des Medikaments
Schwere Entzugssymptome	
Initial	2 Kapseln (Testdosis)
Tag 0	1–2 Kapseln (in Abhängigkeit von der Testdosis) alle 2 h, bis eine deutliche Symptomreduktion erreicht wird, maximal zugelassene Tagesdosis: 24 Kapseln (in begründeten Ausnahmefällen auch mehr)
Tag X bis Behandlungsende	Weitergabe der Tagesdosis, bis die Entzugssymptome nachlassen (üblicherweise innerhalb der ersten 72 h), langsames Ausschleichen des Medikaments, täglich ca. um ¼ der Vortagesdosis

dämpfenden Effekt und kann deshalb bei weniger ausgeprägten Entzugssymptomen als Monotherapie (600–900 mg/Tag, nicht retardiert) eingesetzt werden [22]. Clomethiazol sollte nur im stationären Rahmen während des Alkoholentzugs eigesetzt werden. Alternativ können bei einer ambulanten oder teilstationären Entgiftung zur Dämpfung der vegetativen Entzugssymptome kurz- oder mittellangwirksame Benzodiazepine oder die Kombinationsbehandlung aus Tiaprid (Einzeldosis 300 mg, max. 1.800 mg/Tag), als entzugsdämpfendes Medikament (cave: off-label Gebrauch) und nicht-retardiertem Carbamazepin (200 mg, max. 1.200 mg/Tag) zur Anfallsprophylaxe im Alkoholentzug verwendet werden [22]. Tab. 1.2 zeigt ein klassisches Carbamazepin Dosierungsschema während der ambulanten Entgiftung.

Sowohl während der ambulanten als auch während der stationären Entzugsbehandlung sollten täglich ärztliche Kontakte stattfinden, um die Dosis der entzugsdämpfenden Medikation an die individuellen Patientenbedürfnisse anzupassen und auf eventuell auftretende Komplikationen zeitnah reagieren zu können.

In den letzten Jahren wurden in kleineren klinischen Studien, auch Levetiracetam, Tiagabin und Topiramat zur pharmakologischen Behandlung des Alkoholentzugs eingesetzt. Um deren Wirkmechanismus und auch die generelle Wirksamkeit in dieser Indikation endgültig beurteilen zu können, ist allerdings eine Überprüfung in großen prospektiven Studien notwendig [22].

Tab. 1.2: Dosierungsschema für die ambulante Carbamazepin-gestützte Alkoholentgiftung. Carbamazepin sollte nicht bei einem Blutalkoholspiegel von > 1 Promille gegeben werden. Die Patienten sollten regelmäßig auf Alkoholentzugssymptome untersucht werden.

Tag	Dosis
0	2 × 300–400 mg im Abstand von 8 h
1	2 × 300–400 mg im Abstand von 8 h
2	2 × 300 mg im Abstand von 8 h
3	2 × 300 mg im Abstand von 8 h
4	2 × 200 mg im Abstand von 8 h
5	200 mg/d, danach absetzen

Während der stationären oder teilstationären qualifizierten Entzugsbehandlung müssen neben der differenzierten Diagnostik und Behandlung der Entzugssymptome auch körperliche Begleit- und Folgeerkrankungen mitbehandelt werden.

1.4.6 Postakute Rehabilitationsbehandlung

Das wichtigste Therapiebauelement der postakuten Rehabilitationsbehandlung ist die 4–6 Monate dauernde stationäre Entwöhnungsbehandlung („Langzeitentwöhnungstherapie"). Diese wird im Normalfall von den Rentenversicherungsträgern und nur in Ausnahmefällen von der Krankenversicherung finanziert. Die Zielgruppe für die stationäre Entwöhnungsbehandlung sind vor allem Patienten, bei denen schwerwiegende körperliche, psychische oder soziale Probleme vorliegen, deren soziales Umfeld keine ausreichende Unterstützung bietet, die beruflich nicht integriert sind, bei denen keine stabile Wohnsituation gegeben ist oder wiederholte Rückfälle während der ambulanten oder teilstationären Rehabilitationsbehandlung aufgetreten sind [23].

Im Rahmen der stationären Entwöhnungsbehandlung hat sich in den letzten Jahren der Einsatz von verhaltenstherapeutischen Techniken wie Rückfallanalysen, Rollenspielen zur Rückfallprophylaxe, sozialem Kompetenztraining und Alkoholexpositionstraining etabliert. So sollen die persönlichen Ressourcen und Bewältigungsfähigkeiten aktiviert werden. Verhaltensmuster und Gewohnheiten, die zur Aufrechterhaltung des Alkoholkonsums beigetragen haben, werden hinsichtlich Bedingungsfaktoren analysiert und idealerweise durch alternative Verhaltensweisen ersetzt. In einer multizentrischen prospektiven Studie in 21 stationären Behandlungseinrichtungen in Deutschland konnte gezeigt werden, dass von 1.410 Patienten nach 18 Monaten 53 % und nach 4 Jahren 46 % der alkoholabhängigen Patienten während des gesamten Katamnesezeitraums abstinent bezüglich Alkohol geblieben sind [24], wohingegen 80–85 % aller Patienten ohne spezifische Therapie innerhalb eines Jahres wieder rückfällig wurden.

Für Patienten, die gut sozial integriert sind (Familie, Arbeit) und die die Fähigkeit haben, zu Beginn der Entwöhnungsbehandlung eine alkoholabstinente Phase erreichen und halten zu können, bieten psychosoziale Beratungsstellen (Suchtberatungsstellen) ergänzend zu der stationären Entwöhnungsbehandlung seit einigen Jahren ambulante Rehabilitationsbehandlungen an. Die Behandlung kombiniert Gruppen- und Einzeltherapiesitzungen. Die Behandlungsfrequenz beträgt 1–2 Sitzungen pro Woche bei einer Gesamtbehandlungsdauer von ca. einem Jahr.

Ein weiterer wichtiger Baustein, der die Aufrechterhaltung einer stabilen Alkoholabstinenz in der Postakutphase unterstützen kann, ist der regelmäßige Besuch einer Selbsthilfegruppe wie beispielsweise der „Anonymen Alkoholiker", des Kreuzbunds oder der Guttempler. Darüber hinaus kann auch die Einnahme einer rückfallprophylaktischen Medikation zur Stabilisierung der Abstinenz beitragen.

Beim Vorliegen einer erheblichen Krankheitsschwere der Alkoholabhängigkeit kann das Therapieziel der Abstinenz zugunsten eher erreichbarer Ziele, wie z. B. der Sicherung des Überlebens oder der Verhinderung von Folgeschäden verlassen werden [25].

1.4.7 Behandlung der Alkoholintoxikation

Das Ausmaß der neuropsychiatrischen und klinischen Symptome einer Alkoholintoxikation hängt neben der Blutalkoholkonzentration (BAK) von verschiedenen Faktoren wie der individuellen Alkoholgewöhnung und -toleranz, den jeweiligen Begleitumständen (z. B. Übermüdung), der körperlichen Verfassung und einer Vielzahl anderer somatischer und psychischer Faktoren ab. Anhand des klinischen Bilds lassen sich diese in leichte, mittelgradige und schwere Rauschzustände bis hin zum alkoholischen Koma sowie pathologische Rauschzustände einteilen. Typische Symptome einer Alkoholintoxikation sind dabei, abhängig von dem Ausmaß der Alkoholintoxikation, Enthemmung, Streitsucht, Aggression, Stimmungslabilität, Aufmerksamkeitsverminderung, Verminderung der Urteilsfähigkeit, Störung des Sozialverhaltens, Gangunsicherheit, Standunsicherheit, verwaschene Sprache, Nystagmus, Sedation (Stupor, Koma), Gesichtsrötung sowie konjunktivale Injektionen.

Während geringe Alkoholmengen über Mechanismen der Disinhibition erregend auf das Nervensystem wirken, wirken höhere Konzentrationen hingegen allgemein dämpfend, so dass mit steigender BAK eine zunehmende Bewusstseinstrübung auftritt.

Je nach Körpergewicht und Resorption führt eine Trinkmenge von 2–2,5 l Bier zu einer BAK von ca. 1 Promille.

Bei leichten Rauschzuständen zeigt sich ein klinisches Bild, das vor allem geprägt ist durch eine Gang- und Standunsicherheit, verwaschene Sprache, leichte

Beeinträchtigungen bei komplexen motorischen Funktionen, der Koordination sowie Augenbewegungsstörungen. Mittelgradige Rauschzustände treten bei einer BAK von ca. 1,5–2 Promille auf und sind gekennzeichnet durch zunehmende psychische Auffälligkeiten, insbesondere eine affektive Enthemmung, einen gehobenen Affekt bis hin zu Euphorie, welche jedoch schnell umschlagen in Gereiztheit und Aggressivität. Die Orientierung ist im Normalfall erhalten, der formale Gedankengang ist meist noch geordnet, aber außenorientiert. Deutliche Beeinträchtigungen treten jedoch in den Bereichen Konzentration, Auffassungsgabe und Kritikfähigkeit auf.

In der Behandlung leichter oder mittelschwerer Rauschzustände ist eine medikamentöse Therapie normalerweise nicht notwendig, der Patient sollte jedoch in einer ruhigen Umgebung medizinisch überwacht werden (inklusive Labor und bei gegebener Indikation einer kranialen Bildgebung). Möglicherweise aufgetretene medizinische Komplikationen, wie z. B. Elektrolytentgleisungen oder ein Volumenmangel müssen entsprechend kausal behandelt werden.

Zu schweren Rauschzustände kommt es bei einer BAK von etwa 2–2,5 Promille, dabei treten zunehmende Störungen des Bewusstseins und der Orientierung, illusionäre Verkennungen, seltener auch Angst, Halluzinationen und Erregung auf. Darüber hinaus kommt es fast immer zu neurologischen Symptomen wie Gleichgewichtsstörungen, Dysarthrie, Schwindel und Ataxie. Gerade bei schweren Rauschzuständen kann die differentialdiagnostische Abgrenzung gegenüber anderen Krankheitsbildern mit einem ähnlichen Symptombild schwierig sein; z. B. muss ein Schädel-Hirn-Trauma auch bei einem vermeintlich durch Alkoholisierung somnolenten Patienten sicher ausgeschlossen werden. Darüber hinaus sollten auch schwere Leberfunktionsstörungen, andere Stoffwechselstörungen, Störungen des Wasser-/Elektrolythaushalts, Polyintoxikationen, intra-/extrazerebrale Blutungen, Insulte, Herz-Kreislauf-Erkrankungen, eine Hypoglykämie, eine Epilepsie und psychotische Störungen als Ursache für die gezeigte Symptomatik ausgeschlossen werden.

Nach Abschluss des diagnostischen Prozesses sollten Patienten mit schweren Rauschzuständen intensivmedizinisch überwacht werden. Sollte im Rahmen eines Erregungszustands aggressives, eigen- oder fremdgefährdendes Verhalten auftreten, ist eine medikamentöse Behandlung mit typischen oder atypischen Antipsychotika sinnvoll. Die größte Evidenz hierbei gibt es in der Anwendung von Haloperidol in einer Dosierung von 5–10 mg (oral, i. m. oder i. v. [nur unter EKG Überwachung]), wobei sich die klinische Datenlage jedoch auf Anwendungsbeobachtungen stützt [26].

Ab einer Blutalkoholkonzentration von über 4 Promille enden Alkoholintoxikationen häufig tödlich. Eine Untersuchung von Sellers und Kalant (1976) [27] zeigte, dass die Letalität bei einer BAK von 5 Promille bei mindestens 50 % liegt. In der Regel ist hierbei die direkte Dämpfung des Atemzentrums oder eine Aspiration von Erbrochenem todesursächlich.

Bei schwer abhängigen Patienten hingegen können die Intoxikationszeichen auch bei einer BAK von deutlich über 3 Promille durch Gewöhnungseffekte erstaunlich gering sein.

1.4.8 Medikamentöse Behandlung des Alkoholentzugsdelirs

Ca. 5 % der Alkoholabhängigen, bei denen ein vegetatives Entzugssyndrom auftritt und die nicht medikamentös behandelt werden, entwickeln das Vollbild eines Delirium tremens. Klinisch ist es gekennzeichnet durch das gleichzeitige Auftreten der folgenden Symptome: Alkoholentzugssyndrom und eine tiefgreifende Orientierungsstörung, psychomotorische Unruhe, Auffassungsstörungen, Wahrnehmungsstörungen, optische Halluzinationen und eine Umkehr des Tag-Nacht-Rhythmus [22].

Ohne eine adäquate medikamentöse Therapie kann das Delirium tremens letal enden. Die Behandlung besteht aus der Gabe von Clomethiazol bzw. Benzodiazepinen entsprechend Tab. 1.1 in Kombination mit der Gabe eines Antipsychotikums (Haloperidol 5–10 mg, Risperidon 0,5–2 mg) sowie dem Ausgleich eventuell bestehender Elektrolyt- und Flüssigkeitsdefizite [22]. Der Vorteil bei der Gabe von Benzodiazepinen besteht hierbei in der Möglichkeit diese auch i. v. verabreichen zu können. Zusätzlich hierzu sollte basierend auf der klinischen Erfahrung zur Prophylaxe einer Wernicke Enzephalopathie die Gabe von Thiamin (50 mg langsam i. v. oder i. m.) [28,29] erfolgen. Darüber hinaus sollten neben dem Alkoholentzug möglicherweise vorliegende Ursachen der Symptomatik differentialdiagnostisch mittels Labordiagnostik und einer cerebralen Bildgebung abgeklärt werden. In der Regel klingt das Delirium tremens bei einer adäquaten Behandlung innerhalb von 2–4 Tagen ab.

1.4.9 Pathologischer Rausch

Ein sogenannter pathologischer Rausch oder eine „idiosynkratische Alkoholintoxikation" kommt zwar relativ selten vor, aus forensischer Sicht ist sie jedoch von großer Bedeutung. Hierbei handelt es sich um bei geringer bis mäßiger Alkoholisierung auftretende, ungewöhnliche Rauschzustände. Bei den Betroffenen treten hierbei aggressive Durchbrüche, Sinnestäuschungen oder paranoide Denkinhalte, meistens in Form von Bedrohungs- und Verfolgungsängsten auf und sie neigen zu Gewalttaten. Intoxikationszeichen können nur gering ausgeprägt sein oder auch ganz fehlen. Faktoren wie eine verminderte Alkoholtoleranz, z. B. bei Zustand nach Schädel-Hirn-Trauma oder Enzephalitis sowie eine alkoholtoxische Hirnschädigung können das Auftreten eines pathologischen Rausches begünstigen.

Bei dem pathologischen Rausch handelt es sich um ein sehr seltenes Krankheitsbild über dessen Pathophysiologie bisher nur wenig bekannt ist. Ein pathologischer Rausch muss differenzialdiagnostisch wie eine Alkoholintoxikation von einer Fülle anderer psychischer Störungen abgegrenzt werden.

1.4.10 Postakutbehandlung: Medikamentöse Behandlungsmöglichkeiten zur Rückfallprophylaxe

Aus tierexperimentellen und klinischen Untersuchungen ist bekannt, dass Veränderungen im mesolimbisch-mesokortikalen Belohnungssystem bei der Aufrechterhaltung des Alkoholkonsums eine wichtige Rolle spielen, daher haben rückfallprophylaktisch wirksame Medikamente hier ihren Angriffspunkt. Heute werden zur pharmakologischen Rückfallprophylaxe der Glutamat- bzw. Calciummodulator Acamprosat und die Opioidantagonisten Naltrexon und Nalmefen eingesetzt, während für Substanzen mit Wirkung auf das cholinerge, dopaminerge und serotonerge System bisher keine replizierbaren abstinenzerhaltenden Effekte gezeigt werden konnten [30,31]. Eine Metaanalyse von 13 RCT von Kishi et al. (2013) [32] zeigte außerdem eine grundsätzlich fehlende Wirksamkeit von Antipsychotika in der Rückfallprophylaxe der Alkoholabhängigkeit. Neben Acamprosat, Naltrexon und Nalmefen kann nach spezieller Indikationsstellung auch das alkoholaversiv wirksame Disulfiram angewendet werden [17,33]. Hierbei sollte die supervidierte Behandlung, d. h. die Verabreichung im Rahmen einer Spezialsprechstunde, unter ärztlicher Aufsicht erfolgen. Wegen der potenziell lebensbedrohlichen Komplikationen bei Trinkzwischenfällen und des organisatorischen Aufwands bei der Vergabe stellt es jedoch keine Standardtherapie dar. Außerdem hat die Herstellerfirma hierfür in Deutschland 2011 die Zulassung zurückgegeben. Die europäische Zulassung besteht allerdings weiterhin. Bei der Verordnung des Präparats muss dieses aus dem europäischen Ausland importiert werden und der Patient muss die Kosten für das Medikament in der Regel selbst tragen (Tagestherapiekosten zwischen 0,30–0,50 Euro).

Das vermutlich als NMDA-Rezeptor- und Calciummodulator wirkende Acamprosat ist für die Rückfallprophylaxe der Alkoholabhängigkeit zugelassen. Es kann nach den Ergebnissen einer Metaanalyse die Abstinenz aufrechterhalten, nach einem Trinkrückfall kann es jedoch nicht die Rückkehr in kontrollverlustiges Trinken verhindern.

Das als μ- und δ-Opioidrezeptorantagonist wirkende Naltrexon ist in der Behandlung der Alkoholabhängigkeit zur Reduktion des Rückfallrisikos als unterstützende Behandlung in der Abstinenz und zur Minderung des Verlangens nach Alkohol zugelassen. Es wird in mehreren Metaanalysen positiv bewertet. Da es neben rückfallprophylaktischen auch trinkmengenreduzierende Eigenschaften besitzt, eignet es sich im Gegensatz zu Acamprosat auch zur Trinkmengenreduktion oder in der Behandlung nicht primär abstinenzorientierter Patienten [34]. Sowohl Naltrexon als auch Acamprosat sollten mindestens 3–6 Monate nach dem Trinkstopp eingenommen werden, in Einzelfällen kann auch eine längere Einnahme für bis zu 12 Monaten sinnvoll sein. Neben der regelmäßigen täglichen Einnahme zur Rückfallprophylaxe kann Naltrexon nach einer RCT bei Patienten mit leichteren Erkrankungsformen auch im Rahmen einer passageren Einnahme vor Hochrisikosituationen eingesetzt werden. Ebenso konnte seine Wirksamkeit auch für Patienten mit einer psychiatrischen Komorbidität wie einer Depression oder einer posttraumatischen Belastungsstörung nachgewiesen werden [35].

Als selektiver Opioidrezeptorligand mit antagonistischer Aktivität am μ- und δ-Rezeptor und mit partieller agonistischer Aktivität am κ-Rezeptor wirkt Nalmefen trinkmengenreduzierend bei Alkoholabhängigkeit [36,37]. Weiterhin offen ist darüber hinaus, inwieweit die Wirkung am κ-Rezeptor (Reduktion anxiogener, anhedoner Symptome) einen klinisch relevanten Zusatznutzen vermittelt. Es ist zugelassen zur Reduktion des Alkoholkonsums bei erwachsenen Patienten mit Alkoholabhängigkeit, deren Alkoholkonsum sich auf einem „hohen Risikoniveau befindet" (> 60 g/d für Männer; > 40 g/d für Frauen), bei denen jedoch keine körperlichen Entzugserscheinungen vorliegen und die keiner sofortigen Entgiftung bedürfen. Im Vergleich zu Naltrexon hat Nalmefen eine geringere Hepatotoxizität. Es eignet sich für ein „as needed" oder „*targeted treatment*"; d.h. die Einnahme kann an Tagen erfolgen, an denen ein (hoher) Alkoholkonsum erwartet wird.

Zur Verbesserung des klinischen Effekts können Kombinationsbehandlungen mit Substanzen mit einem unterschiedlichen pharmakologischen Profil eingesetzt werden, die Studienlage hierzu ist jedoch noch uneinheitlich. Für die Kombination von Acamprosat plus Naltrexon sowie für Acamprosat plus Disulfiram, Naltrexon plus Topiramat und Naltrexon plus Ondansetron liegen positive Berichte vor [22].

Bei depressiven alkoholabhängigen Patienten stellt laut den Ergebnissen einer großen Metaanalyse die Gabe trizyklischer Antidepressiva (TZA), insbesondere von Imipramin eine sinnvolle Therapieoption dar, für eine SSRI Monotherapie ist die Evidenzlage dagegen negativ. Aufgrund des schlechten Sicherheitsprofils der TZA kommt den neueren dual wirksamen Substanzen wie z. B. Venlafaxin, Duloxetin oder Mirtazapin in der Behandlung dieser Patientengruppe zunehmend eine wichtige Rolle zu.

1.5 Neurologische und psychiatrische Alkoholfolgeerkrankungen

1.5.1 Wernicke-Korsakow-Syndrom

Heute werden die akute Wernicke-Enzephalopathie und das chronische Korsakow-Syndrom zu einer Krankheitsentität zusammengefasst. Charakteristisch für das klinische Bild der Wernicke-Enzephalopathie ist das Vorliegen der Symptomtrias Bewusstseinsstörung mit Desorientierung und Apathie bis hin zum Koma, Ophthalmoplegie (meist eine bilaterale Abduzensparese) und eine rumpf- und beinbetonte Ataxie. Darüber hinaus kann eine vegetative Dysregulation mit Hypothermie, Hypotension, Tachykardie und Schweißausbrüchen auftreten.

Das klinische Bild des Korsakow-Syndroms zeichnet sich aus durch einen weitgehenden Verlust des Altzeitgedächtnisses, schwere Merkfähigkeitsstörungen, eine verminderte Auffassungsgabe, Konzentrations- und Antriebsstörungen sowie eine

Unfähigkeit, neue Gedächtnisinhalte zu speichern. Im Rahmen eines Korsakow-Syndroms treten häufig amnestische Lücken und Konfabulationen auf.

Ursächlich für die Wernicke-Enzephalopathie ist ein Thiaminmangel. Der Thiaminstoffwechsel wird von Faktoren wie einer gestörten Leberfunktion, einer veränderten Proteinbildung, einer thiaminarmen Kost, der intrazelluläre Magnesiumkonzentration und dem Alkohol selbst beeinflusst, außerdem kann es durch einen genetisch determinierten Polymorphismus der Transketolase, die für eine Störung des Vitamin B1-Stoffwechsels von großer Bedeutung ist, zu einem Thiaminmangel kommen [38,39]. Auf makroskopischer Ebene ist das Wernicke-Korsakow-Syndrom durch eine Schrumpfung und bräunliche Verfärbung der Corpora mamillaria oder der subependymalen Bereiche um den 3. Ventrikel herum sowie eine Ausweitung des 3. Ventrikels zu erkennen. Darüber hinaus kann eine Schädigung des Thalamus, der Gegend des Aquädukts, des Bodens des 3. Ventrikels sowie des Vorderlappens des Kleinhirns und der basalen Anteile des Vorderhirns auftreten Die Gedächtnisstörungen werden vor allem durch Defekte im Bereich der mediodorsalen thalamischen Nuklei verursacht. Auf der molekularbiologischen Ebene zeigt sich das Wernicke-Korsakow-Syndrom insbesondere durch eine Störung des glutamatergen Systems [40]. Auf mikroskopischer Ebene finden sich Proliferationstendenzen und spongiöse Gewebsauflockerungen im Bereich der Glia, der Venolen und Kapillaren. Zu Schädigungen der Nervenzellen kommt es seltener. Im Rahmen der akuten Wernicke-Enzephalopathie lassen sich leichte Erythrodiapedesen aus pathologischen Gefäßen nachweisen. Kommt es zu chronischen Verläufen, finden sich vorwiegend im Diencephalon Siderophagen als Residuen.

Die Diagnosestellung erfolgt in der Regel auf Grundlage des klinischen Bildes. Im EEG sind unspezifische leichte bis mittelgradige Allgemeinveränderungen in Form von Verlangsamungen nachweisbar. In der Kernspintomographie zeigen sich hämorrhagische Veränderungen im Diencephalon und Hirnstamm. Bei der Diagnosestellung haben die bildgebenden Verfahren aber insgesamt eine relativ geringe Bedeutung. Sie eignen sich aber zur Verlaufsdokumentation [41,42].

Bei der Akutbehandlung der Wernicke-Enzephalopathie kommt der raschen Zufuhr von Thiamin (2×300 mg/Tag parenteral über mindestens 5 Tage langsam i. v. als Kurzinfusion) eine entscheidende Bedeutung zu. Insbesondere bei der ersten Gabe muss hierbei auf selten auftretende allergische Reaktionen geachtet werden. Bei klinischer Besserung sollte die Therapie fortgesetzt werden bis keine weitere Besserung eintritt. Danach kann die Gabe für weitere fünf Tage mit halber Dosis fortgesetzt werden und im Anschluss oralisiert werden. Erfolgt eine gleichzeitige Gabe von glukosehaltigen Infusionen, ist der Thiaminbedarf erhöht [22].

1.5.2 Alkoholhalluzinose

Die Alkoholhalluzinose wird in die Diagnoseuntergruppe der alkoholinduzierten psychotischen Störungen eingeordnet. Bei ihr handelt es sich um eine seltene Folgeerkrankung der Alkoholabhängigkeit. Sie ist gekennzeichnet durch Symptome wie akustische Halluzinationen (dialogisierende, beschimpfende Stimmen), Angst und Verfolgungswahn. Im Rahmen des Diagnoseprozesses muss sie differenzialdiagnostisch einerseits von einem Alkoholentzugsdelir und andererseits von einer neben der Alkoholabhängigkeit bestehenden paranoiden Schizophrenie abgegrenzt werden. Das wichtigste therapeutische Ziel ist die Herstellung der Alkoholabstinenz. Zur Linderung der Symptome kann eine Alkoholhalluzinose kurzzeitig mit typischen oder atypischen Antipsychotika, z. B. Haloperidol 5–10 mg täglich, oder Risperidon 2–6 mg täglich behandelt werden [22,43].

1.5.3 Eifersuchtswahn

Es handelt sich hierbei um eine sehr seltene alkoholbedingte Störung, bei der der alkoholabhängige Patient unkorrigierbar von der Untreue der Partnerin bzw. des Partners überzeugt ist. Die Behandlung gestaltet sich schwierig, eine antipsychotische Therapie führt im Regelfall nicht zu großen Erfolgen [22].

1.5.4 Hepatische Encephalopathien

Die hepatischen Enzephalopathien werden unterteilt in die hepatische Enzephalopathie und das eigentliche hepatische Koma.

Das hepatische Koma ist gekennzeichnet durch eine akut einsetzende Bewusstseinsstörung, psychomotorische Unruhe, Benommenheit und Stupor bis hin zum Koma. Außerdem kommt es zu verschiedenen neurologischen Symptomen wie dem „flapping tremor" bei ausgestreckten Händen, Primitivreflexen, Hyperreflexie, unwillkürlichen Muskelkontraktionen, Pyramidenbahnzeichen, fokalen oder generalisierten Krampfanfällen sowie anderen neurologischen Herdsymptomen. Im EEG zeichnet sich dieses Erkrankungsbild häufig durch bilaterale synchrone langsame δ-Wellen sowie hochamplitudige langsame Wellen aus.

Chronische hepatische Enzephalopathien entstehen teilweise als Folge eines hepatischen Komas, aber auch schleichend. Das klinische Bild ist primär geprägt von demenziellen Veränderungen, es treten aber auch neurologische Symptome wie Tremor, Ataxie, Dysarthrien, choreoathetotische Bewegungen, Primitivreflexe und Pyramidenbahnzeichen auf. Im psychischen Bereich können neben demenziellen Veränderungen oft ein pseudoneurasthenisches Syndrom und Störungen der Konzentration, der Merkfähigkeit und des Antriebs auftreten.

Pathophysiologische Ursachen für diese Symptomatik sind insbesondere postkontusionelle Hirnschädigungen, Infarkte, intrazerebrale Blutungen und andere Vaskulopathien, rezidivierende Hypoglykämien und andere Stoffwechselveränderungen. Darüber hinaus spielt die neurotoxische Wirkung von Alkohol und seiner Metabolite, vor allem des Acetaldehyds eine Rolle. Darüber hinaus scheinen an der Entstehung andere Neurotoxine, insbesondere Ammoniak, aber auch Mercaptan, Phenole und Fettsäuren ursächlich beteiligt zu sein. Zusätzlich scheinen Störungen der Blut-Hirn-Schranke mit einer erhöhten Durchlässigkeit für Toxine und spezielle Neurotransmitterveränderungen zu bestehen, hierbei werden vor allem „falsche" Neurotransmitter wie z. B. Oktopamin und Phenyläthanolamin anstelle von Dopamin und Noradrenalin gebildet.

Darüber hinaus scheint ein erhöhter GABAerger Tonus vorzuliegen [44].

Die alkoholtoxischen Hepatopathien müssen differenzialdiagnostisch von nicht-alkoholtoxischen Hepatopathien wie Virushepatitiden, M. Wilson, Hämochromatose und Leberdystrophien abgegrenzt werden. Laborchemisch charakterisiert werden können alkoholassoziierte Hepatopathien durch erhöhte Transaminasen, eine erniedrigte Cholinesterase als Maß der herabgesetzten Synthesekapazität der Leber, erhöhte Ammoniakspiegel und verminderte Gerinnungsfaktoren. Im EEG liegen hochamplitudige bi- bis triphasische δ-Wellen vor.

Bei akuten Fällen sollte die Therapie auf einer Intensivstation stattfinden. Sie beinhaltet neben einer Eiweißrestriktion auf 1–1,5 g/d eine Neomycingabe sowie die Medikation mit Laktulose (1- bis 4-mal 10–30 ml/d) zur Reduktion des Ammoniakspiegels. Zusätzlich können eine Entleerung des Darms sowie chirurgische Maßnahmen zur Entlastung des Kolons erwogen werden. Neuere Untersuchungen zeigten außerdem, dass bei Patienten mit hepatischer Enzephalopathie ein Zinkmangel vorzuliegen scheint. Die Behandlung mit Zinkaspartat über einen längeren Zeitraum konnte zu einer Verminderung des Plasma-Ammoniak-Spiegels und einem Anstieg des Serumzinkspiegel beitragen [45]. Zumindest bei einem manifesten Zinkmangel sollte daher die Substitution mit Zink erwogen werden. Bei klinischer Notwendigkeit sollte außerdem eine Substitution mit Elektrolyten und Vitaminen erfolgen. Benzodiazepine hingegen sind bei hepatischen Encephalopathien grundsätzlich kontraindiziert [22].

1.5.5 Äthyltoxische Polyneuropathie

Mit einer Prävalenz von etwa 15–30 % ist die äthyltoxische Polyneuropathie die häufigste neurologische Komplikation der Alkoholabhängigkeit. Klinisch ist sie gekennzeichnet durch überwiegend distal und beinbetonte sensomotorische Ausfälle und Muskelatrophien. Darüber hinaus kommt es häufig zu Parästhesien und Schmerzen. Die Schmerzqualität ist dabei meist dumpf, teilweise aber auch lanzinierend und einschießend. Begleitend können zudem eine Begleitmyopathie, Muskelkrämpfe und -schwäche auftreten.

Diagnostisch wegweisend kann eine Druckempfindlichkeit der langen Nervenstämme, vor allem des N. tibialis (Wadendruckschmerz) und des N. peroneus im Bereich des Fibulaköpfchens sein. Außerdem ist in den meisten Fällen auch die Tiefensensibilität gestört. Zuerst kommt es oft zu einem Ausfall des Achillessehnenreflex. Im Armbereich bleiben die Reflexe meist erhalten. Bei schwereren Ausprägungsgraden sind die sensorischen Ausfälle von distal betonten Paresen und Atrophien begleitet. Untypisch sind hingegen isolierte Paresen der kleinen Handmuskeln und Hirnnervenausfälle, ebenso treten sehr selten Schädigungen des autonomen Nervensystems mit vegetativen und neurotrophen Störungen auf. Bei Männern kommt es allerdings häufig zu Potenzstörungen. Die Diagnosestellung erfolgt anhand des klinischen Bilds oder auf der Basis von neurophysiologischen Befunden. Im Rahmen des Diagnostikprozesses müssen andere Polyneuropathien vom axonalen Schädigungstyp (z. B. bei Diabetes mellitus oder anderen toxischen Einflüssen) differenzialdiagnostisch ausgeschlossen werden.

Die Ätiopathogenese der Erkrankung ist nicht völlig klar. Höchstwahrscheinlich ist eine direkte neurotoxische Schädigung durch Alkohol ursächlich. Darüber hinaus spielen wohl Hypovitaminosen und eine allgemeine Malnutrition eine Rolle.

Kann der Patient eine Alkoholabstinenz einhalten, ist die Prognose meistens günstig. Innerhalb von wenigen Wochen bis zu mehreren Monaten bilden sich unter Abstinenz selbst ausgeprägte Polyneuropathien meist zurück. Zusätzlich unterstützend kann die Gabe von B-Vitaminen wirken. Laut einiger Studien werden fettlösliche Vitamin B-Präparate bei intramuskulärer Injektion besser resorbiert als bei einer oralen Gabe, daher sollte die Substitution bei schwereren Polyneuropathien nicht als orale Gabe, sondern als intramuskuläre Injektion erfolgen. Bei stärkeren Schmerzen oder dem Auftreten einer Hyperpathie kann die niedrigdosierte Gabe von Acetylsalicylsäure (100–300 mg/d) oder alternativ Gabapentin bzw. Pregabalin sinnvoll sein. Bei der Gabe von Acetylsalicylsäure besteht allerdings das Risiko von Magenblutungen, dann kann die ergänzende Gabe eines Protonenpumpeninhibitors als Magenulkusprophylaxe sinnvoll sein. Ergänzend zu der medikamentösen Therapie hat vor allem Krankengymnastik einen entscheidenden Anteil an der Rehabilitation der Patienten.

1.5.6 Komorbide psychiatrische Erkrankungen

Bei der Erstellung des Gesamtbehandlungsplans sollten neben der Erkrankungsschwere und des Erkrankungsstadiums der alkoholbezogenen Störung auch die zusätzlich bestehenden psychiatrischen Erkrankungen des Patienten berücksichtigt werden, um den größtmöglichen Benefit für den Patienten zu erreichen.

Zu dem Themenkreis Prävalenz von Komorbidität alkoholbedingter Störungen mit psychiatrischen Erkrankungen gibt es eine ganze Reihe klinischer und epidemiologischer Studien. Diese fanden bei schizophrenen Patienten eine Prävalenz von alkoholbedingten Störungen zwischen 20 % bis über 50 %. Für Patienten mit affektiven Erkrankungen konnten sie eine Prävalenz von alkoholbedingten Störungen zwischen 20–40 % [46] nachweisen.

Eine Studie konnte außerdem nachweisen, dass 78 % der Patienten mit einer emotional-instabilen Persönlichkeitsstörung vom Borderline Typ unter einer komorbiden Abhängigkeitserkrankung leiden, hier spielen vor allem Abhängigkeitssyndrome von zentral dämpfenden Substanzen wie Alkohol, Benzodiazepine und Cannabis eine wichtige Rolle [47]. Darüber hinaus konnten Luderer et al. (2018) [48] zeigen, dass bei 20,5 % aller alkoholabhängigen Patienten komorbid ein Aufmerksamkeits-Hyperaktivitäts- Syndrom (ADHS) im Erwachsenenalter vorliegt. Diese Zahlen und die Ergebnisse einer früheren epidemiologischen Studie von Regier et al. [49], die zeigen konnte, dass insgesamt 53 % der Personen mit einem Substanzmissbrauch oder einer Abhängigkeit auch eine andere psychische Störung aufwiesen, machen deutlich, wie wichtig es ist, alkoholabhängige Patienten während ihrer Behandlung hinsichtlich weiterer psychiatrischer Erkrankungen abzuklären und diese bei der Erstellung des Behandlungsprogramms zu berücksichtigen.

Literatur

[1] Global status report on alcohol and health 2018 WHO.
[2] Drogen- und Suchtbericht der Bundesregierung 2017 Berlin: Die Drogenbeauftragte der Bundesregierung – Bundesministerium für Gesundheit: 35–43.
[3] Rehm J, Shield KD, Rehm MX, Gmel G, Frick U. Alcohol consumption, alcohol dependence and attributable burden of disease in Europe: Potenzial gains from effective interventions for alcohol dependence, Canada: Centre for Addiction and Mental Health. 2012.
[4] Diagnosedaten der Patienten und Patientinnen in Krankenhäusern (einschl. Sterbe- und Stundenfälle), Wiesbaden: Statistisches Bundesamt – Destatis.
[5] Hill A, Rumpf HJ, Hapke U, Driessen M, John U. Prevalence of alcohol dependence and abuse in general practice. Alcohol Clin Exp Res. 1998;22:935–940.
[6] American Psychiatric Association. Diagnostische Kriterien DSM-5: Deutsche Ausgabe herausgegeben von Peter Falkai und Hans-Ulrich Wittchen, mitherausgegeben von Manfred Döpfner, ... Winfried Rief, Henning Saß und Michael Zaudig Taschenbuch, 2015.
[7] Wurst FM, Thon N, Preuss UW, Neumann T, Spies C et al. Screening und Diagnostik von Intoxikation, schädlichem und abhängigem Alkoholgebrauch. In S3-Leitlinie "Screening, Diagnose und Behandlung alkoholbezogener Störungen". 2016: 9–43.
[8] Rist F, Scheuren B, Demel R, Hagen J, Aulhorn I. Der Münsterer Alcohol Use Disorders Identification Test (AUDIT-G-M). In: Glöckner-Rist A, Rist F, Küfner H (Hrsg.): Elektronisches Handbuch zu Erhebungsinstrumenten im Suchtbereich (EHES) Version 3.00. Mannheim: Zentrum für Umfragen, Methoden und Analysen, 2003.
[9] Bush K, Kivlahan DR, McDonell MB, Fihn SD, Bradley KA. The AUDIT alcohol consumption questions (AUDIT-C): an effective brief screening test for problem drinking. Arch Intern Med. 1998;158:1789–1795.

[10] Mann K. S3-Leitlinie „Screening, Diagnose und Behandlung alkoholbezogener Störungen". 2016.

[11] Prochaska JO, DiClemente CC. Towards a comprehensive model of change. In: Miller WE, Heather N (eds) Treating addictive behaviors. Process of change. New York, London: Plenum Press, 1986, pp 265–273.

[12] Miller WR, Rollnick S. Motivational interviewing: Preparing people to change addictive behaviour. New York Guilford Press, 1991.

[13] Miller WR, Wilbourne PL, Hettema JE. What works? A summary of alcohol treatment outcome research. In: Hester RK, Miller WR (Eds.) Handbook of alcoholism treatment approaches: effective alternatives. 3 rd ed. Allyn and Bacon, Boston, 2003, S. 13–63.

[14] Loeber S, Kiefer F, Croissant B, Wagner F, Mann K. Behandlungserfolg nach Qualifiziertem Alkoholentzug: Welchen Einfluss haben motivationale Interventionen? Eine Vergleichsstudie. Der Nervenarzt. 2009;80:1085–1092.

[15] Pokolainen K. Effectiveness of brief intervention to reduce alcohol intake in primary health care populations: a meta-analysis. Prev Med. 1999;28:503–509.

[16] Kaner EF, Dickinson HO, Beyer FR, et al. Effectiveness of brief alcohol interventions in primary care populations. Cochrane Database of Systematic Reviews, 2007, Issue 2.

[17] Kiefer F, Mann K. Evidenzbasierte Therapie der Alkoholabhängigkeit. Der Nervenarzt. 2007;78(11):1321–1331.

[18] Rumpf HJ, Bischof G, Demmel R, et al. Behandlung von schädlichem und abhängigem Alkoholgebrauch. In S3-Leitlinie "Screening, Diagnose und Behandlung alkoholbezogener Störungen" Herausgeber: Mann K, et al. 2016:43–334.

[19] Krystal JH, Staley J, Mason G, et al. Gamma-aminobutyric acid type A receptors and alcoholism: intoxication, dependence, vulnerability, and treatment. Arch Gen Psychiatry. 2006;63:957–968.

[20] Kiefer F. Neurobiologie und Genetik von Suchterkrankungen. Bundesgesundheitsblatt. 2010;53(4):284–288.

[21] Scherle T, Croissant B, Heinz A, Mann K. Ambulante Alkoholentgiftung. Nervenarzt. 2003;74:219–225.

[22] Kiefer F, Benkert O. Medikamente zur Behandlung von Abhängigkeitserkrankungen und abhängigem Verhalten. Kompendium der Psychiatrischen Pharmakotherapie, Heidelberg: Springer, 2018.

[23] Geyer D, Beutel M, Funke W, et al. Postakutbehandlung. In: Schmidt LG, Falkai P, Gaebel W (Hrsg) Evidenzbasierte Suchtmedizin – Behandlungsleitlinie Substandbezogene Störungen. Deutscher Ärzteverlag Köln, 2006, 52–89.

[24] Küfner H, Feuerlein W, Huber M. Die stationäre Behandlung von Alkoholabhängigen: Ergebnisse der 4-Jahres Katamnesen, mögliche Konsequenzen für Indikationsstellung und Behandlung. Suchtgefahren. 1988;34:157–271.

[25] Wetterling T, Veltrup C, Junghanns K. Diagnostik und Therapie von Alkoholproblemen: Ein Leitfaden. Springer, Berlin Heidelberg New York, 1997.

[26] Clinton JE, Sterner S, Stelmachers Z, Ruiz E. Haloperidol for sedation of disruptive emergency patients. Ann Emerg Med. 1987;16:319–322.

[27] Sellers EM, Kalant H. Alcohol intoxication and withdrawal. N Engl J Med. 1976;294:757–762.

[28] Ambrose ML, Bowden SC, Whelan G. Thiamin treatment and working memory function of alcohol-dependent people: preliminary findings. Alcohol Clin Exp Res. 2001;25(1):112–116.

[29] Day E, Bentham P, Callaghan R, Kuruvilla T, George S. Thiamine for Wernicke-Korsakoff Syndrome in people at risk from alcohol abuse. Cochrane Database of Systematic Reviews 2004, Issue 1.

[30] Spanagel R, Kiefer F. Drugs for relapse prevention of alcoholism: ten years of progress. Trends in Pharmacological Sciences. 2008;29(3):109–115.

[31] Spanagel R, Vengeliene V, Jandeleit B, et al. Acamprosate produces its anti-relapse effects via calcium.Neuropsychopharmacology. 2014;39(4):783–791.

[32] Kishi T, Sevy S, Chekuri R, Correll CU. Antipsychotics for primary alcohol dependence: a systematic review and meta-analysis of placebo-controlled trials. Clin Psychiatry. 2013;74(7):e642-654.

[33] Ehrenreich H, Mangholz A, Schmitt M, et al. OLITA: an alternative in the treatment of therapy-resistant chronic alcoholics. First evaluation of a new approach. Eur Arch Psychiatry Clin Neurosci. 1997;247(1):51–54.

[34] Soyka M. Nalmefene for the treatment of alcohol use disorders: recent data and clinical potential. Expert Opin Pharmacother. 2016;17(4):619–626.

[35] Foa EB, Yusko DA, McLean CP, et al. Concurrent naltrexone and prolonged exposure therapy for patients with comorbid alcohol dependence and PTSD: A randomized clinical trial. JAMA. 2013;310:488.

[36] Mann K, Aubin H-J, Charlet K, Witkiewitz K. Can reduced drinking be a viable goal for alcohol dependent patients? World Psychiatry. 2017;16(3):325–326.

[37] Barrio P, Ortega L, Guardia J, Roncero C, Yuguero L, Gual A. Who Receives Nalmefene and How Does It Work in the Real World? A Single-Arm, Phase IV Study of Nalmefene in Alcohol Dependent Outpatients: Baseline and 1-Month Results. Clin Drug Investig. 2018;38(2):147–155.

[38] Mukherjee AB, Ghazanfari A, Svoronos S, et al. Transketolase abnormality in culured fibroblasts from familial chronic alcoholic men and their male offspring. J Clin Invest. 1987;79:1039.

[39] Nixon PF. Is there a genetic component to the pathogenesis of the Wernicke-Korsakoff syndrome? Alcohol. 1984;19:219–221.

[40] Pfeiffer J. Zur Frage atrophisierender Vorgänge im Gehirn chronischer Alkoholiker. Nervenarzt. 1985;56:649–657.

[41] Jernigan TL, Butters N, Ditraglia G, et al. Reduced cerebral grey matter observed in alcoholics using magnetic resonance imaging. Alcohol Clin Exp Resp. 1991;15:418–427.

[42] Besson JAQ, Crawford JR, Parker DM, Smith FW. Magnetic resonance imaging in Alzheimer´s disease, multi-infarkt-dementia, alcoholic dementia and Korsakoff` psychosis. Acta Psychiatr Scand. 1989;80:451–458.

[43] Soyka M. Alkoholhalluzinose. Klinische Aspekte, Pathophysiologie und Therapie. Nervenarzt. 1996;67:891–895.

[44] Egberts EH. Hepatische Enzephalopathie. In: Schüttler R (Hrsg) Organische Psychosyndrome. Tropon-Symposion Bd VIII. Springer, Berlin Heidelberg New York Tokio, 1993, S. 183–194.

[45] Grüngreiff K. Zinkmangel und hepatische Enzephalopathie. Med Welt. 1996;47:23–27.

[46] Mann K, Kiefer F. Alcohol and psychiatric and physical disorders. In: New Oxford Textbook of Psychiatry, 2. edition. Gelder M, Andreasen NC, López-Ibor J, Geddes JR (eds.) Oxford University Press, Oxford, 2008, 442–447.

[47] Tomko RL, Trull TJ, Wood PK, Sher KJ. Characteristics of borderline personality disorder in a community sample: comorbidity, treatment utilization, and general functioning. J Pers Disord. 2014;28(5):734–750.

[48] Luderer M, Sick C, Kaplan-Wickel N, et al. Prevalence Estimates of ADHD in a Sample of Inpatients With Alcohol Dependence. J Atten Disord. 2018; Jan 1:1087054717750272.

[49] Regier DA, Farmer ME, Rae DS, et al. Comorbidity of mental disorders with alcohol and other drug abuse. Results from the Epidemiologic Catchment Area (ECA) Study. JAMA. 1990;264:2511–2518.

2 Epidemiologie alkoholischer Lebererkrankungen

Jürgen Rehm, Kevin D. Shield, Ulrich Frick

2.1 Alkoholkonsum als Risikofaktor

Alkoholkonsum ist einer der wichtigsten Risikofaktoren sowohl für Krankheiten wie für Tod [1,2]. Hinsichtlich alkoholbedingter Krankheiten gilt es zu unterscheiden, ob die Erkrankung ohne Alkoholkonsum gar nicht auftreten kann (zu 100 % durch Alkoholkonsum verursachte Krankheiten sind z. B. Alkoholabhängigkeit oder alkoholische Leberzirrhose), oder ob es sich um eine Krankheit handelt, bei deren Entstehung Alkohol zwar kausal beteiligt ist, aber auch andere Pfade in das Auftreten der Erkrankung führen. Nur eine Teilmenge solcher Erkrankungen ist also alkoholbedingt [3]. Brustkrebs oder Schlaganfall sind Beispiele für diese zweite Kategorie. Dass Alkoholkonsum „kausal an der Entstehung beteiligt" ist, bezieht sich auf die übliche epidemiologische Definition von Kausalität [4]: eine Teilmenge der betreffenden Patienten/innen würde ohne vorherigen Alkoholkonsum nicht erkranken [5].

Was bedeuten diese Abgrenzungen für dieses Kapitel? Krankheiten bzw. Todesursachen werden üblicherweise nach der *International Statistical Classification of Diseases and Related Health Problems,* kurz ICD, klassifiziert. Derzeit ist in den meisten Ländern die 10. Überarbeitung (ICD-10) dieses „Krankheitskataloges" in Gebrauch [6], die deutsche Version ist unter [7] abrufbar. Während es bei Krebserkrankungen keine ICD-10 Codes gibt, bei denen schon in der Namensgebung die Stichwörter „Alkohol", „alkoholisch" oder „alkoholinduziert" darauf hinweisen, dass die Erkrankungen ausschließlich vom Alkoholkonsum herrühren (für eine Liste aller zu 100 % alkoholbedingter ICD Codes siehe [3]), lassen sich die wichtigsten Lebererkrankungen in *alkoholisch* bedingt versus *mit*bedingt im oben erwähnten Sinne unterteilen. Beispielsweise führt die ICD-10 folgende Krankheiten auf, die zu 100 % alkoholbedingt sind: alkoholische Fettleber (K70.0), alkoholische Fibrose und Sklerose der Leber (K70.2), alkoholische Leberzirrhose (K70.3), und alkoholisches Leberversagen (K70.4).

Die Konsequenzen von Alkoholkonsum werden hier über die folgenden epidemiologischen Maße quantifiziert (jeweils für alkoholbedingte Krankheitslast): Es werden a) die Todesfälle berechnet, b) die durch einen frühzeitigen Tod verlorene Lebensjahre angegeben, und c) über DALYs (*disability-adjusted life years*) berichtet. DALYs sind ein auf die Bevölkerung bezogenes Gesundheitsmaß, das sich aus der Summe der durch vorzeitigen Tod verlorenen Lebensjahre und den durch Funktionseinschränkungen im Vergleich zu unbeeinträchtigten Lebensjahren „verlorenen" Lebensjahren zusammensetzt. Zusammenfassende Gesundheitsmaße für Bevölkerungen sind bei Gmel & Rehm [8] kompakt dargestellt, speziell für DALYs verweisen wir auch auf ihren „Konstrukteur" Christopher Murray [9,10]. Wir werden dabei sowohl absolute Zahlen wie auch altersstandardisierte Raten berichten. Als einheitliche

https://doi.org/10.1515/9783110583984-002

Bezugsbevölkerung für die Altersstandardisierung wurde der WHO Standard für die Weltbevölkerung unterlegt [11].

Die alkoholbedingten Anteile einer ICD-Diagnose wurden mit der sogenannten Levin Methode geschätzt [12–14], wobei durchschnittliche Tagestrinkmengen mit dem jeweiligen Relativen Risiko (im Vergleich zu lebenslang Abstinenten) verknüpft wurden. Dazu nötig ist es, die Verteilung von Alkoholkonsummengen in jedem Land beziffern zu können. Dies wurde durch Triangulation von Daten aus repräsentativen Bevölkerungsumfragen mit den tatsächlichen Trinkmengen erreicht. Diese tatsächlichen Trinkmengen werden üblicherweise aus Steuerdaten ermittelt, und dann mit Schätzungen zu nicht registriertem Konsum ergänzt und vom Konsum durch Touristen bereinigt [15,16]. Ein solches Verfahren ist bei vergleichenden Risikobewertungen von Alkoholkonsum notwendig und üblich, um die Unterschätzung des realen Konsums aus Bevölkerungsumfragen auszugleichen (siehe auch [17,18] für eine vertiefende Diskussion). Weitere Details zur hier verwendeten Methodik finden sich im WHO-Bericht *Global Status Report on Alcohol and Health* [19], und dem WHO-Bericht für die Länder der Europäischen Union, Norwegen und die Schweiz [20].

2.2 Alkoholbedingte Krebserkrankungen

2.2.1 Welche Krebserkrankungen werden kausal durch Alkohol beeinflusst?

Wie schon erwähnt, gibt es keine ICD Codes, die Alkohol explizit für Krebserkrankungen als exklusive Ursache beinhalten. Dies rührt daher, dass alle Krebsarten, für die Alkoholkonsum als Kausalfaktor nachgewiesen wurde, nur in Teilen durch Alkohol bedingt sind und meist durch andere Risikofaktoren (wie Tabakkonsum, Sonnenbestrahlung oder Ernährung [21,22]) stärker beeinflusst werden. Gemäß der *International Agency for Research on Cancer* [23,24] sind alkoholbedingte Diagnosen: Karzinome der Lippe, der Mundhöhle und des Kehlkopfs (C00–C14), Speiseröhrenkrebs (C15), Leberkrebs (C22), kolorektaler Krebs (C18–C20), und vornehmlich bei Frauen: Brustkrebs (C50). Im Jahre 2016 wurden weltweit beispielsweise folgende Anteile der Karzinomtodesfälle bzw. der Krankheitslast (gemessen in DALYs) durch Alkoholkonsum kausal bedingt ([19] die Prozentsätze ändern sich nur in den Nachkommastellen zwischen Mortalität und DALYs): Lippe und Mundhöhle: 26 %; Rachenkrebs: 31 %; Speiseröhrenkrebs: 17 %; Leberkrebs: 10 %; kolorektaler Krebs: 11 %, Kehlkopfkrebs: 22 %, Brustkrebs bei Frauen: 5 %. Alle Statistiken in diesem Kapitel beziehen sich auf Personen ab 15 Jahren. Diese Abgrenzung wurde vorgenommen, weil alkoholbedingte chronische Krankheiten wie alkoholbedingte Krebs- und Lebererkrankungen vor dem 15. Lebensjahr extrem selten auftreten und weil auch nur in sehr wenigen Ländern ein nennenswerter Anteil von Alkohol durch Personen unter 15 Jahren konsumiert wird [25,26].

Bei alkoholbedingten Krebsarten gibt es auf Ebene des Relativen Risikos fast linear ansteigende Dosis-Wirkungsbeziehungen ohne feststellbaren Schwellenwert [27,28], die am steilsten ausgeprägt sind bei Krebsarten des oberen Aerodigestivtraktes und am flachsten verlaufen für Brustkrebs. Hinsichtlich der biologischen Mechanismen, wie Alkohol auf die Krebsentstehung einwirkt, verweisen wir auf Kap. 9 dieses Buches.

2.2.2 Weltweite Epidemiologie alkoholbedingter Krebserkrankungen

Insgesamt starben im Jahre 2016 weltweit 376.200 Menschen im Alter 15 + Lebensjahre an alkoholbedingten Krebserkrankungen, 78.600 Frauen und 297.600 Männer ([19]; 95 % Konfidenzintervalle – KI – s. Tab. 2.1). Wie Tab. 2.1 zeigt, stellten Kolorektal-, Leber- und Speiseröhrenkrebs in dieser Reihenfolge den größten Anteil aller weltweiten alkoholbedingten Krebstodesfälle mit 23,9 %, 22,3 % und 19,3 %. Der Anteil alkoholbedingter Todesfälle *pro Krebsart* hängt von folgenden Faktoren ab:
– vom Ausmaß des Alkoholkonsums (für eine Übersicht zur weltweiten Epidemiologie von Alkoholkonsum: [19,29,30]),
– von der Anzahl der Todesfälle in der jeweiligen Kategorie, die wiederum eine Funktion von Inzidenz und Sterblichkeitsrate ist [31,32],
– und von der jeweiligen Dosis-Wirkungsbeziehung (verwendete Formel zur Bestimmung des alkoholbedingten Anteils siehe [19]; für eine Übersicht der verwendeten Dosis-Wirkungsbeziehungen siehe [27,28]).

Wie weiter oben ausgeführt, ist die Dosis-Wirkungsbeziehung bei Krebsarten des oberen Aerodigestivtraktes am steilsten. Diese Krebsarten sind aber im Vergleich zu Krebs im Kolon/Rektum bzw. an der Leber deutlich seltener. Zudem haben sie im Vergleich auch eine deutlich geringere Sterblichkeitsrate [33].

Abb. 2.1 zeigt altersstandardisierte Mortalitätsraten für alle alkoholbedingten Krebsfälle über alle Länder. Die höchsten Todesraten für Krebserkrankungen finden sich in Zentral- und Osteuropa, sowie in den an Russland angrenzenden Nachfolgestaaten der Sowjetunion und in der Mongolei. Wie erwartbar, ist die alkoholbedingte Krebssterblichkeit am geringsten in den muslimisch geprägten Ländern in einem Gürtel, der sich von Nordafrika bis nach Pakistan im Osten erstreckt; sowie in Indonesien.

Tab. 2.1: Alkoholbedingte Krebsmortalität (Todesfälle) im Jahre 2016 nach Geschlecht und Krebsart.

	Männer (95 % Konfidenzintervall)	Frauen (95 % Konfidenzintervall)	Total (95 % Konfidenzintervall)	Anteil an alkoholbedingten Krebsfällen
Lippe und Mundhöhle	38.853 (30.376– 45.989)	5.165 (3.807– 7.290)	44.017 (35.322– 52.321)	11,7 %
Rachenkrebs	31.679 (24.939– 37.719)	2.073 (1.516– 2.960)	33.752 (26.972– 39.941)	9,0 %
Speiseröhrenkrebs	66.919 (51.638– 79.688)	5.814 (3.857– 8.903)	72.732 (56.828– 87.157)	19,3 %
Kolorektaler Krebs	75.925 (61.528– 89.572)	13.827 (6.561– 25.198)	89.752 (73.123– 107.411)	23,9 %
Leberkrebs	65.070 (31.485– 102.488)	18.939 (9.482– 34.413)	84.009 (49.765– 125.285)	22,3 %
Brustkrebs		32.021 (26.792– 51.147)	32.021 (26.792– 51.147)	8,5 %
Kehlkopfkrebs	19.150 (14.837– 23.123)	758 (590–1.036)	19.908 (15.558– 23.981)	5,3 %
Gesamtmortalität alkoholbedingte Krebsarten	297.596 (246.870– 346.137)	78.596 (65.978– 115.354)	376.192 (324.944– 439.748)	100,0 %
Alle alkoholbedingten Todesfälle	2.307.262 (1.929.736– 2.720.149)	681.044 (536.431– 990.744)	2.988.306 (2.596.794– 3.523.915)	
Anteil an allen alkoholbedingten Todesfällen	12,9 %	11,5 %	12,6 %	

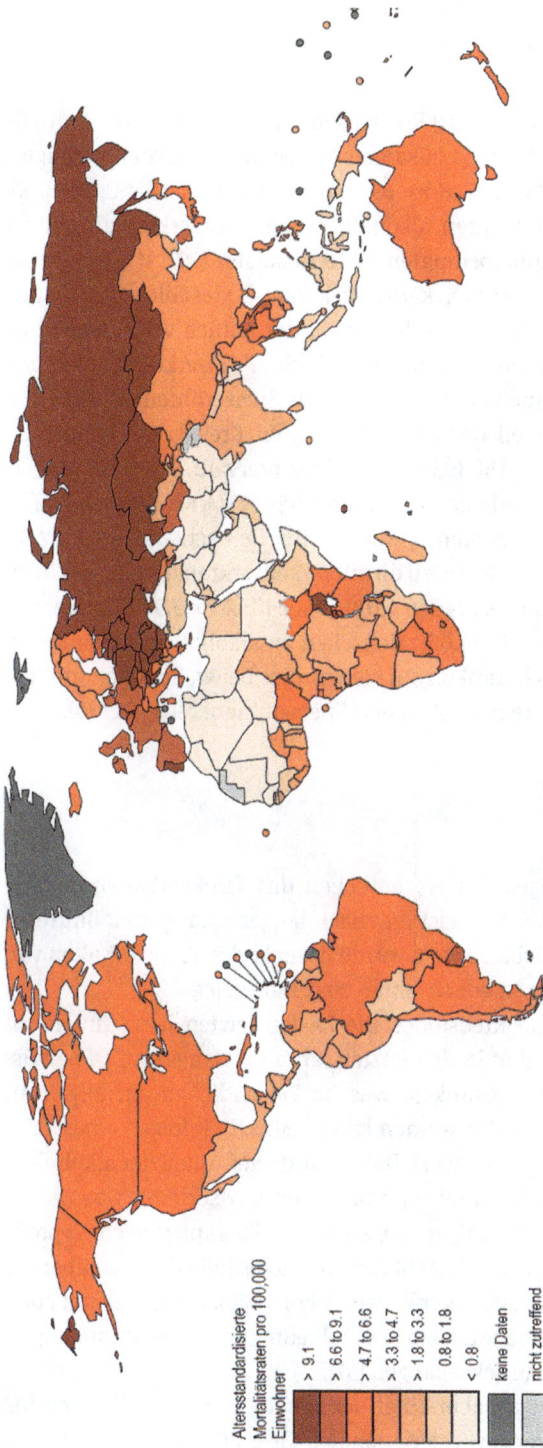

Altersstandardisierte
Mortalitätsraten pro 100.000
Einwohner

> 9.1
> 6.6 to 9.1
> 4.7 to 6.6
> 3.3 to 4.7
> 1.8 to 3.3
0.8 to 1.8
< 0.8
keine Daten
nicht zutreffend

Abb. 2.1: Altersstandardisierte Mortalitätsraten für alkoholbedingte Krebserkrankungen pro 100.000 Einwohner (15 Jahre und älter) 2016 (mit Genehmigung der WHO aus [19]).

2.2.3 Alkoholbedingte Krebserkrankungen in der Europäischen Union und Deutschland

Geschätzte 85.500 (95 % KI: 76.600–93.400) Erwachsene starben 2016 in der Europäischen Union, Norwegen und der Schweiz zusammengerechnet an alkoholbedingten Krebserkrankungen, 63.000 (95 % KI: 55.800–69.100) Männer und 22.500 (95 % KI: 18.700–27.000) Frauen [20]. Damit waren alkoholbedingte Krebserkrankungen die größte Kategorie unter *allen* alkoholbedingten Todesursachen (29,4 %), größer als alkoholbedingte Leberzirrhosen (19,9 %), kardiovaskuläre Todesfälle (19,2 %) und Verletzungen (18,3 %, alle Zahlen aus [28]). Innerhalb der tödlich verlaufenden alkoholbedingten Krebserkrankungen stellten kolorektale Krebserkrankungen mit 29.200 Todesfällen den größten Anteil (37,9 %), gefolgt von Speiseröhrenkrebs (15,5 %) und Leberkrebs (14,7 %). Der Anteil der alkoholbedingten Krebserkrankungen an allen Krebserkrankungen betrug 6,1 % (95 % Konfidenzintervall: 5,5 %–6,7 %), bei Männern 8,0 % (95 % KI: 7,1 %–8,8 %) und bei Frauen 3,6 % (95 % KI: 3,0 %–4.4 %).

Die entsprechenden Vergleichszahlen spezifisch für Deutschland waren sehr ähnlich mit 6,2 % (95 % KI: 5,2 %–7,1 %) Anteil an allen Krebserkrankungen, bei Männern 8,1 % (95 % KI: 6,8–9,1 %) und bei Frauen 4,0 % (95 % KI: 2,95–5,3 %). Insgesamt starben in Deutschland im Jahre 2016 14.600 Menschen an alkoholbedingten Krebserkrankungen. Kolorektale Krebserkrankungen stellen hier bei weitem den größten Anteil (32,3 %), gefolgt von Brustkrebs (15,2 %) und Speiseröhrenkrebs (14,7 %).

2.2.4 Trends und Bewertung der Gesamtsituation

Alkoholbedingte Krebsfälle spiegeln im Wesentlichen das Trinkverhalten zurückliegender Jahre, da diese Krankheiten meist erst nach längerer Latenzzeit auftreten [34,35]. Für die oben genannten Schätzungen wurde deshalb das Trinkverhalten von 2006, d. h. also das einer Periode von vor 10 Jahren zugrunde gelegt.

Weltweit sind alkoholbedingte Krebstodesfälle in den letzten Jahrzehnten angestiegen. Der Zuwachs hat sich aber in den letzten Jahren verlangsamt. Die altersstandardisierte Sterberate ist aber gesunken, was im Wesentlichen auf allgemein sinkende Krebsmortalität zurückgeführt werden kann [33], z. B. infolge verbesserter Behandlungsbedingungen (früher, effektiver). Dabei wurde der Anteil der alkoholbedingten Krebserkrankungen an allen Krebserkrankungen grösser [36], was darauf schließen lässt, dass diese Kranken weniger vom sonstigen Therapiefortschritt profitieren. *In der Europäischen Union* ist die Anzahl der Krebstodesfälle dagegen über die letzten Jahre mehr oder weniger konstant geblieben, Alkoholkonsum und damit auch die altersstandardisierten Mortalitätsraten bei alkoholbedingten Krebserkrankungen sind dagegen seit einigen Jahren zurückgegangen [37].

Insgesamt bleibt Alkoholkonsum aber einer der wichtigsten Risikofaktoren für Krebserkrankungen, und die diversen internationalen Gesundheitsziele für nicht-

übertragbare Krankheiten, wie sie von der Weltgesundheitsorganisation (WHO) oder
den Vereinigten Nationen (UN) festgeschrieben wurden [38], für die Krebserkrankungen der zweitwichtigste Indikator sind, werden wohl nicht erreicht, ohne dass sich in
vielen Ländern der Alkoholkonsum spürbar reduziert [39].

2.3 Alkoholbedingte Lebererkrankungen

2.3.1 Alkoholkonsum und Lebererkrankungen

Obwohl Leberkrankheiten von der WHO nicht in die Indikatoren für die weltweiten
Ziele einer nachhaltigen Entwicklung (*Sustainable Development Goals*) bei den Ziel-
setzungen für nicht-übertragbare Krankheiten aufgenommen wurden [40], bleibt
diese Krankheitsgruppe nichtsdestotrotz eine der wichtigsten Todesursachen weltweit. Für das Jahr 2016 listet die WHO „Leberzirrhose" an 11. Stelle der „Hitliste" der
Todesursachen mit 1,254 Millionen Toten (2,2 % aller Todesfälle in diesem Jahr). Im
Vergleich zum Jahr 2000 hat sich der Rangplatz von „Leberzirrhose" nach oben verschoben, und auch der Anteil der Leberzirrhosen an allen Todesfällen ist gestiegen
[41]. An dieser Stelle muss beachtet werden, dass „Leberzirrhose" in internationalen
Statistiken relativ breit definiert ist und viele andere chronische Lebererkrankungen
als Endpunkt umfasst (ICD-10 Codes B18–B18.9, I85–I85.9, I98.2, K70–K70.9, K71.3–
K71.51, K71.7, K72.1–K74.69, K74.9, K75.8–K76.0, K76.6–K76.7, K76.9). Alle Statistiken in
diesem Kapitel basieren auf dieser Definition.

Der Zusammenhang zwischen Alkoholkonsum, insbesondere starkem Konsum,
und Lebererkrankungen wurde bereits im 18. Jahrhundert thematisiert [42]. Die Dosis-
Wirkungsbeziehung zwischen der Menge an Alkoholkonsum und chronischen Lebererkrankungen wie Leberzirrhose verläuft exponentiell [44]. Im Gegensatz zu den
meisten anderen alkoholbedingten Krebserkrankungen spielt aber bei Leberzirrhose
neben der Trinkmenge auch noch das Trinkmuster eine Rolle (siehe [44]): täglicher
Konsum ist bei starken Trinkern mit einer Erhöhung des Risikos für Leberzirrhose verbunden [45], während die gleiche Alkoholmenge innerhalb weniger Tage konsumiert,
mit jeweils einigen Tagen ohne jeden Alkoholkonsum das Risiko relativ zu den täglich Trinkenden senkt (Marugame und Kollegen [46] sprechen von Ferientagen für die
Leber – *liver holidays*).

Die Beziehung zwischen Alkoholkonsum und Lebererkrankungen ist so ausgeprägt, dass die ICD schon seit langem Kategorien für alkoholische Lebererkrankungen beinhaltet (s. Kap. 2.1 oben und [47]). Allerdings werden für epidemiologische
Studien selten nur diese Kategorien als Indikatoren der alkoholbedingten Krankheitslast verwendet, weil durch die Stigmatisierung von Alkoholismus und alkoholbedingten Krankheiten [48,49] die entsprechenden Todesfälle infolge von *„under reporting"*
deutlich unterschätzt werden. Zum Beispiel ergab sich in einer „klassischen" Studie
aus dem Jahr 1967 in 12 Städten in 10 Ländern [50], dass die Daten der Todesscheine

die wirkliche Todesursache bei alkoholischen Leberzirrhosen um mehr als 50 % unterschätzten. Die wirkliche Todesursache wurde dabei über Krankenhausakten und durch Interviews mit Familienmitgliedern festgestellt. In den meisten Fällen solcher Fehlberichte wurden andere Kategorien von Leberzirrhosen oder Leberkrankheiten im Todesschein angegeben.

Aber auch neuere Studien fanden die gleiche Unterschätzung von alkoholischen Leberzirrhosen, wenn auch nicht immer im gleichen Ausmaß, und konnten zudem zeigen, dass diese Unterschätzung auch für andere 100 % alkoholbedingte Todesursachen gilt (siehe Übersicht in [49]). Deshalb wird in vielen epidemiologischen Untersuchungen der Anteil alkoholbedingter Lebererkrankungen indirekt bestimmt (z. B. [51]), d. h., ähnlich wie für Krebserkrankungen über die sogenannte Levin-Formel (s. Kap. 2.1 und [12]), die diesen Anteil aus der Verteilung des Alkoholkonsums in einer Bevölkerung und den relativen Risiken für die jeweiligen durchschnittlichen Trinkmengen schätzt [43]. Diese Methodologie eignet sich auch deshalb besser zum länderübergreifenden Vergleich, weil es in den meisten Ländern, insbesondere in den bevölkerungsreichsten Ländern, keine Todesursachenregister oder andere umfassenden Bevölkerungsstatistiken gibt [52]. Diagnosen wie alkoholische Leberzirrhose sind auch durch die sogenannte *Verbal Autopsy*, d. h. eine Methode, Todesursachen über Befragung von Verwandten und anderen Personen aus dem Umfeld des Verstorbenen zu erschließen, nur schlecht identifizierbar [53] und daher hier keine überzeugende Alternative. Folgerichtig basiert der *Global Status Report on Alcohol and Health* von 2018, dessen Methodologie auch diesem Kapitel zugrunde liegt, auf der Levin-Methode. D. h. die Anteile alkoholischer Lebererkrankungen wurden indirekt über die Verteilung von Alkoholkonsum in der Allgemeinbevölkerung und der Dosis-Wirkungsbeziehung zwischen Alkoholkonsum und Lebererkrankungen rechnerisch bestimmt [19].

2.3.2 Epidemiologie alkoholischer Lebererkrankungen – weltweiter Überblick

Alkoholkonsum verursachte einen Großteil der Todesfälle durch chronische Lebererkrankungen. In der Altersgruppe 15 Jahre und älter sind fast die Hälfte der 2016 aufgetretenen 607.000 Todesfälle wegen Lebererkrankungen alkoholbedingt (95 % KI: 521.800–681.800; Anteil an allen Todesfällen durch Leberzirrhose: 48,4 %; 95 % KI: 41,6 %–54,4 %; [19]). Dieser Anteil ist ähnlich wie in früheren Schätzungen [52,55]. Getrennt nach Geschlecht entfallen deutlich mehr „Lebertote" auf Männer (460.000; 95 % KI: 378.200–521.900) als auf Frauen (146.100; 95 % KI: 122.100–174.000).

Die Karte in Abb. 2.2 zeigt altersstandardisierte Mortalitätsraten für chronische Lebererkrankungen für jeden Mitgliedsstaat der WHO. Wie erwartet finden sich die niedrigsten Raten wieder im Gürtel der muslimischen Länder. Die höchsten Raten sind auch in afrikanischen und asiatischen Ländern zu finden, die zwar relativ hohen Alkoholkonsum aufweisen, aber nicht unbedingt zu den 20 Ländern mit dem höchs-

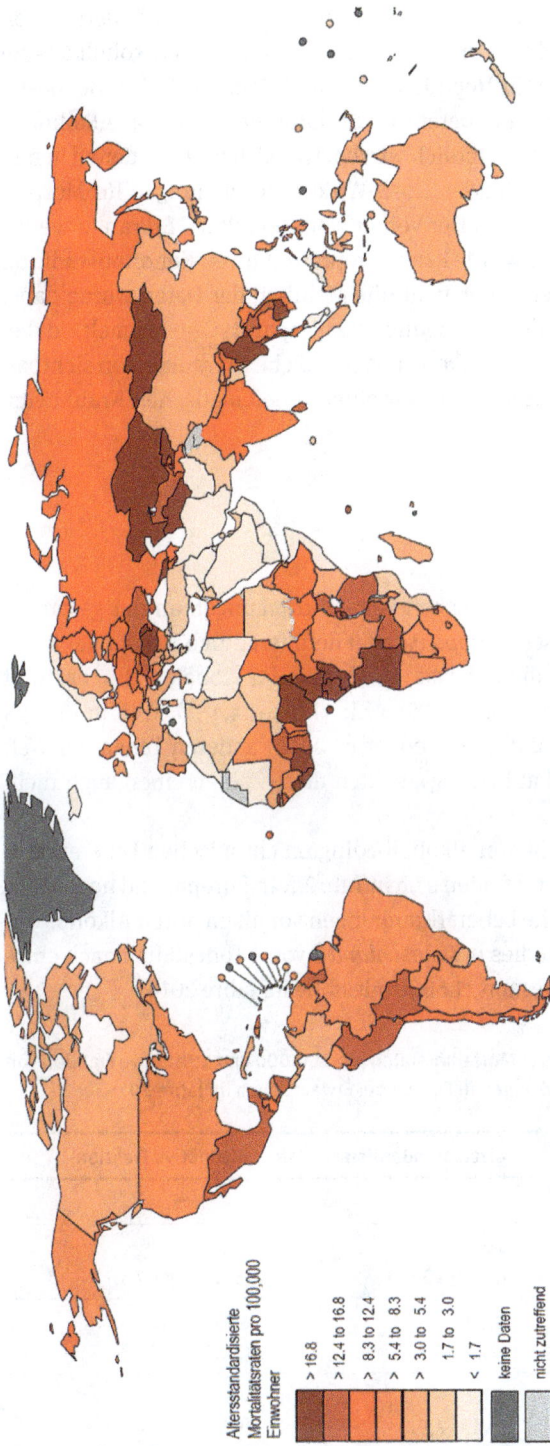

Alterssstandardisierte Mortalitätsraten pro 100,000 Einwohner

- > 16.8
- > 12.4 to 16.8
- > 8.3 to 12.4
- > 5.4 to 8.3
- > 3.0 to 5.4
- 1.7 to 3.0
- < 1.7
- keine Daten
- nicht zutreffend

Abb. 2.2: Altersstandardisierte Mortalitätsraten für alkoholbedingte chronische Lebererkrankungen pro 100,000 Einwohner (15 Jahre und älter) 2016 (eigene Berechnungen).

ten Konsum zählen [19]. Dieser Umstand erklärt sich so: In diesen Ländern treten gehäuft Lebererkrankungen auf, deren Ursachen zunächst nicht vom Alkoholkonsum herrühren. Dies gilt insbesondere für Hepatitis B [55] und Hepatitis C [56]. Bei bestehenden Lebererkrankungen kann dann bereits eine relativ geringe Menge Alkohol zu schweren Komplikationen führen bzw. tödlich wirken, was sich unter anderem in den deutlich stärker exponentiell verlaufenden Dosis-Wirkungsbeziehungen für Mortalität im Vergleich zu Morbidität zeigt [43]. Der Verlauf von Hepatitis C Erkrankungen je nach Ausmaß des Alkoholkonsums wurde in einer repräsentativen Kohortenstudie an 97.347 Hep-C erkrankter Franzosen untersucht (die Mehrheit der Daten wurde dabei vor Einführung der neuen Methoden zur Heilung von Hepatitis C gesammelt): dabei wurde die Schlüsselfunktion des Alkoholkonsums für solche Erkrankungen sichtbar. Alkoholkonsum ist der bestimmende Faktor für einen problematischen Krankheitsverlauf ([57]; siehe auch [58,59]).

2.3.3 Alkoholische chronische Lebererkrankungen in Europa und Deutschland

Der Anteil von alkoholbedingten chronischen Lebererkrankungen an der gesamten Mortalität dieser Erkrankungen ist *in Europa* (wieder definiert durch Länder der Europäischen Union, Norwegen und die Schweiz) größer als im globalen Durchschnitt (71,0 %; 95 % KI: 65,6 %–75,4 % vs. 48,4 %; 95 % KI: 41,6 %–54,4 %). Weil in Europa der pro Kopf Konsum von Alkohol deutlich höher ist als in anderen Teilen der Welt (eigene Berechnungen basierend auf [19,38]), sollten diese Zahlen einen auch nicht weiter verwundern.

Überblicksdaten zur Mortalität von alkoholbedingten chronischen Lebererkrankungen für Europa und Deutschland finden sich in Tab. 2.2. In Europa, und noch mehr in Deutschland, werden chronische Lebererkrankungen vor allem durch Alkohol verursacht. Wie Tab. 2.2 zeigt, betrifft dies *in Deutschland* 3 von 4 Todesfällen nach chronischen Lebererkrankungen, insgesamt 11.600 Todesfälle im Jahre 2016.

Tab. 2.2: Todesfälle, altersstandardisierte Mortalitätsraten pro 100.000 und attributive Fraktion von alkoholischen chronischen Lebererkrankungen in Europa bei Erwachsenen im Jahre 2016.

	Anzahl Todesfälle	Altersstandardisierte Rate	Attributive Fraktion
Europa			
Männer	41.465	10,16	76,0 %
	(37.390–44.548)	(9,22–10,91)	(68,6 %-81,7 %)
Frauen	66.919	3,33	60,8 %
	(14.165–18.170)	(2,91–3,67)	(52,7 %-67,7 %)
Gesamt	57.794	6,62	71,0 %
	(53.372–61.364)	(6,13–7,02)	(65,6 %-75,4 %)

Tab. 2.2: (fortgesetzt) Todesfälle, altersstandardisierte Mortalitätsraten pro 100.000 und attributive Fraktion von alkoholischen chronischen Lebererkrankungen in Europa bei Erwachsenen im Jahre 2016.

	Anzahl Todesfälle	Altersstandardisierte Rate	Attributive Fraktion
Deutschland			
Männer	8.117 (7.168–8.822)	12,36 (10,91–13,41)	78,0 % (68,8 %-8,117)
Frauen	3.487 (2.993–3.931)	4,49 (3,85–5,03)	66,0 % (56,6 %-3,487)
Gesamt	11.604 (10.300–12.499)	8,29 (7,37–8,90)	73,9 % (65,6 %-11,604)

2.3.4 Mortalitätstrends für chronischen Lebererkrankungen

Wie im Kap. 3.1 festgehalten, erlangen chronische Lebererkrankungen *weltweit* eine zunehmende Bedeutung für die Gesamtmortalität. Weil synchron auch der alkoholbedingte Anteil an diesen Todesfällen steigt, gilt diese zunehmende gesundheitspolitische Bedeutung insbesondere für alkoholbedingte chronische Lebererkrankungen. *Für Europa* jedoch verläuft die Entwicklung davon abweichend: zwischen 2010 und 2016 sank der Anteil von chronischen Lebererkrankungen an der Gesamtmortalität von 1,8 % auf 1,5 %, und der Anteil alkoholbedingter an allen Lebererkrankungen blieb mit 71 % in etwa konstant. Auch *in Deutschland* sank der Anteil von chronischen Lebererkrankungen an der Gesamtmortalität, wenn auch prozentual etwas weniger von 1,8 % auf 1,6 %, der dem Alkoholkonsum zurechenbare Anteil stieg aber leicht von 73,9 % auf 74,6 %.

Chronische Lebererkrankungen (insbesondere Leberzirrhose) bilden mittlerweile einen aufschlussreichen Indikator für das Sterblichkeitsgefälle zwischen den ärmeren und reicheren Teilen der Gesellschaft, auch in Ländern, die von der Weltbank als Länder mit hohem Einkommen eingestuft werden. In den USA beispielsweise wird Leberzirrhose als einer der drei wichtigsten Todesursachen eingestuft, die für die derzeit sinkende Lebenserwartung verantwortlich sind. Die Autoren Case & Deaton [60,61] sprechen in diesem Zusammenhang von „deaths of despair". Alkoholkonsum scheint dabei der Transmissionsriemen zwischen (relativer) Armut und erhöhter Sterblichkeit zu sein [62,63]. Denn entscheidend für die Steigerung der Mortalitätsrate an Leberzirrhose in den USA [64] sind vor allem einkommensärmere Teile der ländlichen Bevölkerung [61].

Dieser Wirkungszusammenhang lässt sich auch am Beispiel Finnlands illustrieren: nach einer Steuersenkung stieg im Jahre 2004 der pro-Kopf-Konsum von Alkohol um 10 %. Alkoholbedingte Todesursachen waren demnach in den nachfolgenden

Jahren 2004–2006 im Vergleich zu den Jahren 2001–2003 ebenfalls erhöht, wobei alkoholische Lebererkrankungen mit einer Steigerung von +46 % am stärksten betroffen waren. Eine genauere Analyse dieser Todesfälle zeigte, dass Einwohner mit dem geringsten Einkommen relativ überproportionale alkoholbedingte Sterblichkeitssteigerungen aufwiesen [65]. Es bleibt auch die Situation in England und Wales in den Jahren 1999–2003 zu erwähnen, wo ebenfalls der klare Zusammenhang zwischen alkoholbedingten Leberzirrhosen und sozioökonomischer Schicht aufgezeigt werden konnte [66].

Für die sich öffnende Schere in der Sterblichkeit nach Einkommen spielen in den USA und anderen Ländern mit hohem pro-Kopf Einkommen nicht nur alkoholbedingte Lebererkrankungen eine wichtige Rolle, sondern auch andere alkohol- und substanzbedingte Todesursachen [63,67,68]. Weitere Evidenz zur Interaktion zwischen Alkohol und Einkommen liefern auch [69,70]. In jüngster Zeit konnten ähnliche Entwicklungen auch für Länder mit weitaus geringerem pro-Kopf-Einkommen (z. B. Südafrika) beobachtet werden [71].

Chronische Lebererkrankungen beeinflussen auch deshalb die allgemeine Lebenserwartung mit einem derart hohen Gewicht, weil sie – anders als die meisten Krebserkrankungen – biographisch relativ früh auftreten [20]. Dies gilt insbesondere für *alkoholbedingte* chronische Lebererkrankungen: während Alkoholkonsum für 1,1 % aller Todesfälle in Europa verantwortlich war, lag sein Anteil an durch frühzeitigen Tod verlorenen Lebensjahren ungleich höher bei 1,9 %.

2.4 Schlussfolgerungen

Alkoholkonsum spielt eine wichtige Rolle bei der Entstehung vielfältiger Krankheiten. Er ist einer der wichtigsten Risikofaktoren für Krebserkrankungen und der wichtigste Risikofaktor für chronische Lebererkrankungen. Chronische Lebererkrankungen weisen aber insgesamt bis heute weniger Todesfälle auf als kardiovaskuläre- und Krebserkrankungen, und wurden in manchen Veröffentlichungen ob des bislang geringen gesundheitspolitischen Widerhalls sogar als „vergessene Kategorie" unter den nicht-übertragbaren Krankheiten eingestuft [54]. Jedoch erlangen sie in den letzten Jahren eine wachsende Bedeutung, oft durch die Wechselwirkung zwischen Alkoholkonsum und sozioökonomischen Faktoren. Daher können Anstiege in chronischen Lebererkrankungen, die ja in den meisten Ländern durch Alkoholkonsum verursacht wurden, durchaus als Frühwarnsystem für heraufziehende, zusätzliche gesundheitspolitische Probleme gelten, wie z. B. stagnierende oder sinkende Lebenserwartung in Teilen der Bevölkerung.

Dass alkoholbedingte Erkrankungen über Dekaden hinweg weltweit eine so große Rolle spielen, ist erstaunlich. Im Prinzip wären sie vermeidbar [72], und tatsächlich existieren auch effektive und kosteneffektive Maßnahmen zur Reduzierung des Alkoholkonsums [73,74]). Im Kap. 9 dieses Bandes wird daher dieser Präventionsfrage noch detaillierter nachgegangen.

Literatur

[1]   Rehm J, Imtiaz S. Alcohol consumption as a risk factor for global burden of disease. A narrative review. Subst Abuse Treat Prev Policy. 2016;11(1):37.

[2]   GBD 2016 Risk Factors Collaborators. Global, regional, and national comparative risk assessment of 84 behavioural, environmental and occupational, and metabolic risks or clusters of risks, 1990–2016: a systematic analysis for the Global Burden of Disease Study 2016. Lancet. 2017;390(10100):1345–422.

[3]   Rehm J, Gmel GE, Gmel G, et al. The relationship between different dimensions of alcohol use and the burden of disease – an update. Addiction. 2017;112(6):968–1001.

[4]   Rothman KJ, Greenland S, Lash TL. Modern Epidemiology. Third ed. Philadelphia, PA: Lippincott Williams & Wilkins; 2008.

[5]   Murray CJ, Lopez AD. On the comparable quantification of health risks: lessons from the Global Burden of Disease Study. Epidemiology. 1999;10(5):594–605.

[6]   World Health Organization. Classifications: International Classification of Diseases, 11th Revision (ICD-11). 2018 Accessed: 08/07/2018. Available from: http://www.who.int/classifications/icd/en/.

[7]   ICD-Code. ICD-Code (deutsch). 2018. Accessed: 08/07/2018. Available from: http://www.icd-code.de/.

[8]   Gmel G, Rehm J. Zusammenfassende Gesundheitsmasse von Sterblichkeit und Krankheit: Der steinige Weg zwischen PYLL, YLD, DALY und HALE. Suchttherapie. 2006;7:143–53.

[9]   Murray CJL. Rethinking DALYs. In: Murray CJL, Lopez A, editors. The global burden of disease: a comprehensive assessment of mortality and disability from diseases, injuries, and risk factors in 1990 and projected to 2020. Boston: Harvard School of Public Health; 1996. p. 1–98.

[10] Murray CJ, Acharya AK. Understanding DALYs. J Health Econ. 1997;16(6):703–730.

[11] Ahmad OB, Boschi-Pinto C, Lopez AD, et al. Age Standardization of Rates: A New WHO Standard 2001. Accessed: 08/07/2018. Available from: http://www.who.int/healthinfo/paper31.pdf.

[12] Levin ML. The occurrence of lung cancer in man. Acta Unio Int Contra Cancrum. 1953;9(3):531–541.

[13] Walter SD. The estimation and interpretation of attributable risk in health research. Biometrics. 1976;32:829–849.

[14] Walter SD. Prevention of multifactorial disease. Am J Epidemiol. 1980;112:409–416.

[15] Kehoe T, Gmel G, Shield KD, Gmel G, Rehm J. Determining the best population-level alcohol consumption model and its impact on estimates of alcohol-attributable harms. Popul Health Metr. 2012;10:6.

[16] Rehm J, Kehoe T, Gmel G, Stinson F, Grant B, Gmel G. Statistical modeling of volume of alcohol exposure for epidemiological studies of population health: the US example. Popul Health Metr. 2010;8:3.

[17] Rehm J, Klotsche J, Patra J. Comparative quantification of alcohol exposure as risk factor for global burden of disease. Int J Methods Psychiatr Res. 2007;16(2):66–76.

[18] Shield KD, Rehm J. Difficulties with telephone-based surveys on alcohol consumption in high-income countries: the Canadian example. Int J Methods Psychiatr Res. 2012;21(1):17–28.

[19] World Health Organization. Global status report on alcohol and health 2018. Geneva, Switzerland: World Health Organization, 2018.

[20] Shield KD, Manthey J, Probst C, Rehm J. Alcohol use and attributable burden of disease in the European Union, Norway and Switzerland: remaining high burden despite improvements over the past years. Toronto, Ontario: Centre for Addiction and Mental Health. 2018.

[21] Stein CJ, Colditz GA. Modifiable risk factors for cancer. Br J Cancer. 2004;90(2):299–303.

[22] Parkin DM, Boyd L, Walker LC. 16. The fraction of cancer attributable to lifestyle and environmental factors in the UK in 2010. Br J Cancer. 2011;105(2):77-81.

[23] International Agency for Research on Cancer. IARC Monographs on the evaluation of carcinogenic risks to humans: Volume 96 – Alcohol consumption and ethyl carbamate. Lyon, France: International Agency for Research on Cancer; 2010.

[24] International Agency for Research on Cancer. IARC monographs on the evaluation of carcinogenic risks to humans. Volume 96 – 100E Personal Habits and Indoor Combustions. Lyon, France: International Agency for Research on Cancer; 2012.

[25] Erskine HE, Moffitt TE, Copeland WE, et al. A heavy burden on young minds: the global burden of mental and substance use disorders in children and youth. Psychol Med. 2015;45(7):1551–1563.

[26] World Health Organization. Noncommunicable disease and their risk factors: Global school-based student health survey (GSHS). 2018. Accessed: 08/13/2018. Available from: http://www.who.int/ncds/surveillance/gshs/en/.

[27] Bagnardi V, Rota M, Botteri E, Tramacere I, Islami F, Fedirko V, et al. Alcohol consumption and site-specific cancer risk: a comprehensive dose-response meta-analysis. Br J Cancer. 2015;112(3):580–593.

[28] Rehm J, Sherk A, Shield KD, Gmel G. Risk relations between alcohol use and non-injury causes of death Toronto, ON: Centre for Addiction and Mental Health; 2017 [Accessed: 08/07/2018]. Available from: http://www.camh.ca/en/research/news_and_publications/reports_and_books/Documents/CAMH-Risk-relations-between-alcohol-use-and-non-injury-causes-of-death-Sept2017.pdf.

[29] World Health Organization. Global status report on alcohol and health 2014. Geneva, Switzerland: World Health Organization, 2014.

[30] Shield K, Rylett M, Gmel Gs, et al. Global alcohol exposure estimates by country, territory and region for 2005 – a contribution to the Comparative Risk Assessment for the 2010 Global Burden of Disease Study. Addiction. 2013;108(5):912–922.

[31] GBD 2016 Causes of Death Collaborators. Global, regional, and national age-sex specific mortality for 264 causes of death, 1980–2016: a systematic analysis for the Global Burden of Disease Study 2016. Lancet. 2017;390(10100):1151–1210.

[32] GBD 2016 Disease and Injury Incidence and Prevalence Collaborators. Global, regional, and national incidence, prevalence, and years lived with disability for 328 diseases and injuries for 195 countries, 1990–2016: a systematic analysis for the Global Burden of Disease Study 2016. Lancet. 2017;390(10100):1211–1259.

[33] GBD Cancer Collaboration, Fitzmaurice C, Akinyemiju TF, Al Lami FH, et al. Global, Regional, and National Cancer Incidence, Mortality, Years of Life Lost, Years Lived With Disability, and Disability-Adjusted Life-Years for 29 Cancer Groups, 1990 to 2016: A Systematic Analysis for the Global Burden of Disease Study. JAMA Oncol. 2018:1;4(11):1553-1568.

[34] Holmes J, Meier PS, Booth A, Guo YL, Brennan A. The temporal relationship between per capita alcohol consumption and harm: A systematic review of time lag specifications in aggregate time series analyses. Drug Alcohol Depend. 2012;123(1–3):7–14.

[35] Rehm J, Patra J, Popova L. Alcohol drinking cessation and its effect on oesophageal and head and neck cancers: a pooled analysis. Int J Cancer. 2007;121(5):1132–1137.

[36] Rehm J, Shield KD, Weiderpass E. Alcohol Drinking: High mortality burden of alcohol-attributable cancer, which is likely to increase in the future! World Cancer Report 2018; Lyon, France: International Agency for Cancer Research; (in press).

[37] Shield KD, Rylett M, Rehm J. Public health successes and missed opportunities. Trends in alcohol consumption and attributable mortality in the WHO European Region, 1990–2014. Copenhagen, Denmark: WHO European Region; 2016.

[38] World Health Organization. WHO Global Coordination Mechanism on the Prevention and Control of NCDs: NCD and the Sustainable Development Goals. 2018. Accessed: 08/07/2018. Available from: http://www.who.int/global-coordination-mechanism/ncd-themes/sustainable-development-goals/en/.

[39] Bennett JE, Stevens GA, Mathers CD, et al. NCD Countdown 2030: Worldwide trends in non-communicable disease mortality and progress towards Sustainable Development Goal target 3.4. Lancet. 2018 (accepted).

[40] United Nations Department of Economic and Social Affairs: Statistics Division. SDG Indicators: Metadata Repository. 2018. Accessed: 08/13/2018. Available from: https://unstats.un.org/sdgs/metadata/.

[41] World Health Organization. Disease burden and mortality estimates: Cause-Specific Mortality, 2000–2016. Geneva, Switzerland: World Health Organization, 2018. Accesssed: 08/13/2018. Available from: https://www.who.int/healthinfo/global_burden_disease/estimates/en/index1.html.

[42] Rush B. An inquiry into the effects of ardent spirits upon the human body and mind: With an account of the means of preventing, and of the remedies for curing them. 8th edition. Reprint. Exeter, N. H.: Richardson; 1785.

[43] Rehm J, Taylor B, Mohapatra S, et al. Alcohol as a risk factor for liver cirrhosis – a systematic review and meta-analysis. Drug and Alcohol Review. 2010;29(4):437–445.

[44] Rehm J, Roerecke M. Patterns of drinking and liver cirrhosis – what do we know and where do we go? . J Hepatol. 2015;62(5):1061–1067.

[45] Askgaard G, Grønbæk M, Kjaer MSe, Tjønneland A, Tolstrup JS. Alcohol drinking pattern and risk of alcoholic liver cirrhosis: a prospective cohort study. J Hepatol. 2015;62(5):1061–1067.

[46] Marugame T, Yamamoto S, Yoshimi I, et al. Patterns of alcohol drinking and all-cause mortality: results from a large-scale population-based cohort study in Japan. Am J Epidemiol. 2007;165(9):1039–1046.

[47] Moriyama IM, Loy RM, Robb-Smith AHT. History of the statistical classification of diseases and causes of death. Hyattsville, MD: National Center for Health Statistics; 2011. Available from: https://www.cdc.gov/nchs/data/misc/classification_diseases2011.pdf.

[48] Schomerus G, Lucht M, Holzinger A, et al. The stigma of alcohol dependence compared with other mental disorders: a review of population studies. Alcohol Alcohol. 2011;46(2):105–112.

[49] Rehm J, Hasan OSM, Imtiaz S, Neufeld M. Quantifying the contribution of alcohol to cardiomyopathy: A systematic review. Alcohol. 2017;61:9–15.

[50] Puffer RR, Griffith GW. Patterns of urban mortality: report of the Inter-American Investigation of Mortality. Washington, D. C.: Pan American Health Organization, 1967.

[51] Rehm J, Samokhvalov AV, Shield KD. Global burden of alcoholic liver diseases. J Hepatol. 2013;59(1):160–168.

[52] Mikkelsen L, Phillips DE, Abou Zahr C, et al. A global assessment of civil registration and vital statistics systems: monitoring data quality and progress. Lancet Diabetes Endocrinology. 2015;386:1398–1406.

[53] Byass P. The global burden of liver disease: a challenge for methods and for public health. BMC Medical. 2014;18(12):159.

[54] Lopez AD, Williams TN, Levin A, et al. Remembering the forgotten non-communicable diseases. BMC Med. 2014;12:200.

[55] World Health Organization. Fact Sheet: Hepatitis B2018. Accesssed: 08/13/2018. Available from: http://www.who.int/news-room/fact-sheets/detail/hepatitis-b.

[56] Messina JP, Humphreys I, Flaxman A, et al. Global distribution and prevalence of hepatitis C virus genotypes. Hepatology (Baltimore, Md). 2015;61(1):77–87.

[57] Schwarzinger M, Baillot S, Yazdanpanah Y, Rehm J, Mallet V. Alcohol use disorders and the burden of chronic hepatitis C in France, 2008–2013: a nationwide retrospective cohort study. J Hepatol. 2017;67(3):454–461.

[58] Alavi M, Janjua NZ, Chong M, et al. The contribution of alcohol use disorder to decompensated cirrhosis among people with hepatitis C: An international study. Journal of hepatology. 2018;68(3):393–401.

[59] Schwarzinger M, Rehm J, Mallet V. „Who killed JR": Chronic hepatitis C or alcohol use disorders? Journal of hepatology. 2018;68(5):1098–1099.

[60] Case A, Deaton A. Rising morbidity and mortality in midlife among white non-Hispanic Americans in the 21st century. Proc Natl Acad Sci USA. 2015;112(49):15078–1583.

[61] Case A, Deaton A. Mortality and morbidity in the 21(st) century. Brookings Pap Econ Act. 2017;2017:397–476.

[62] Imtiaz S, Probst C, Rehm J. Substance use and population life expectancy in the USA: Interactions with health inequalities and implications for policy. Drug Alcohol Rev. 2018;37(1):263-267.

[63] Rehm J, Probst C. Decreases of Life Expectancy Despite Decreases in Non-Communicable Disease Mortality: The Role of Substance Use and Socioeconomic Status. Eur Addict Res. 2018;24(2):53–59.

[64] Tapper EB, Parikh ND. Mortality due to cirrhosis and liver cancer in the United States, 1999–2016: observational study. BMJ. 2018;362:k2817.

[65] Mäkelä P, Österberg E. Weakening of one more alcohol control pillar: a review of the effects of the alcohol tax cuts in Finland in 2004. Addiction. 2009;104:554–563.

[66] Erskine S, Maheswaran R, Pearson T, Gleeson D. Socioeconomic deprivation, urban-rural location and alcohol-related mortality in England and Wales. BMC Public Health. 2010;10:99.

[67] Mackenbach JP, Kulhánová I, Bopp M, et al. Inequalities in alcohol-related mortality in 17 European countries: A retrospective analysis of mortality registers. PLoS Med. 2015;12(12):e1001909.

[68] Schmidt LA, Mäkelä P, Rehm J, Room R. Alcohol: equity and social determinants. In: E.Blas, Kurup AS, editors. Equity, social determinants and public health programmes. Geneva, Switzerland: World Health Organization; 2010. p. 11–29.

[69] Bellis MA, Hughes K, Nicholls J, et al. The alcohol harm paradox: using a national survey to explore how alcohol may disproportionately impact health in deprived individuals. BMC Public Health. 2016;18(16):111.

[70] Rehm J, Probst C. What about drinking is associated with shorter life in poorer people? PLoS Med. 2018;15(1):e1002477.

[71] Probst C, Parry CDH, Wittchen HU, Rehm J. The socioeconomic profile of alcohol-attributable mortality in South Africa: a modelling study. BMC Med. 2018;16(1):97.

[72] Rehm J, Taylor B, Patra J, Gmel G. Avoidable burden of disease: conceptual and methodological issues in substance abuse epidemiology. Int J Methods Psychiatr Res. 2006;15(4):181–191.

[73] Anderson P, Braddick F, Conrod P, et al. The new governance of addictive substances and behaviours. Oxford, U. K.: Oxford University Press; 2017.

[74] Chisholm D, Moro D, Bertram M, et al. Are the „Best Buys" for Alcohol Control Still Valid? An Update on the Comparative Cost-Effectiveness of Alcohol Control Strategies at the Global Level. J Stud Alcohol Drugs. 2018;79(4):514–522.

3 Die alkoholische Lebererkrankung: Natürlicher Verlauf, Risikofaktoren und die Bedeutung des Alkoholstoffwechsels in der Pathogenese

Helmut K. Seitz

3.1 Einleitung

Die alkoholische Lebererkrankung (ALE) ist die häufigste Lebererkrankung weltweit. Die Erkrankung ist durch chronischen täglichen Konsum von Alkohol bedingt, der individuell sehr unterschiedlich sein kann. Der chronische Konsum von > 40 Gramm Alkohol pro Tag (entsprechend 375 ml eines 13-vol% Weines oder > 1 Liter 5-vol% Bier) über Jahre zu sich genommen birgt das höchste Risiko. Allerdings hat eine kürzlich veröffentlichte Metaanalyse darauf hingewiesen, dass bereits 12–24 g Alkohol pro Tag ein erhöhtes Zirrhoserisiko birgt [1]. Aufgrund dieser Daten ist es schwer, einen Grenzwert für das Risiko einer ALE anzugeben. Bezüglich des in den letzten Jahren mehr und mehr aufgetretenen Komatrinkens liegen keine Daten vor.

Die ALE folgt einem bestimmten Progressionsmuster (Abb. 3.1). Sie kann von der reinen Fettleber zur alkoholische Steatohepatitis (ASH) progredieren, was durch eine hepatische Entzündungsreaktion gekennzeichnet ist. Dies kann weiter zur Fibrose und Zirrhose führen und letztendlich in einem hepatozellulären Karzinom (HCC) enden. Eine schwere ASH mit oder ohne Zirrhose kann das Krankheitsbild einer alkoholischen Hepatitis (AH) aufweisen, welches ein akutes Bild einer ALE darstellt und im

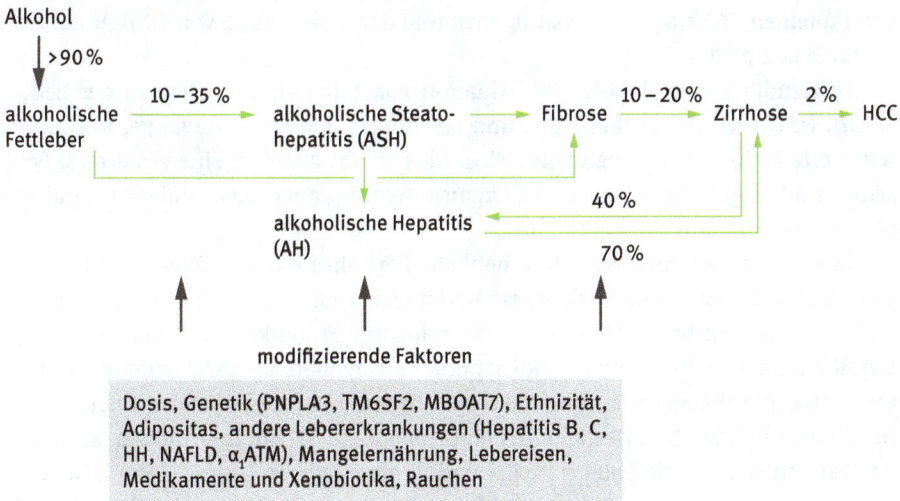

Abb. 3.1: Natürlicher Verlauf der alkoholischen Lebererkrankung. HCC = hepatozelluläres Karzinom; HH = hereditäre Hämochromatose; α1ATM = α1-Antitrypsinmangel.

https://doi.org/10.1515/9783110583984-003

Leberversagen mit hoher Mortalität enden kann. Die meisten Menschen, die mehr als 40 Gramm Alkohol pro Tag chronisch konsumieren, entwickeln eine Fettleber. Allerdings zeigt nur ein kleinerer Prozentsatz eine fortgeschrittene Lebererkrankung. Genetische, epigenetische und nicht-genetische Faktoren erklären die große individuelle Variationsbreite des Phänotyps der Erkrankung [2].

Die Pathogenese der ALE beinhaltet Leberverfettung, oxidativen Stress, Acetaldehyd-vermittelte Toxizität sowie Zytokin- und Chemokin-induzierte Entzündung (s. Kap. 5–8). Die Diagnose der ALE beinhaltet sowohl das Erkennen einer Alkoholabhängigkeit (*Alcohol Use Disorder*) als auch das einer fortgeschrittenen Lebererkrankung. Hierbei kommen sowohl die Sonographie der Leber, die transiente Elastographie (Fibroscan), die Magnetresonanz-Tomographie als auch die Bestimmung bestimmter Serummarker und die Leberbiopsie zum Einsatz. Alkoholabstinenz durch psychosomatische Intervention ist die beste Therapie der ALE. Bei fortgeschrittener ALE wie einer Zirrhose oder eines HCCs kommt die Lebertransplantation zum Einsatz.

Die toxische Wirkung von Alkohol, die sowohl bei der Lebererkrankung als auch bei der Krebsentstehung von Bedeutung ist, wird in erster Linie durch die bei der Oxidation auftretenden Stoffwechselprodukte Acetaldehyd (AA), reaktive Sauerstoffspezies (ROS) und reduziertes Nikotinadenindinukleotid (NADH) verursacht (Abb. 3.2). Da Alkohol in nahezu allen Zellen des menschlichen Körpers verstoffwechselt wird, entstehen diese Produkte auch in allen Geweben. AA ist ein Zellgift und ein Karzinogen. AA bindet an Proteine und führt zu strukturellen Schäden von Membranen (z. B. Mitochondrien, Mikrotubuli), zu funktionellen Schäden von enzymatischen Systemen (antioxidatives Abwehrsystem, nukleäres Reparatursystem) und führt zur Generierung von Neoantigenen mit einer Immunantwort. AA bindet auch an die DNA und verursacht genetische Veränderungen. Ähnliches gilt für ROS mit Schädigung von Proteinen, Bildung von Neoantigenen und der Generierung von DNA-Addukten, die hochkarzinogen sind (Abb. 3.2).

Letztendlich entsteht bei der Oxidation von Ethanol, vor allem in der Leber, NADH. NADH überflutet die Zellen und beeinflusst alle Redoxvorgänge, indem der reduzierte Redoxpartner begünstigt wird. Dies erklärt zum Teil eine gesteigerte Fettsäure- und Triglyzeridsynthese mit Organverfettung, aber auch andere veränderte Stoffwechselvorgänge.

In den letzten Jahren wurden erhebliche Fortschritte in der Diagnostik der ALE gemacht, auch genetische Risikokonstellationen zur Einschätzung des Erkrankungsrisikos wurden erarbeitet. Hierbei ist Prävention und Früherkennung von Bedeutung. Die ALE kann nur durch ein multidisziplinäres Vorgehen mit gastroenterologischer, ernährungsphysiologischer, pharmakologischer und chirurgischer Intervention optimal behandelt werden. Bezüglich Therapie steht die AH mit ihrer hohen Mortalität im Mittelpunkt und die Lebertransplantation als mögliche Ultima Ratio. Klinische Guidelines für die ALE wurden sowohl von der *American Association for the Study of the Liver* (AASLD) [3] als auch von der Europäischen *Association for the Study of the Liver* (EASL) [4] erarbeitet. Ein kürzlich publizierter NATURE-Artikel fasst die neu-

Medikamente, Xenobiotika ⟶ Metaboliten (toxisch)

Prokarzinogene ⟶ Karzinogene

Retinol, Retinsäure ⟶ apoptotische Metaboliten

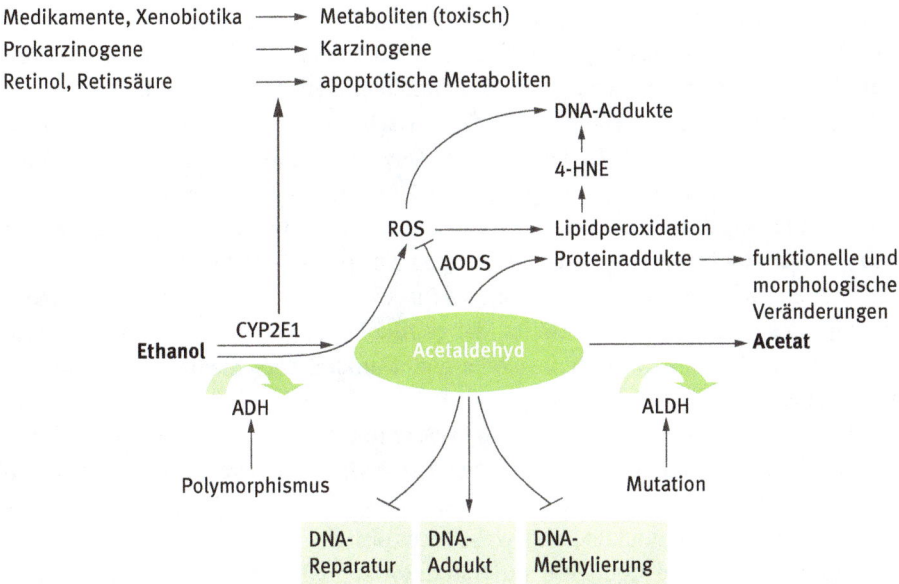

Abb. 3.2: Alkoholstoffwechsel über Alkoholhydrogenase und Acetaldehyddehydrogenase mit der Produktion von Acetaldehyd und reaktiven Sauerstoffspezies. Acetaldehyd ist toxisch, hemmt die DNA-Reparatur, führt zu DNA-Addukten und hemmt die DNA-Methylierung. Außerdem bindet es an Proteine und es gibt Auftreten von Neo-Antigenen mit funktions- und morphologischen Veränderungen. Acetaldehyd hemmt auch das antioxidative Abwehrsystem (AODS), was zu weiteren Akkumulationen der reaktiven Sauerstoffspezies (ROS) führt. ROS wird über Cytochrom 450P2E1 produziert und führt zu Lipidperoxidation und zu DNA-Addukten. CYP2E1 ist außerdem verantwortlich für den Abbau von Medikamenten und Xenobiotika, für die Aktivierung von Prokarzinogenen zu ultimativen Karzinogenen und für den Abbau von Retinol und Retinsäure.

esten Erkenntnisse hierzu zusammen [2]. Im Folgenden werden Epidemiologie, Pathophysiologie einschließlich Risikofaktoren, Prävention, Diagnostik und Therapie dieser Erkrankungen detailliert diskutiert.

3.2 Natürlicher Verlauf und Risikofaktoren der ALE

Chronischer Alkoholkonsum von mehr als 40 Gramm Alkohol pro Tag über Monate oder Jahre resultiert bei 90–100 % aller Menschen in einer Fettleber. Nur 10–35 % der Patienten mit Fettleber, die weiter trinken, entwickeln eine ASH, also eine Leberentzündung mit einem spezifischen histologischen Bild. Interessant ist, dass nur ca. 8–20 % aller chronischen Trinker eine Leberzirrhose aufweisen. Davon entwickeln ungefähr 2 % pro Jahr ein HCC. Patienten mit einer schweren ASH können die klinische Entität einer AH entwickeln, eine Erkrankung, die durch Ikterus und Leberausfallkoma charakterisiert ist. 70 % der überlebenden Patienten gehen in eine Leberzirrhose über. Andererseits zeigen 40 % der Patienten mit alkoholischer Leberzirrhose das Bild einer AH (*acute on chronic disease*) mit hoher Mortalität. Der natürliche Verlauf der ALE wird durch verschiedene Faktoren modifiziert (Abb. 3.1) [2].

Es besteht eine signifikante Korrelation zwischen der konsumierten Alkoholmenge und dem Risiko, eine ALE zu entwickeln. Obwohl die meisten Alkoholtrinker eine Fettleber entwickeln, kommt es bei nur 10–20 % zu einer fortgeschrittenen Lebererkrankung. Aus diesem Grund müssen zusätzliche Faktoren das Risiko modifizieren (Abb. 3.1). Hierbei spielen genetische Faktoren eine entscheidende Rolle.

Frauen haben ein wesentlich höheres Risiko, eine ALE zu entwickeln als Männer [5]. Dies geschieht bei der Hälfte Menge Alkohol in wesentlich kürzerer Zeit im Vergleich zu Männern. Warum das so ist bleibt unklar. Verschiedene Mechanismen werden diskutiert:

1. Frauen haben ein niedrigeres Körperwasser und bei gleicher Menge zugeführten Alkohols berechnet pro kg Körpergewicht weisen sie höhere Blutalkoholkonzentrationen (BAKs) auf [6]. Ähnliches gilt auch für übergewichtige und adipöse Menschen, da Alkohol im Fettgewebe nicht löslich ist.

2. Frauen haben eine niedrigere Aktivität der Alkoholdehydrogenase (ADH) im Magen, können daher im Magen weniger Alkohol abbauen, sodass mehr Alkohol in den Dünndarm eintritt, dort absorbiert wird und zu höheren BAKs führt [7].

3. Alkohol steigert die Östrogenkonzentrationen im Blut wahrscheinlich durch eine Hemmung des Abbaus (s. Kap. Alkohol und Brustkrebs) [8,9]. Östrogene können durch mitochondriale Schädigung eine Fettleber verursachen.

Andere zugrunde liegende Lebererkrankungen werden durch Alkohol ungünstig beeinflusst. Hierzu gehören die Hepatitis B [10] und C [11], sowie die Hämochromatose [12], die nicht-alkoholische Steatohepatitis (NASH) [13] und der α-Antitrypsinmangel [14]. Das Risiko, eine HCC zu entwickeln, ist bei der Hepatitis B und C sowie bei der NASH bei gleichzeitiger Alkoholzufuhr besonders hoch. Einige Studien konnten zeigen, dass auch kleine Mengen Alkohol (10–20 g pro Tag) zu einer Progredienz der Hepatitis C mit gesteigerter Fibrose führen können [15]. Auch die Leber von Übergewichtigen ist gegenüber Alkohol besonders empfindlich [16]. Die Pathogenese der ALE und der nicht-alkoholischen Fettlebererkrankung (NAFLD) hat eine gewisse Ähnlichkeit mit ähnlicher hepatischer Morphologie, was auf ähnliche Mechanismen in der Pathogenese der Fettleber und der Entzündung schließen lässt [17] (Abb. 3.3). Da Alkoholkonsum und übermäßige Kalorienzufuhr oft vergesellschaftet ist, ist der Einfluss von Alkohol auf die Leber von Patienten mit Übergewicht, metabolischem Syndrom (MS) und NAFLD von besonderem Interesse. Epidemiologische Untersuchungen konnten zeigen, dass die Zufuhr von mehr als 40 Gramm Alkohol pro Tag und sogar die moderate Zufuhr von 20–40 Gramm Alkohol pro Tag die Verfettung, die Entzündung, wie auch das Risiko für die Fibrose und Zirrhose signifikant steigert. Übergewicht ist fraglos ein Risikofaktor für die ALE [2,13,16,17].

Äthanol

metabolisches Syndrom
(DM, Übergewicht)

Fettleber

Genetik { PNPLA3 / TM6SF2 / MBOAT7 }   Ethanol

freie Fettsäuren
Aceton

PNPLA3 / TM6SF2 / KLFG } Genetik

andere modifizierende Faktoren

CYP2E1

andere modifizierende Faktoren

ASH (Entzündung)

ROS

NASH (Entzündung)

Fibrose

Lipid-Peroxidation

Fibrose

Zirrhose

LPO-Produkte

DNA-Addukte

Zirrhose

Etheno-DNA-Addukte

Hepatozelluläres Karzinom

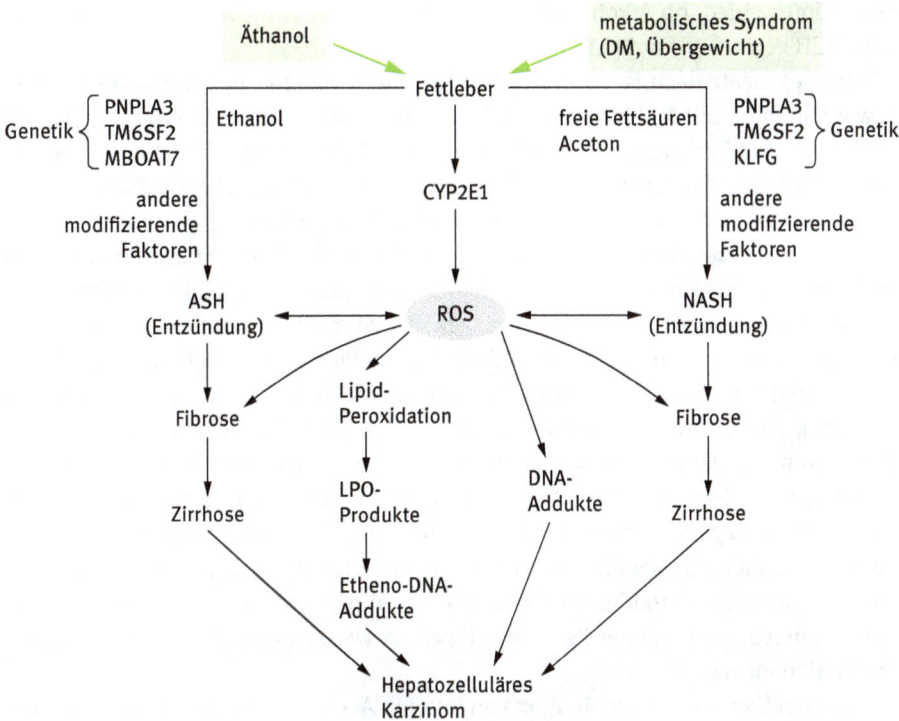

Abb. 3.3: Interaktion zwischen alkoholischer Fettleber und nicht-alkoholischer Fettleber, hervorgerufen durch das metabolische Syndrom (Diabetes Mellitus und Übergewicht). In der Fettleber wird Cytochrom P4502E1 induziert, was zu reaktiven Sauerstoffspezies (ROS) führt. ROS ist involviert in der Fibrose, führt zu Lipidperoxidation und zu DNA-Addukten, was die Karzinogenese fördert. Daneben spielen modifizierende Faktoren wie Genetik und nicht-genetische Faktoren eine entscheidende Rolle in der Progredienz zur Entzündung, Fibrose und Zirrhose. Die Unterschiede zwischen der Pathogenese, der Leberzirrhose bei nicht-alkoholischer Fettlebererkrankung und alkoholischer Lebererkrankung sind vor allem quantitativer Natur.

Dem gegenüber konnten epidemiologische Studien vor allem aus Japan und Europa zeigen, dass moderate Alkoholzufuhr die Verfettung der Leber bei Patienten mit NAFLD auf Grund der Verbesserung der peripheren Insulinresistenz günstig beeinflusst. Verschiedene cross-sektionale Untersuchungen bei NAFLD berichten über einen günstigen Effekt von Alkoholmengen < 40 Gramm auf das Leberfett. Betrachtet man die Studien, die die Leberhistologie bei NAFLD-Patienten untersuchten, finden sich kontroverse Ergebnisse. In einigen Studien konnte gezeigt werden, dass moderater Alkoholkonsum zu erhöhten Transaminasen und in einer Progression der Fibrose mündet, während andere vor allem bei extrem übergewichtigen Patienten dies nicht bestätigen konnten. Diese Studien sind allerding klein und modifizierende Faktoren werden nur begrenzt berücksichtigt. Aus diesem Grund ist es momentan schwer, die Rolle von Alkohol bei der Progression einer NAFLD zu beurteilen [18]. Es macht auch einen Unterschied, ob Alkohol bei Patienten mit reiner Fettleber oder bei Patienten mit NASH getrunken wird [2,13,17,18].

Im Gegensatz dazu ist die Datenlage für übergewichtige und adipöse Patienten sowie Patienten mit NAFLD und HCC klar. Nahezu alle retrospektiven Studien zum HCC-Risiko bei Patienten mit NASH zeigen ein erhöhtes Risiko, gleichgültig welche Dosis Alkohol getrunken wurde [2,13]. In der klinischen Praxis ist es deshalb vernünftig, Patienten mit NASH keinen Alkoholkonsum zu empfehlen.

Weitere Risiken für das Auftreten einer ALE birgt die gleichzeitige Einnahme von bestimmten Medikamenten wie zum Beispiel Paracetamol, Isoniazid und Metothrexat [19]. Gerade Paracetamol zusammen mit Alkohol kann zu schweren Leberschäden bis hin zum Leberausfallkoma führen. Alkoholiker neigen aufgrund der durch Alkohol vermittelten Immunsuppression zu Infektionen wie Tuberkulose und Endokarditis. Isoniazid, ein wichtiges Tuberkulostatikum, interagiert ebenfalls mit Alkohol. Beide Substanzen, Paracetamol wie auch Isoniazid, werden durch Cytochrom P4502E1 (CYP2E1) zu toxischen Intermediärmetaboliten aktiviert, die ihre toxische Wirkung auf die Hepatozyten vermitteln. CYP2E1 wird durch chronische Alkoholzufuhr induziert (s. a. Kap. 12). Metothrexat aktiviert hepatische Sternzellen, was zu einer vermehrten Bindegewebsbildung führt und eine Fibrose induziert. Metothrexat kann unter anderem auch bei der Psoriasis eingesetzt werden, eine Hauterkrankung, die durch Alkohol verstärkt wird.

Letztendlich ist die Kombination von Vitamin A oder β-Carotin und Alkohol lebertoxisch und fördert zudem die Karzinogenese [20]. Einerseits reduziert chronische Alkoholzufuhr die Retinol- und Retinsäure-(RS)spiegel durch vermehrte Degradation über CYP2E1 [21], andererseits treten hierbei toxische und apoptotische Oxidationsprodukte der RS auf, die eine Leberschädigung verstärken [22]. Wird Vitamin A noch dazu eingenommen, wird diese Schädigung weiter verstärkt.

Auch das Rauchen ist ein zusätzlicher Risikofaktor, sowohl für die ALE als auch für alkoholmediierte Karzinome. Rauchen von mehr als 20 Zigaretten pro Tag erhöht das Risiko für eine ALE um einen Faktor von 3 [23].

3.3 Alkoholstoffwechsel: Interaktionen mit Arzneimittel, Xenobiotika und Karzinogenen und seine Bedeutung in der Pathophysiologie der ALE

Ethanol wird in jedem Gewebe und in jeder Zelle des menschlichen Körpers verstoffwechselt und zudem dient es gastrointestinalen Bakterien als Substrat. Alkohol wird via ADH, CYP2E1 und Katalase oxidiert, wobei zunächst AA entsteht, welches weiter über die Acetaldehyddehydrogenase (ALDH) zu Acetat oxidiert wird (Abb. 3.4). Acetat wird dann als Acetyl-CoA in den Citratzyklus eingeschleust. Da es sieben Isoenzyme der ADH gibt, und zwei dieser sieben Enzyme polymorph sind, variiert der Alkoholstoffwechsel signifikant interindividuell, was dazu führt, dass unterschiedliche

$$CH_3CH_2OH + NAD^+ \xrightarrow[\text{ADH}]{} CH_3CHO + NADH + H^+$$

$$CH_3CH_2OH + NADPH + H^+ + O_2 \xrightarrow[\text{MEOS}]{} CH_3CHO + NADP^+ + 2H_2O$$

$$NADPH + H^+ + O_2 \xrightarrow[\substack{\text{NADPH}\\\text{Oxidase}}]{} NADP^+ + H_2O_2$$

$$H_2O_2 + CH_3CH_2OH \xrightarrow[\text{Katalase}]{} 2H_2O + CH_3CHO$$

$$Hypoxanthin + H_2O + O_2 \xrightarrow[\substack{\text{Xanthin}\\\text{Oxidase}}]{} Xanthin + H_2O_2$$

$$H_2O_2 + CH_3CH_2OH \xrightarrow[\text{Katalase}]{} 2H_2O + CH_3CHO$$

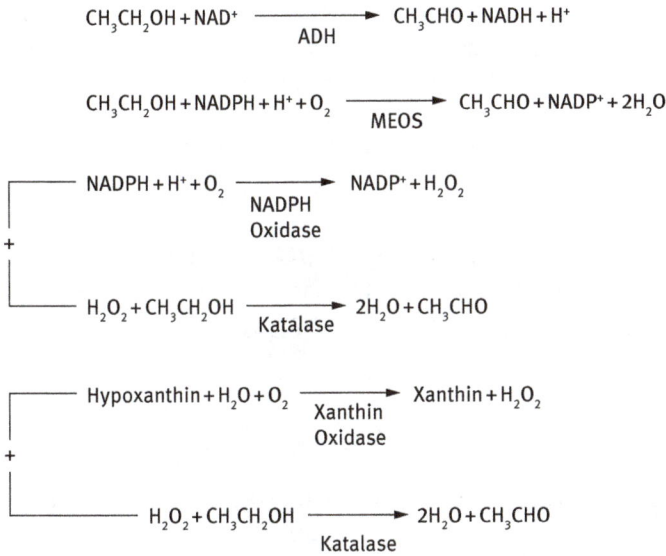

Abb. 3.4: Die chemischen Reaktionen der Alkoholoxidation. Alkohol kann über Alkoholdehydro-genase (ADH) zu Acetaldehyd und Reaktionsäquivalenten in Form von NADH umgewandelt werden. Des Weiteren über das mikrosomal ethanoloxidierende System (MEOS), wobei Reduktionsäquivalente utilisiert werden und ebenfalls Acetaldehyd entsteht. Des Weiteren kann Alkohol durch Katalase oxidiert werden.

AA-Konzentrationen auftreten können. Da AA toxisch und karzinogen ist, modifiziert seine Produktionsrate und seine Degradationsgeschwindigkeit die Risiken für Organtoxizität und Krebsentwicklung. Zusätzlich zu AA entstehen Reduktionsäquivalente in Form von reduziertem Nikotinadenindinukleotid (NADH), die bei der ADH-Reaktion generiert werden und die zu signifikanten Veränderungen des intrazellulären Redoxpotentials und deshalb zu schweren Veränderungen des intermediären Stoffwechsels mit pathologischen Konsequenzen führen [24].

Alkoholstoffwechsel via CYP2E1 ist quantitativ geringer. Jedoch ist CYP2E1 durch chronischen Alkoholkonsum induzierbar und dadurch erhöht sich die Rate des Alkoholabbaus über CYP2E1 beim chronischen Alkoholkonsumenten. Der Alkoholstoffwechsel via CYP2E1 generiert ROS, was in Gewebetoxizität und Schädigung der DNA resultiert. Da CYP2E1 nicht nur für den Alkoholstoffwechsel, sondern auch für den Stoffwechsel verschiedener Medikamente, Xenobiotika und Prokarzinogene verantwortlich ist, ist es nicht verwunderlich, dass eine Interaktion zwischen diesen Substanzen und Alkohol stattfindet. Das Ergebnis können Veränderungen der Blutarzneimittelkonzentrationen und eine erhöhte Toxizität verschiedener Medikamente sein. Diese Interaktionen sind von klinischer Wichtigkeit. Der Alkoholstoffwechsel ist also nicht nur eine wichtige Voraussetzung, um gewisse Mechanismen der Alkoholtoxizität in den verschiedenen Organen zu erklären, sondern spielt auch eine wichtige

Rolle in der Interaktion zwischen Arzneimitteln, Xenobiotika, Prokarzinogenen und Retinoiden [24]. Die Kenntnis dieser komplexen Interaktionen ist sowohl für den Pharmakologen als auch für den Kliniker von besonderer Bedeutung.

3.3.1 Chemische und physikalische Eigenschaften von Ethanol

Alkohol hat ein Molekulargewicht von 46,07, C_2H_6O (52,14 % C, 13,13 % H, 34,74 % O) Dichte 0,789 bei 15,56° C, Kochpunkt 78,5° C, Refraktionsindex n20/D 1,361 bei 20° C und Natriumlicht, wasserlöslich LD_{50}, oral bei Ratten 13,7 g/kg.

3.3.2 Alkoholabsorption und Alkoholblutspiegel

Der Alkoholgehalt bei verschiedenen alkoholischen Getränken ist in Tab. 3.1 wiedergegeben.

Die Blutalkoholkonzentration (BAK) reflektiert die gastrointestinale Absorption, die Diffusion, den Stoffwechsel und die unveränderte Ausscheidung von Alkohol. Aus diesem Grunde muss die Absorption mit steigenden BAKs von der Eliminierung mit fallenden BAKs unterschieden werden. Am Ende der Alkoholabsorption ist ein

Tab. 3.1: Alkoholgehalt verschiedener alkoholischer Getränke.

Getränk	Ethanolgehalt (vol%)	Ethanolgehalt (g/100 ml; Näherungswerte)
Alkoholfreies Bier	max. 0,5	0,4
Leichtbier	2	1,6
Standardbier (z. B. Lager)	3–4	2,4–3
Pils, Weißbier	4–5,7	3,1–4,5
Bockbier	7–8	5,5–6,4
Fruchtwein	8–14	6–11,5
Weißwein, Rotwein, Schaumwein	8–15	6,3–12
Likör	25–45	2,0–3,5
Spirituosen	30–40	2,3–3,2
Whiskey, Gin	35–45	2,7–3,6
Obstbrand, Sliwowitz, Wodka	40–50	3,1–4,0
Melissengeist	60–70	4,7–5,5
Rum	40–70	3,1–5,5

Peak zu entdecken, der in ein Plateau übergeht, wenn Alkohol weiter konsumiert wird. Alkohol wird im oberen Intestinaltrakt durch einfache Diffusion absorbiert. Es handelt sich um einen raschen Prozess, da Alkohol ein kleines Molekül ist und in Wasser, jedoch nicht in Fett löslich ist. Verzögerte Magenentleerung und Speisen im oberen Gastrointestinaltrakt verringern die BAK, während eine höhere BAK z. B. nach gastrointestinaler Bypass-Operation und nach dem Konsum hochkonzentrierter alkoholischer Getränke, wie z. B. Schnäpse, verglichen zu niedrigkonzentrierten alkoholischen Getränken, wie Bier und Wein, beobachtet wird. Die gastrointestinale Absorption von Alkohol hängt von verschiedenen Faktoren ab:
– Alkoholkonzentration im Getränk
– Blutperfusion von Magen und Duodenum
– gleichzeitige Nahrungszufuhr
– die Geschwindigkeit der Magenentleerung
– Körpertemperatur
– Menstruationszyklus

20 % des Alkohols wird im Magen absorbiert und 80 % im oberen Dünndarm. In der Magenmukosa kann Alkohol durch verschiedene ADHs metabolisiert werden. Es handelt sich um den First-Pass-Stoffwechsel (FPS) von Alkohol im Magen. Ein solcher Stoffwechsel wird nicht im Dünndarm beobachtet. Der Rest des Alkohols wird der Leber über die Pfortader zugeführt. In der Leber findet der Hauptstoffwechsel des Alkohols statt, wobei ein Teil des Alkohols die Leber auch ohne Stoffwechsel verlässt. Alkohol wird zu über 90 % in der Leber nach multiplen Passagen verstoffwechselt, zu 5–10 % in der Magenmukosa und 3–5 % des Alkohols wird unverändert durch Lunge, Haut und Niere ausgeschieden.

Alkohol wird in erster Linie durch ADHs oxidiert. Ihre kinetischen Parameter, Lokalisation und Substratspezifizität sind in Tab. 3.2 wiedergegeben.

Weiterhin kann Alkohol über ein CYP2E1-abhängiges mikrosomales alkoholoxidierendes System (MEOS) in verschiedenen Zellen, aber hauptsächlich in den Hepatozyten, oxidiert werden.

Die Alkoholeliminierungsrate ist für Männer höher als für Frauen. Eine maximale Menge von 150 mg Alkohol pro kg Körpergewicht pro Stunde kann der gesunde Mann verstoffwechseln. Das entspricht ungefähr 10 g Alkohol pro Stunde bei einer 70 kg schweren Personen oder 240 g Alkohol bei einer 70 kg schweren Person in 24 Stunden. Chronische Alkoholzufuhr erhöht die Alkoholeliminierungsrate signifikant durch die Induktion von CYP2E1. Deshalb sind chronische Alkoholiker häufig weniger betrunken, da sie Alkohol über das MEOS schneller abbauen können. Rückkopplungsmechanismen existieren für den Alkoholstoffwechsel keine, Organe mit einer hohen Blutzufuhr wie die Leber, Nieren und das Gehirn haben eine erhöhte Aufnahme von Alkohol im Ruhezustand im Vergleich zum Skelettmuskel.

Tab. 3.2: Charakteristik menschlicher Alkoholdehydrogenasen.

Gen/ Lokus	Allel	Protein- Unter- einheit	K_m Ethanol (mM)	V_{max} (min^{-1})	Ethnische/ Ernäh- rungsverteilung	Lage
ADH1A	ADH1A	α	4,0	30	Europa, Afrika	Leber
ADH1B	ADH1B*1	β1	0,05	4	Europa, Afrika	Leber, Lunge
	ADH1B*2	β2	0,9	350	Asien	
	ADH1B*3	β3	40	300	Afrika, amerikani- sche Ureinwohner	
ADH1C	ADH1C*1	γ1	1,0	87	alle	Leber, Magen, Blutgefäße (Intima und Media vor allem ADH1B)
	ADH1C*2	γ2	0,63	40	Europa	
	ADH1C*3	–	–	–	amerikanische Ureinwohner	
ADH4	ADH4	П	30	20	Schweden	Leber
ADH5	ADH5	X	>1000	100	alle	alle Gewebe
ADH6	ADH6		?	?	alle	
ADH7	ADH-IV	σ, μ	30	1800	alle	Magen, obere Luft- und Speise- wege, und andere Gewebe

Wie berechnet man die Alkoholelimination? Hierbei wird die Widmark-Formel ange-wandt [25].

Die Postabsorptionsphase der Eliminierungskinetik von Alkohol kann folgender-maßen ausgedrückt werden:

$$C_t = C_0 - (\beta \times t)$$

Diese Formel repräsentiert ein offenes Ein-Compartment Modell mit einer Eliminie-rungskinetik nullter Ordnung. C_0 ist das Verhältnis zwischen der Alkoholdosis und dem Körpergewicht, wobei das Körpergewicht durch einen dimensionslosen Fak-tor r-a reduziert wird. Dieser Reduktionsfaktor wurde eingeführt, um die Alkoholkon-zentration im Blut mit der im gesamten Körper auszugleichen. Der Widmark-Faktor r repräsentiert das Wasserverteilungsvolumen von Alkohol, welches ungefähr dem

Gesamtwassergehalt des Körpers entspricht. Wenn C_0 eliminiert wird, erfolgt folgende Gleichung:

$$\text{Alkoholaufnahme (g)} = \text{Körpergewicht (kg)} \times r \times (C_t + \beta_t)$$

um die Menge aufgenommenen Alkohols bei bekannter BAK in der Postabsorptionsphase zu berechnen oder

$$C_t = \text{Alkoholaufnahme (g)} / (\text{Körpergewicht (kg)} \times r) - (\beta_t)$$

um die BAK nach einer definierten Menge von aufgenommenem Alkohol zu einer bestimmten Zeit zu kalkulieren.

Voraussetzung hierfür ist ein stabiler Verteilungsraum r, eine komplette Absorption, Verteilung und ein vernachlässigbarer FPS von Alkohol. Wenn diese Voraussetzungen nicht erfüllt sind, muss ein sogenanntes Absorptionsdefizit definiert werden. Der Widmark-Faktor r ist beim Mann ungefähr 0,7 und bei der Frau 0,6 und der Resorptionsverlust β_t ist ungefähr 10 %. In diesem Zusammenhang wird auf weiterführende Literatur verwiesen [25]. Im Prinzip ist die Alkoholeliminierung ein enzymatischer Prozess, der einer Michaelis-Menten-Kinetik folgt. Eine Gleichung kann eine lineare Eliminierung bei höheren BAKs mit einer exponentiellen Phase bei niedrigeren BAKs wiedergeben:

$$-dC/dT = (V_{max} \times C)/(K_m + C)$$

wobei $-dC/dT$ die Konzentrationsänderung pro Zeiteinheit, V_{max} die maximale Reaktionsgeschwindigkeit, K_m die Michaelis-Menten-Konstante und C die Alkoholkonzentration darstellt. Abgesehen von der Tatsache, dass ein einzelnes pharmakokinetisches Modell nicht komplett das Schicksal von Alkohol im Körper beschreibt, ist die Widmark-Formel dennoch von Nutzen, insbesondere in der Gerichtsmedizin.

3.3.3 Alkoholstoffwechsel

Wie bereits ausgeführt, wird Alkohol zu AA durch ADH, durch das CYP2E1 abhängige MEOS-System und durch Katalase oxidiert und weiter durch die ALDH zu Acetat oxidiert (Abb. 3.2 und Abb. 3.4).

3.3.3.1 Alkoholstoffwechsel via ADH

Die ADH ist im Zytoplasma aller Zellen lokalisiert, aber hauptsächlich in den Hepatozyten. ADH benötigt als Cofaktor NAD+, welches bei der Alkoholoxidation zu NADH+H$^+$ reduziert wird. ADH ist ein zinkhaltiges Enzym mit einem molekularen

Gewicht von 80.000 und einer prädominanten perivenulären Lokalisation innerhalb des Leberläppchens. ADH ist ein Dimer bestehend aus 3 Polypeptidketten (α, β und γ). Die ADH-Reaktion benötigt einen Elektronenträger, nämlich NAD, welcher zu NADH reduziert wird. NADH überträgt den Wasserstoff intramitochondrial an Sauerstoff zu Wasser. Die endgültige Oxidation generiert Energie als ATP (1 g Alkohol entspricht 7,1 kcal). Da ein Teil des NADH zu NADPH umgewandelt wird, und NADPH bei der CYP2E1-abhängigen MEOS-Reaktion benötigt wird, wird nur ein Teil in ATP umgewandelt und es kommt zum Verlust von Kalorien, den sogenannten *„empty calories"* der Alkoholoxidation [26].

Wenn der intramitochondriale Elektronentransport nicht adäquat kontrolliert wird, können dabei ROS generiert werden. Hierbei kann Wasserstoff-Superoxid entstehen, insbesondere bei erhöhter mitochondrialer Aktivität und vermehrtem NADH. Zum Schutz gegen intramitochondrial-generierte ROS besitzen Mitochondrien Mangan-Superoxid-Dismutase, ein Enzym, das Wasserstoff-Superoxid zerstört.

Verschiedene ADH- und ALDH-Enzyme existieren, die durch unterschiedliche Gene codiert werden (Tab. 3.2). Hierbei entstehen ADH Enzyme mit unterschiedlicher alkoholoxidierender Aktivität. Diese Allele, die für das ADH-Enzym kodieren, beeinflussen das Trinkverhalten und modifizieren das Risiko von Alkoholabhängigkeit und alkoholassoziierten Organschäden. Hierfür sind unterschiedliche AA-Konzentrationen verantwortlich, entweder durch eine gesteigerte Alkoholoxidation via ADH oder eine verminderte AA-Oxidation via ALDH. AA ist toxisch und karzinogen, seine Akkumulation resultiert in einem sog. Flush-Syndrom, ähnlich dem nach der Einnahme von Disulfiram [27].

Die ADH-Gene sind in einer kleinen Region am Chromosom 4 lokalisiert. Klasse-1-ADH, die bedeutendste ADH in der Leber, hat eine Michaelis-Menten-Konstante für Alkohol von 0,5 bis 1,0 mM. Dies entspricht 0,02–0,05 mg/ml Alkohol. Klasse-1-ADH (ADH1A, ADH1B und ADH1C) kodieren für die α-, β- und γ-Untereinheit, die Homodimere oder Heterodimere formen können und bei relativ niedrigen Alkoholkonzentrationen katalysieren. Der Alkoholstoffwechsel via ADH kann weder durch erhöhte Alkoholkonzentration noch durch chronische Zufuhr gesteigert werden.

ADH4 kodiert für π-ADH, welches bei höheren Alkoholkonzentrationen zum Tragen kommt und welches nur in der Leber exprimiert wird. ADH5 codiert für γ-ADH, eine Formaldehyddehydrogenase mit einer niedrigen Affinität für Alkohol. ADH6-mRNA ist ebenfalls in der Leber gegenwärtig, aber das Enzym konnte bis jetzt noch nicht isoliert werden. ADH7 codiert für σ-ADH, die vor allem im Magen und in der Retina vorkommt und für den FPS von Alkohol im Magen und für die Oxidation von Retinol verantwortlich ist.

ADH1B und ADH1C zeigen Polymorphismus mit Enzymen unterschiedlicher kinetischer und alkoholoxidierender Eigenschaften. Drei unterschiedliche ADH1B-Allele verändern die Aminosäuresequenz der β-Untereinheit. Bei der β2- und β3-Untereinheit erscheint die Aminosäuresubstitution durch eine Aminosäure, die mit NAD⁺ in Kontakt kommt. Diese Untereinheit resultiert in einem Enzym, das eine 70- bis 80-fache Umsatzrate für Alkohol hat verglichen mit der β1-Untereinheit, da das Coenzym wesentlich schneller am Ende der Reaktion freigesetzt wird. ADH1B1 hat einen ca. 20 %igen Beitrag zum Alkoholstoffwechsel in der Leber [27].

Das ADH1C*1-Allel codiert für die γ_1-Untereinheit und das ADH1C*2-Allel für die γ2-Untereinheit. ADH1C*1,1 besteht aus zwei γ1-Untereinheiten und hat eine 70 %ig höhere Umsatzrate verglichen mit ADH1C*2,2 mit zwei γ2-Untereinheiten. Zum Vergleich: Während homozygote ADH1B*2,2-Träger 40-mal aktiver in der Alkoholoxidation verglichen mit ADH1B*1,1-Homozygoten sind, produzieren ADH1C*1,1-Homozygote nur ungefähr 2,5 mal mehr AA als ADH1C*2,2-Homozygote. Dies hat weiterführende Konsequenzen in Bezug auf Alkoholtrinkverhalten und alkoholassoziierte Krebsentwicklung. Bezüglich Alkoholabhängigkeit und Lebererkrankung scheint die Gegenwart des ADH1B2-Allels höchst protektiv zu sein, da Menschen mit diesem Gen enorme Mengen von AA nach Alkoholzufuhr produzieren. Unter diesen Umständen entstehen schwere Nebeneffekte von AA (Flush-Syndrom) und Alkohol wird deshalb gemieden [27].

Bezüglich des ADH1C-Polymorphismus generieren Individuen, die homozygot für das ADH1C*1-Allel sind, eine größere Menge AA verglichen mit Heterozygoten (ADH1C*1,2) oder Homozygoten für ADH1C*2 [27]. Akute Nebeneffekte bleiben dabei aus. Diese Menschen sind einem erhöhten Risiko für die Krebsentwicklung im oberen Aerodigestivtrakt [28], für die Brust [29] und das Kolonrektum [30] ausgesetzt. ADH1C1 macht ungefähr 40 % des Alkoholstoffwechsels in der Leber aus.

Metabolische Konsequenzen der ADH-Reaktionen sind entweder Folge der erhöhten NADH-Produktion oder von AA. Die Produktion von NADH führt zu einer Veränderung des zellulären Redoxpotentials und hat deshalb entscheidenden Einfluss auf den intermediären Zellstoffwechsel. Alle chemischen Redoxpartner werden reduziert. Das ist besonders in der Leber ausgeprägt [2,24].

Biochemische und molekularbiologische Veränderungen durch die alkoholinduzierte Veränderung des intrazellulären Redoxpotentials

Ein erhöhter NADH/NAD-Quotient führt zu:

– Einer Erhöhung von NADPH aus NADH, welches in der Gegenwart von induziertem CYP2E1 zu einer vermehrten ROS-Produktion führt.
– Einer Veränderung in der Transkriptionsregulierung, durch Einfluss auf das C-terminale Bindungsprotein und den *Silent Information Regulator* (SIR), was zu einer gesteigerten Histonacetylierung und einer reduzierten Histondeacetylierung führt und mit epigenetischen Veränderungen und Aktivierung von bestimmten inflammatorischen Genen assoziiert ist.
– Einem Effekt auf Signalproteine wie z. B. NF-κB, C-Jun N-terminale Kinase (JNK) und p38 mitogen-aktivierte Proteinkinase.

Die Überflutung der Zelle mit NADH und das damit veränderte Redoxpotential führt zur Begünstigung aller NADH-verbrauchenden Reaktionen (Fettsäure-, Triglyceridsynthese) und zur Akkumulation von reduzierten im Vergleich zu oxidierten Verbindungen (z. B. Laktat statt Pyruvat). Da der Alkoholstoffwechsel via ADH vor allem den hepatischen Intermediärstoffwechsel beeinflusst, werden bestimmte metabolische Veränderungen begünstigt wie z. B. Hypoglykämie, Hyperlaktatämie, Hyperurikämie, Hyperhomocysteinämie, Porphyrie, und ein gestörter Testosteron-Östrogen-Quotient.

Klinische Konsequenzen einer Veränderung des Redoxpotentials beinhalten [19]
– Eine Aktivierung von nukleärem Transkriptionsfaktor SREBP-1c und eine Hemmung des Peroxisomen-Proliferator-aktivierten Rezeptor-a (PPARa), was in einer Stimulation der Fettsäure- und Triglyceridsynthese resultiert und zu einer Hemmung der β-Oxidation von Fettsäuren führt. Als Ergebnis findet sich eine Fettleber und eine Hyperlipoproteinämie Typ IV und V nach Fredricksen.
– Eine Verminderung der Pyruvat- und eine Erhöhung der Laktatkonzentrationen in der Leber. Als Konsequenz wird die Gluconeogenese gehemmt, da Pyruvat vermindert ist. Folge vor allem bei Menschen mit Leberzirrhose (kein Glykogen) und gleichzeitigem Fasten (keine Kohlenhydratzufuhr) kann eine Hypoglykämie sein. Die Laktatazidose führt zu einem pH-Wert-Abfall im Urin mit einer gesteigerten tubulären Reabsorption von Harnsäure und letztendlich zur Hyperurikämie. Laktat stimuliert auch die hepatischen Sternzellen zu gesteigerter Kollagenproduktion.
– Einen gestörten Porphyrin-Stoffwechsel mit dem Auftreten einer sekundären Porphyrie.
– Eine verminderte Produktion von Testosteron in den Leydig-Zellen des Hodens mit Feminisierung (Körperfett, Gynäkomastie, Körperbehaarung)
– Eine reduzierte Generierung von UDP-Glucuronsäure aus UDP-Glucose, was zu einer Hemmung der hepatischen Glucuronidierung von Phenolphtalein, Trichloräthan und Diethyldithiocarbamat führen kann.

Alkohol zeigt eine Kompetition mit Substraten an der ADH-Bindungsstelle. Die Oxidation von Retinol zu Retinal und RS wird in der Gegenwart von Alkohol gehemmt. Dies ist ein Mechanismus, der die niedrigen RS-Spiegel in der Leber nach chronischer Alkoholzufuhr erklärt [20]. Die Alkoholoxidation via Klasse-1-ADH wird durch Chlorpromazin und Chloralhydrat gehemmt. Letzteres hemmt den Alkoholstoffwechsel über Trichloräthan, einen kompetitiven Inhibitor von ADH, während Cimetidin den Alkoholstoffwechsel via ADH-7 im Magen hemmt, was zu erhöhten BAKs führt [31].

Das gleichzeitig auftretende AA ist toxisch und schädigt den Hepatozyten (Abb. 3.2). Am Ende der Oxidationskaskade steht Acetat. Die gesteigerte Produktion von Acetat führt zu einer gesteigerten Acetylierung von Histonen mit epigenetischen Veränderungen und zu einer Zunahme der Acetylierung von Medikamenten wie zum Beispiel Sulfonilamid.

Effekte von Acetaldehyd

– AA führt zu einer mitochondrialen Schädigung mit Alteration der Atmungskette und einer verminderten ATP-Produktion. Als morphologisches Korrelat entstehen hepatische Megamitochondrien.

– AA schädigt das hepatische mikrotubuläre System mit einer gestörten Sekretion von Proteinen wie Albumin, Transferrin und VLDL-Lipoprotein. Als morphologisches Korrelat kann das *Ballooning* der Hepatozyten auftreten.

– AA bindet an Glutathion und führt damit zu einer Störung der Detoxifikation von Xenobiotika und ROS.

– AA hemmt das nukleäre Reparatursystem und stimuliert so die Karzinogenese.

– AA führt zu einem gestörten Methyltransfer mit verminderten Spiegeln von aktivem Methyl-Donor-S-Adenosylmethionin und einer Steigerung von Homocystein, was zu endoplasmatischem Retikulum-Stress führt, was wiederum die Entstehung einer Fettleber begünstigt, Glutathion vermindert und die Apoptose steigert. Als Konsequenz entstehen Membranschäden und eine Hypomethylierung von DNA. Eine apparente Methylierung verursacht Entzündungsresponse und Gewebeschäden und DNA-Hypomethylierung kann die Hepatokarzinogenese stimulieren.

– AA bindet an Proteine mit der Produktion von Neoantigenen, Aktivierung des Immunsystems und Produktion von Antikörpern.

– AA bindet an die DNA und verursacht mutagene DNA-Läsion.

– AA stimuliert die Fibrogenese durch Aktivierung der Lebersternzellen.

3.3.3.2 First-Pass-Stoffwechsel (FPS) von Alkohol im Magen

Alkohol wird durch verschiedene ADHs im Magen verstoffwechselt. Dieser sogenannte FPS wird hauptsächlich durch die σ-ADH, die durch ADH7 codiert wird, mit einer K_m von 41 mM verursacht. Jedoch sind auch die γ-ADH und die χ-ADH, die durch ADH1C beziehungsweise durch ADH5 codiert werden, ebenfalls am Magenstoffwechsel von Alkohol beteiligt [31]. Viele verschiedene Faktoren haben einen Einfluss auf die Magen-ADH Aktivität und somit auf den Magen-FPS von Alkohol [32]. Frauen haben eine niedrigere σ-ADH-Aktivität als Männer. Mit dem Alter nimmt die ADH-Aktivität von Männern ab und erreicht im Alter von 65 Jahren oder älter die Aktivitäten von Frauen [7]. Einige Medikamente binden an die σ-ADH und hemmen ihre Aktivität, z. B. Cimetidin. Andere Medikamente, wie z. B. Aspirin, schädigen die Magenmukosa und führen deshalb zu einer verminderten ADH-Aktivität und einem verminderten FPS von Alkohol im Magen. Letztendlich vermindert Rantidin auch den Magen-First-Pass von Alkohol, jedoch ist diese Hemmung einer verminderten Magenentleerung mit einer verminderten Kontaktzeit von Alkohol gegenüber der Magen-ADH zuzuschreiben. In all diesen Situationen ist der FPS von Alkohol vermindert, was zu einer erhöhten BAK nach Alkoholzufuhr führt [32].

Eine verlangsamte Magenentleerung erhöht den Magen-First-Pass und eine gesteigerte Magenentleerung vermindert den Magen-First-Pass. Dies spielt besonders dann eine Rolle, wenn Alkohol zusammen mit anderen Nahrungsbestandteilen (wie zum Beispiel Fett), die die Magenentleerung verzögern, eingenommen wird. Ähnliches gilt für die diabetische Gastroparese. Auch die Magenmorphologie hat einen Einfluss auf den Alkoholstoffwechsel. Eine atrophische Gastritis oder eine Magenatrophie vermindert die Zellmasse von Parietalzellen und damit die Menge von ADH im Magen, was zu einem verminderten FPS führt. Die Gegenwart von Bakterien im Magen ist ebenfalls von Bedeutung, so besitzt Helicobacter pylori (HP) ADH-Aktivität und produziert AA aus Alkohol, ähnlich wie es auch andere Bakterien im unteren Gastrointestinaltrakt tun. Obwohl HP Alkohol metabolisiert, wirkt die HP-assoziierte Magenmukosaschädigung entgegengesetzt und als Nettoeffekt resultiert ein verminderter First-Pass-Stoffwechsel von Alkohol. Magenbakterien beeinflussen den Gesamtalkoholstoffwechsel nicht besonders stark. Sie sind jedoch in der Lage, AA aus Alkohol zu produzieren, was eine Rolle bei der Magenschleimhautschädigung und bei der Pathogenese von Karzinomen im Magen spielen mag. Bezüglich des Gesamtalkoholstoffwechsels ist der FPS von Alkohol im Magen mit nicht mehr als 5–10 % in vivo eher als gering anzusehen [31,32].

Faktoren, die den FPS von Alkohol im Magen beeinflussen
- Alkoholkonzentration
- Polymorphismus der ADH1C
- Ethnizität (ein Mangel der σ-ADH wurde bei Asiaten beobachtet)
- Geschlecht
- Alter
- gleichzeitige Einnahme von Medikamenten (Cimetidin, Ranitidin, Aspirin)
- Magenschleimhautschädigung (atrophische Gastritis, Helicobacter pylori assoziierte Gastritis)
- Veränderung der Magenentleerung

Die σ-ADH ist auch in der Lage, diätetische Karzinogene wie Nitrobenzaldehyd zu detoxifizieren. Es konnte gezeigt werden, dass Japaner, die dieses Enzym nicht besitzen, ein erhöhtes Risiko für Magenkarzinome aufweisen. Im Kolon können ADH-Isoenzyme auch das bekannte Karzinogen Dimethylhydrazin aktivieren.

3.3.3.3 Alkoholstoffwechsel via MEOS
Das mikrosomale Ethanol-oxidierende System (MEOS) ist im endoplasmatischen Retikulum des Hepatozyten lokalisiert. MEOS benötigt molekularen Sauerstoff und NADPH als Cofaktor. Es hat ein Aktivitätsoptimum bei pH 6,9–7,5 und einem K_m von 7–11 mM für Alkohol (Abb. 3.4) [33]. MEOS metabolisiert nicht nur Alkohol, sondern auch andere primär aliphatische Alkohole wie z. B. Methanol, Propanol, Butanol und Pentanol sowie die sekundären Alkohole Isopropanol und tertiäre Alkohole wie t-Bu-

tanol. Die Aktivität von MEOS ist geschlechtsabhängig mit einer höheren Aktivität bei Männern. Kastration, Ovariektomie und die Substitution von Sexualhormonen haben einen Einfluss auf die MEOS-Aktivität. Die MEOS-Aktivität ist vermindert im Alter und hängt von der Ernährung ab, wobei eine höhere Aktivität nach hypokalorischer kohlenhydratdefizienter Diät beobachtet wird und niedrigere Aktivitäten nach Proteinmangelernährung. Die MEOS-Aktivität kann auch durch bestimmte Medikamente induziert werden. Hauptbestandteile von MEOS sind CYP2E1, NADPH, Cytochrom-c-Reduktase und Phospholipide. Die Reaktion findet im glatten endoplasmatischen Retikulum statt und benötigt P450-Reduktase. Dieses Protein transferiert Elektronen zum CYP2E1-Häm-Eisen, nachdem es sie zuerst vom reduzierten NADPH aufgenommen hat. CYP2E1 katalysiert die Oxidation von kleinen organischen Verbindungen wie die Produktion von Glucose aus Ketonen, oder Aceton und Acetol während des Hungers. Es wird auf spezielle Literatur verwiesen [34].

Der Alkoholstoffwechsel via CYP2E1 produziert zunächst ein Gem-Diol, ein unstabiles Produkt, was zu AA desintegriert. Da Sauerstoff bei der CYP2E1-abhängigen Reaktion benötigt wird, können ROS entstehen. CYP2E1 katalysiert die Formation von Hydroxyethylradikalen direkt aus Alkohol. Wenn Sauerstoff bei dieser Reaktion verbraucht wird, setzt sich die Reaktion manchmal nicht fort und ROS kann generiert werden. MEOS ist im glatten endoplasmatischen Retikulum des Hepatozyten lokalisiert, welches nach chronischer Alkoholzufuhr proliferiert und dies führt einer erhöhten Aktivität von MEOS und CYP2E1. Als Ergebnis kommt es zu einem gesteigerten Alkoholstoffwechsel, was mit einer gesteigerten Generierung von AA und ROS assoziiert ist. Dieser erhöhte oxidative Stress spielt eine entscheidende Rolle als pathogenetischer Mechanismus der ALE [2,34].

Verschiedene CYP-Spezies sind bei der MEOS-Aktivität involviert (CYP2E1, 1A2, 2A6, 3A4, 2B6, 2D6; in absteigender Aktivität). Die Isoenzymform von CYP2E1 hat die höchste metabolische Aktivität für Alkohol. Der genetische Polymorphismus für CYP2E1 ist bekannt, spielt jedoch wahrscheinlich keine wesentliche Rolle im Hinblick auf die ALE oder die alkoholvermittelte Krebserkrankung. CYP2E1 ist nicht nur im endoplasmatischen Retikulum lokalisiert, sondern auch intramitochondrial, im Nucleus und in den Plasmamembranen. CYP2E1 und CYP3A4 befinden sich auch im Epithel der intra- und extrahepatischen Gallengänge. CYP2E1 ist präsent in Kupfferzellen, aber nicht in Sternzellen, während CYP3A4 dort beschrieben wurde. CYP2E1 ist einzigartig, da es eins von 57 verschiedenen CYPs beim Menschen ist, das Elektronen akzeptiert, um ROS sogar in der Abwesenheit von Substrat zu generieren. Die Menge von CYP2E1 in der Leber und in anderen Geweben ist sehr variabel und variiert bis auf das 8-fache. Die Induktion von CYP2E1 durch chronische Alkoholzufuhr ist nicht nur in der Leber gegeben, sondern wurde auch in den Mukosazellen des Dünn- und Dickdarms, im Pankreas, in der Lunge und im Gehirn beschrieben [34]. CYP2E1 wird ebenfalls durch 4-Methylpyrazol, ein ADH Hemmer, durch Aceton und durch freie Fettsäuren induziert, was wahrscheinlich in der Pathogenese der nicht-alkoholischen Fettlebererkrankung (NAFLD) von Bedeutung ist [17,34]. Chronische Alkoholzufuhr in relativ niedrigen Mengen von 40 g pro Tag resultiert bereits nach einer Woche in einer signifikanten Induktion von CYP2E1 [35]. Diese Induktion unterliegt einer interindividuellen Steuerung.

Die Ursache der gesteigerten Alkoholoxidation nach chronischer Alkoholzufuhr liegt in der Induktion von CYP2E1. Es ist von Bedeutung, dass CYP2E1-Aktivität NADPH benötigt und diese Reduktionsäquivalente aus der ADH-Reaktion (generiertes NADH geht in NADPH über) reutilisiert. Die CYP2E1-Induktion steigert den Alkoholstoffwechsel und führt zu einer erhöhten Clearance der BAK. Dies erklärt unter anderem, warum chronische Alkoholiker selten betrunken sind und häufig noch in der Lage sind, Funktionen wie z. B. Autofahren auszuüben, sogar in der Gegenwart hoher BAKs, die über 150 mg/100 ml liegen.

Der Mechanismus für eine Regulierung der Enzymkonzentration ist komplex. CYP2E1 ist erniedrigt unter Nahrungszufuhr und höher im Hungerzustand und beim Vorliegen einer Adipositas. Zusätzlich zu den Kontrollmechanismen für Translation und Transkription trägt eine Hemmung der CYP2E1-Degradation durch den Ubiquitin-Proteasomen-Stoffwechselweg zu den erhöhten CYP2E1-Spiegel nach chronischer Alkoholzufuhr bei [36]. Die metabolischen und klinischen Konsequenzen des Alkoholstoffwechsels via MEOS sind multipel und komplex [19,24]:

- Produktion von ROS, einschließlich Hydroxyethylradikalen, Superoxidanionen und Hydrogenperoxid, welches für die Lebererkrankung und Krebsentstehung mitverantwortlich ist. ROS resultiert in Lipidperoxidation und Lipidperoxidationsprodukten wie z. B. 4-Hydroxynonenal oder Malondialdehyd, binden an die DNA und produzieren hochkarzinogene exozyklische etheno-DNA-Addukte.
- ROS, produziert über CYP2E1, ist auch mitverantwortlich für eine gesteigerte Fibrogenese in der Leber.
- Die Interaktionen von mikrosomalem Alkoholstoffwechsel mit dem Stoffwechsel von verschiedenen Medikamenten kann zu verminderter Medikamenten-Serumkonzentration und zu erhöhter Medikamenten-Toxizität führen.
- Die Interaktion von CYP2E1-Alkoholstoffwechsel mit dem Stoffwechsel von verschiedenen Xenobiotika und Karzinogenen kann zu einer erhöhten Aktivierung dieser Substanzen mit erhöhter Toxizität und einer gesteigerten Karzinogenese führen.
- Die Interaktion von CYP2E1-Alkoholstoffwechsel mit dem Stoffwechsel von Retinol und RS führt zu Vitamindefizit und der Generierung toxischer Retinol- und RS-Intermediärprodukte und kann die Karzinogenese stimulieren.

Da die Interaktion mit Medikamenten von klinischer Bedeutung ist, soll hierauf näher eingegangen werden (Tab. 3.3). Da verschiedene Xenobiotika auch über CYP2E1 metabolisiert werden, ist eine Kompetition an der CYP2E1-Bindungsstelle zu erwarten. In der Gegenwart bestimmter Medikamente ist der Stoffwechsel von Alkohol vorgezogen. In einer solchen Situation wird der Stoffwechsel verschiedener Medikamente gehemmt, was in einem gesteigerten Medikamenteneffekt am Zielorgan resultiert.

Tab. 3.3: Medikamente, die über verschiedene Stoffwechselwege metabolisiert werden und mit dem Alkoholstoffwechsel interagieren.

CYP2E1	CYP1A2	ADH	ALDH
Paracetamol	Theophyllin	Cimetidin	Sulfonylharnstoffe
Barbiturate	Koffein	Aspirin	Sulfonamid
Isoniazid	Tamoxifen	Chlorpromazin	Metronidazol
Cyclophosphamid	Phenytoin	Chloralhydrat	Griseofulvin
Halothan	Barbiturate		Tolazolin
Methadon	Clozapin/ Olanzapin		Procarbazin
Phenylbutazon	Imipramin		Mepacrin
Propanolol	Ciprofloxacin		Disulfiram
Rifampicin	Norfloxacin		Calciumcarbimid
Warfarin	Methadon		Cephalosporine
Tolbutamid	Estradiol		Mepacrin
Tranquilizer			Furazolidon
Retinol/ Retinsäure			Chloramphenicol

Dies ist besonders relevant für psychoaktive Medikamente wie z. B. Meprobamat, Pentobarbital, Diazepam, Lorazepam, Chlormethiazol oder Phenytoin, aber auch für Warfarin, Tolbutamid, Phenotiazin, Acetaminophen und Caffein [19] (Tab. 3.3). Amitryptilin, ein trizyklisches Antidepressivum, zeigt additive pharmakodynamische wie auch pharmakokinetische Interaktion mit Alkohol, was in einer gesteigerten Blutalkoholkonzentration und schweren Nebeneffekten mit Alkohol resultiert [37]. Es konnte gezeigt werden, dass die Zufuhr von 50 mg Hydroxizin – ein Antihistaminikum (H_1 Rezeptor Antagonist) – eine deutliche Störung der zentralnervösen Funktion mit sich bringt, wenn es zusammen mit Alkohol schon eine Stunde nach Medikamenteneinnahme eingenommen wird. Dies ist nicht der Fall mit Fexofenadin, ein Drittgenerationsmedikament [38].

Eine sechstägige Zufuhr von Alkohol in einer Dosis von 20 g resultiert in einer signifikanten Erhöhung der Fläche unter der Kurve für den 3-Hydroxy-2-Methyl-Glutaryl CoA-Reduktase-Inhibitor Fluvastatin und in höherer Konzentration verglichen mit Fluvastatin allein [39]. Die lipidverminderte Aktivität des Medikaments war allerdings nicht durch die gleichzeitige Alkoholgabe beeinträchtigt. Das längere T_{max} von Fluvastatin in Patienten mit Alkohol reflektiert eine verlängerte Absorption und kann erklärt werden durch eine verminderte Magenentleerung während Alkoholzufuhr. Eine Voraussetzung für einen gesteigerten Arzneimittelstoffwechsel ist die Abwesen-

heit von BAKs zur Zeit der Medikamentenaufnahme. So führt die chronische Alkoholzufuhr am Abend schon bei einer Menge von 40 g pro Tag zu einer CYP2E1-Induktion
[35], die am anderen Morgen zu einem gesteigerten Abbau von dann eingenommenen
Medikamenten führt, da vermehrt CYP2E1 zur Verfügung steht und das Medikament
deshalb vermehrt abgebaut werden kann. Dies kann zu einer Verminderung thera-
peutischer Blutkonzentration eines Medikamentes führen, was eine Dosisadaptation
notwendig macht. Medikamente mit einem hepatischen FPS zeigen ebenfalls eine
Interaktion mit Alkohol. Es findet sich eine gesteigerte Bioverfügbarkeit für Mephenytoin [40] und Propoxyphen in der Gegenwart von Alkohol [41].

Einige Medikamente werden über CYP2E1 zu toxischen Metaboliten metabolisiert,
was zu einer Leberschädigung führen kann. Das am besten bekannte Medikament in
diesem Zusammenhang ist Paracetamol (Acetaminophen), welches seine Toxizität
bereits bei niedrigeren Dosen zeigt, wenn Alkohol CYP2E1 induziert hat. Schwere
Leberschäden bis hin zum Leberausfallkoma können die Folgen sein, da wie bereits
ausgeführt Alkohol zudem zu einer Verminderung von Glutathion führt, welches dieses toxische Intermediärprodukt detoxifizieren kann [24].

Ein anderes Medikament von klinischer Bedeutung ist Isoniazid, da Alkoholiker
ein erhöhtes Risiko für Tuberkulose haben. Der Stoffwechsel von Isoniazid, einem
Tuberkulostatikum, wird massiv durch Alkohol beeinflusst [42]. Es konnte gezeigt
werden, dass langsame Acetylierer von Isoniazid sowie Schnellmetabolisierer der
intermediären Substanz Acetylhydrazin ein erhöhtes Risiko für eine Toxizität aufweisen. Patienten mit dem homozygoten Wildgenotyp CYP2E1 c1/c1 haben ein höheres Risiko für Leberschäden verglichen mit Patienten mit dem Mutantallel c2. Wenn
CYP2E1 c1/c2- oder c2/c2-Genotyp-Träger gleichzeitig Schnellacetylierer sind, erhöht
sich die Hepatotoxizität von 3,9 für CYP2E1 c1/c1 mit Schnellacetylierer-Status auf 7,4
für CYP2E1 c1/c1 mit Langsamacetylierer-Status. Das heißt, dass der CYP2E1- Polymorphismus mit einer Veränderung in der Suszeptibilität zum tuberkulostatischen
Medikament Isoniazid assoziiert ist.

Es findet sich auch eine bedeutsame Interaktion zwischen Alkohol und Methadon
sowie Cocain [43,44]. Seit Jahrzehnten ist bekannt, dass die mikrosomale Demethylierung von Methadon durch Alkohol gehemmt werden kann, was in einem erhöhten
Spiegel von Methadon im Gehirn und in der Leber resultiert. Es konnte weiterhin gezeigt werden, dass die gleichzeitige Einnahme von Alkohol und Cocain eine gesteigerte Herzfrequenz und Euphorie verursacht, verglichen mit den Effekten von Cocain
allein. Kardiovaskuläre Veränderungen, die durch die Kombination induziert werden,
verursachen eine Steigerung im myokardialen Sauerstoffverbrauch und erhöhen die
kardiovaskuläre Toxizität. Alkohol erhöht Cocain- und Norcocain-Plasmakonzentra-
tion und induziert die Synthese von Cocaäthylen und Norcocaäthylen. Alkohol und
Cocain werden häufig zusammen eingenommen.

Aufgrund der Legalisierung von Cannabis erscheint die Tatsache von besonderer
Bedeutung, dass im Tierversuch die gleichzeitige Einnahme von Cannabis und Alkohol eine Potenzierung der Leberschädigung verursacht [45] und, dass sich beim

Menschen eine Hepatitis C durch gleichzeitige Cannabiseinnahme rasch verschlechtert [46].

Der einzige CYP2E1-Hemmer mit signifikantem Effekt ist Chlormethiazol (CMZ), eine zentral wirkende Substanz, die auch zur Therapie des Alkoholentzugs eingesetzt wird [47]. CMZ wird experimentell zur Hemmung von CYP2E1 verwendet. Hierbei kann der Beitrag von CYP2E1 zur ALE und in der Karzinogenese beurteilt werden. Da CMZ sowohl die ALE als auch die Karzinogenese in Tierversuchen hemmt [48,49], wurde schlussgefolgert, dass CYP2E1 eine Bedeutung für die Pathogenese beider Erkrankungen hat. In der Tat findet sich eine signifikante Korrelation zwischen dem Ausmaß der hepatischen CYP2E1-Expression und dem Grad der Leberfibrose [50].

CYP2E1 kann nicht nur den Stoffwechsel von Arzneimittel, sondern auch zu einer Aktivierung von Prokarzinogenen führen, was bei der alkoholmediierten Karzinogenese eine Rolle spielen mag. Dies wurde intensiv für Nitrosamin, aber auch für andere Karzinogene, wie polyzyklische Kohlenwasserstoffe untersucht. Auch können Chemikalien, denen Arbeiter am Arbeitsplatz ausgesetzt sind, wie verschiedene Lösungsmittel in der Autoindustrie oder Chemikalien in der Trockenreinigungsindustrie, durch CYP2E1 zu Toxinen aktiviert werden und Leberschäden verursachen [51].

Letztendlich wird auch Retinol und RS durch CYP2E1 zu polaren Metaboliten mit toxischen und apoptotischen Eigenschaften metabolisiert. Das Ergebnis ist, dass sowohl Retinol- als auch RS-Konzentrationen in der Leber bei Alkoholikern sehr niedrig sind. Das führt zu einer Aktivierung des Aktivator-Proteins-1 (AP-1) mit Effekten auf den Zellzyklus und einer Steigerung der Zellproliferation. Die niedrigen Spiegel von Retinoiden sind auch für die Nachtblindheit und die sexuelle Dysfunktion, die häufig beim Alkoholiker beobachtet werden, verantwortlich. Obwohl ein Mangel an Retinol und RS vorliegt, sollte auf die Substitution dieser Substanzen beim Alkoholiker verzichtet werden, da aufgrund der CYP2E1-Induktion vermehrt toxische und apoptotische Intermediärprodukte entstehen können, die den Leberschaden weiter verschlechtern. Hier existiert nur ein schmales therapeutisches Fenster [20].

3.3.3.4 Alkoholstoffwechsel via Katalase
Katalase ist lokalisiert in den Peroxisomen des Hepatozyten und ist in der Lage, Alkohol zu AA zu oxidieren, indem H_2O_2 verwendet wird. Aufgrund der niedrigen Konzentration von H_2O_2 in der Leber spielt Katalase wahrscheinlich keine signifikante Rolle beim Alkoholstoffwechsel.

3.3.3.5 Nichtoxidativer Stoffwechsel von Alkohol
Der nichtoxidative Stoffwechsel von Alkohol beinhaltet sowohl die Produktion von Fettsäureethylester (FAEE) [52], Phosphatidylethanol (Peth) [53] wie auch Ethylglucuronid (EtG) und Ethylsulfat (EtS) [54]. FAEEs wurden für die Pathogenese von Organschäden, besonders im Pankreas, verantwortlich gemacht. Sie sind ebenfalls in der forensischen Medizin als Marker für chronischen oder akuten Alkohol nützlich. Peth

wird aus Phosphatidylcholin mit Phosphorlipase D generiert. Peth hat eine hohe Spezifität für Alkohol, weil es nur langsam abgebaut wird. Die mittlere Halbwertszeit liegt ungefähr bei 14 Tagen. Peth kann noch zwei Wochen nach Abstinenz nachgewiesen werden. Allerdings ist Peth nur bei der Einnahme von mehr als 40 bis 60 g Alkohol pro Tag für einen längeren Zeitraum nachweisbar.

EtG kann im Urin bis zu 5 Tage nach Alkoholzufuhr gemessen werden. EtG kann auch in Haaren nachgewiesen werden, wenn mehr als 20 g Alkohol pro Tag konsumiert werden. Der Nachweis von EtG und FAEE in Haaren von mehr als 1 ng/mg zeigt exzessiven Alkoholkonsum an. Da EtG durch Bakterien, z. B. im Harntrakt abgebaut werden kann, ist die Messung von EtS besser. Alkoholmetabolite wie Ethylphosphat und Ethylnitrit liegen in nur sehr kleinen Konzentrationen vor.

3.3.4 Acetaldehydstoffwechsel via ALDH

Von den 16 bekannten menschlichen ALDHs spielt die mitochondriale ALDH2 und zu einem kleineren Ausmaß die zytosolische ALDH1 eine bedeutende Rolle in der AA-Oxidation und -Eliminierung (Tab. 3.4). Beide Enzyme haben eine niedrige K_m-Konstante für AA, z. B. 3,1 und 180 µM für humanes ALDH2 und ALDH1A1. Da AA die Mitochondrien schädigt, verringert sich die mitochondriale Funktion und damit auch die Aktivität von ALDH2. Als Ergebnis kommt es zu einem weiteren Anstieg von AA und ein Teufelskreis ist induziert. Die am besten bekannte Variation von alkoholmetabolisierenden Enzymen ist assoziiert mit dem ALDH2-Gen. Eine Codierungsvariante, bekannt als ALDH2*2-Allel führt zur Substitution von Lysin, Glutamin an der Position 504. Diese Substitution resultiert in der Produktion von einem nahezu inaktiven ALDH2-Enzym. 50 % der asiatischen Bevölkerung hat diese Mutation am ALDH2-Gen, was zu einer niedrigeren Aktivität des Enzyms führt. Bei 10 % der Japaner ist diese Mutation homozygot und mit null ALDH-Aktivität assoziiert. Diese Menschen können keinen Alkohol trinken. Sie entwickeln ein schweres Flush-Syndrom (Tachykardie, Übelkeit und Erbrechen) bis hin zu tödlichem Ausgang. Sie sind komplett geschützt gegen Alkoholkonsum. 40 % der Japaner sind heterozygot. Sie können Alkohol trinken mit einer ALDH-Aktivität von 10–15 %, verglichen mit der von Kaukasiern. Sie entwickeln ebenfalls ein Flush-Syndrom, jedoch können sie dies tolerieren und können trotz Flush-Syndrom weiter trinken. Als Ergebnis kommt es zur Akkumulation von AA im Blut, der Leber und im Speichel. Da AA ein Karzinogen ist, haben diese Menschen ein erhöhtes Risiko für Krebsentwicklung im oberen Alimentärtrakt und im Dickdarm. Die Gegenwart nur eines ALDH2*2-Allels ist mit einer starken Protektion gegen Alkoholabhängigkeit assoziiert. Der protektive Effekt von ALDH2*2 kann jedoch durch die Umwelt beeinflusst werden. In Japan ist der Prozentsatz von Alkoholikern mit ALDH2*2-Allel aufgrund der soziologischen Veränderungen und aufgrund des erhöhten Alkoholkonsums in den letzten Jahren von 3 % auf 12 % deutlich angestiegen.

Tab. 3.4: Die menschlichen Acetaldehyddehydrogenasen.

Gene (Mensch)	Enzymname	Substrat	Bemerkungen
ALDH1A1	Retinal-Dehydrogenase 1	Retinal	
ALDH1A2	Retinal-Dehydrogenase 2	Retinal	
ALDH1A3	Aldehyd-Dehydrogenase 1A3	Retinal	
ALDH1L1	10-Formyltetrahydrofolat-Dehydrogenase	10-Formyltetrahydrofolat	
ALDH1L2	10-Formyltetrahydrofolat-Dehydrogenase	10-Formyltetrahydrofolat	
ALDH2	Aldehyd-Dehydrogenase 2	breites Spektrum	Mitochondrien; Ethanolabbau (Acetaldehyd)
ALDH3A1	Aldehyd-Dehydrogenase 3A1	aromatische Aldehyde	
ALDH3A2	Fettaldehyd-Dehydrogenase	langkettige Fettaldehyde (C_6 bis C_{24}), gesättigt oder ungesättigt	Mikrosomen; Sjögren-Larsson-Syndrom
ALDH3B1	Aldehyd-Dehydrogenase 3B1	mittel- und langkettige gesättigte und ungesättigte Aldehyde	Nieren, Lunge
ALDH3B2	Aldehyd-Dehydrogenase 3B2	?	
ALDH4A1	P5C-Dehydrogenase	(S)-1-Pyrrolin-5-carboxylat, Semialdehyde	Mitochondrien; Prolinabbau; Hyperprolinämie Typ 2
ALDH5A1	Succinatsemialdehyd-Dehydrogenase (SSADH)	Succinatsemialdehyd	mehrere Gewebetypen; GABA-Abbau; SSADH-Mangel
ALDH6A1	Methylmalonatsemialdehyd-Dehydrogenase (MMSDH)	Methylmalonatsemialdehyd	Mitochondrien; Valin-/Pyrimidinabbau; MMSDH-Mangel
ALDH7A1	alpha-AASA-Dehydrogenase	L-2-Aminoadipat-6-semialdehyd, Betainaldehyd	Aktiv im Fetus; Betain-Biosynthese; pyridoxinabhängige Epilepsie
ALDH8A1	Aldehyd-Dehydrogenase 8A1	9-cis-Retinal, 13-cis-Retinal, Benzaldehyd, Decanal	
ALDH9A1	Trimethylaminobutyraldehyd-Dehydrogenase	4-Trimethylaminobutyraldehyd; breites Spektrum	Leber, Muskeln, Nieren; Betain- und Carnitin-Biosynthese
ALDH16A1	inaktiv?		

ALDH2 kann auch durch verschiedene Medikamente gehemmt werden, was zur Flush-Reaktion führt. Disulfiram wurde bei Alkoholikern eingesetzt, um Abstinenz zu erreichen. Unlängst wurde eine niedrigere K_m ALDH charakterisiert, als ALDH1B1, die aktiv im Alkoholstoffwechsel involviert ist, insbesondere in der intestinalen Mukosa und einen immunhistologischen Marker für das kolorektale Karzinom darstellt [55]. Ähnlich zu den ALDH-Genen existieren viele nichtcodierende Varianten im ALDH2-Gen und verschiedene Promotor-Polymorphismen im ALDH1A1-Gen beeinflussen die Genexpression in vitro.

3.3.5 Endogene Oxidation und Produktion von Alkohol durch gastrointestinale Bakterien und Pilze

Die endogene Produktion von Alkohol kann durch bakterielle Fermentation von Kohlenhydraten im gastrointestinalen Trakt geschehen. Dieses gilt vor allem für den Magen. Bakterielles Überwachsen im Magen, wie z. B. bei der atrophischen Gastritis, führt zu intragastraler Alkoholproduktion. Zusätzlich sind auch Candida-Spezies in der Lage, Alkohol zu produzieren, was zu erhöhtem Blutalkoholspiegel bis hin zu 25 mM führen kann [56].

Literatur

[1] Griswold MG, et al. Alcohol use and burden for 195 countries and territories, 1990–2016: a systemic analysis for the global burden of disease study 2016. The Lancet. 2018;392:1015–1035.
[2] Seitz HK, et al. Alcoholic Liver Disease. Nature Rev Disease Primers. 2018;4:16.
[3] O'Shea RS, Dasarathy S, McCullough AJ. Alcoholic liver disease. Hepatology. 2010;51:307–328.
[4] Mathurin P, et al. EASL clinical practical guidelines: Management of alcoholic liver disease. J Hepatol. 2012;57:399–420.
[5] Becker U, et al. Prediction of risk of liver disease by alcohol intake, sex, and age: a prospective population study. Hepatology. 1996;23:1025–1029.
[6] Shimizu I, Kamochi M, Yoshikawa H, Nakayama Y. In: Shimizu I (ed). Trends in Alcoholic Liver Disease Research. Clinical and Scientific Aspects, InTech. 2012:23–40.
[7] Seitz HK, Egerer G, Simanowski UA, et al. Human gastric alcohol dehydrogenase activity: effect of age, gender and alcoholism. Gut. 1993;34:1433–1437.
[8] Ginsburg ES, Mello NK, Mendelson JH, et al. Effects of alcohol ingestion on estrogens in postmenopausal women. JAMA. 1996;276(21):1747–1751.
[9] Reichman ME, Judd JT, Longcope C, et al. Effects of alcohol consumption on plasma and urinary hormone concentrations in premenopausal women. J Natl Cancer Inst. 1993;85(9):722–727.
[10] Chen CJ, et al. Effects of hepatitis B virus, alcohol drinking, cigarette smoking and familial tendency on hepatocellular carcinoma. Hepatology. 1991;13:398–406.
[11] Mueller S, Millonig G, Seitz HK. Alcoholic liver disease and hepatitis C: a frequently underestimated combination. World J Gastroenterol. 2009;15:3462–3471.
[12] Fletcher LM, Powell LW. Hemochromatosis and alcoholic liver disease. Alcohol. 2003;30;131–136.

[13] Seitz HK, Mueller S, Hellerbrand C, Liangpunsakul S. Effect of chronic alcohol consumption on the development and progression of non- alcoholic fatty liver disease (NAFLD). Hepatobiliary Surg Nutr. 2015;4:147–151.

[14] Strnad P, et al. Heterozygous carriage of the alpha1- antitrypsin Z variant rs28929474 predisposes to the development of cirrhosis in the presence of alcohol misuse and non-alcohol-related fatty liver disease. J Hepatol. 2017;66:177.

[15] Westin J, Lagging LM, Spak F, et al. Moderate alcohol intake increases fibrosis progression in untreated patients with hepatitis C virus infection. J Viral Hepat. 2002;9:235–241.

[16] Naveau S, et al. Excess weight is a risk factor for alcoholic liver disease. Hepatology. 1997;25:108–111.

[17] Seitz HK, Mueller S. Nicht alkoholische (NAFLE) und alkoholische Lebererkrankung (ALE). CME. 2018;9:45–57.

[18] Boyle M, Masson S, Anstee OM. The bidirectional impacts of alcohol consumption and the metabolic syndrome: cofactors for progressive fatty liver disease. J Hepatol. 2017;68:251–267.

[19] Seitz HK, Mueller S. Metabolism of alcohol and its consequences. Metabolism Drugs Other Xenobiot. 2012:493–516.

[20] Wang XD, Seitz HK. Alcohol and retinoid interaction. In Watson RR, Preedy VR (eds). Nutrition and Alcohol: Linking nutrient interactions and dietary intake. Boca Raton-London-New York-Washington, CRC Press, 2014, 313–321.

[21] Liu C, Russell RM, Seitz HK & Wang XD. Ethanol enhances retinoic acid metabolism into polar metabolites in rat liver via induction of cytochrome P4502E1. Gastroenterology. 2001;120:179–189.

[22] Dan Z, Popov Y, Patsenker E, et al. Hepatotoxicity of alcohol-induced polar retinol metabolites involves apoptosis via loss of mitochondrial membrane potential. FASEB J. 2005;19:845–847.

[23] Hagström H. Alcohol, smoking and the liver disease patient. Best Pract Res Clin Gastroenterol. 2017;31:537–543.

[24] Seitz HK, Mueller S. Alcoholic liver disease. Clin Hepatol. 2010;2:1111–1151.

[25] Gullberg RG, Jones AW. Guidelines for estimating the amount of alcohol consumed from a single measurement of blood alcohol concentration: re-evaluation of Widmark's equation. Forensic Sci Int. 1994 ;69:119–130.

[26] Seitz HK. Do alcoholic calories count? Frontiers in Alcoholism. 2014;2:52–58.

[27] Seitz HK, Stickel F. Acetaldehyde, an underestimated risk factor in cancer development: role of genetics in ethanol metabolism. Genes Nutr. 2010;5(2):121–128.

[28] Visapää JP, Götte K, Benesova M, et al. Increased risk of upper aerodigestive tract cancer in heavy drinkers with ADH 1 C*1 ly allele possibly due to increased salivary acetaldehyde concentrations. Gut. 2004;53:871–876.

[29] Seitz HK, Pelucchi C, Bagnardi V, LaVecchia C. Epidemiology and pathophysiology of alcohol and breast cancer: update 2012. Alcohol. 2012;47:204–212.

[30] Homann N, König I, Marks M, et al. Alcohol and colorectal cancer: the role of alcohol dehydrogenase 1 C polymorphism Alcoholism Clin Exp Res. 2009;33:551–556.

[31] Seitz HK, Oneta C. Gastrointestinal alcohol dehydrogenase. Nutrition Reviews. 1998;56:52–60.

[32] Seitz HK, Pöschl G. The role of gastrointestinal factors in alcohol metabolism. Invited commentary. Alcohol and Alcoholism. 1997;32:543–549.

[33] Lieber CS, DeCarli LM. Hepatic microsomal ethanol oxidizing system: in vitro characteristics and adaptive properties in vivo. J Biol Chem. 1970;245(10):2505–2512.

[34] Seitz HK, Wang. The role of cytochrome P4502E1 in ethanol-mediated carcinogenesis. In: Dey A (ed). Cytochrome P4502E1: Its role in disease and drug metabolism. Subcellular Biochemistry, Springer, 2013, 67.

[35] Oneta CM, et al. Dynamics of cytochrome P4502E1 activity in man: Induction by ethanol and disappearance during withdrawal phase. J Hepatol. 2002;36:47–52.

[36] French SW. The importance of Cyp2E1 in the pathogenesis of alcoholic liver disease and drug toxicity and the role of the proteasome. In: Dey A (ed). Cytochrome P4502E1: Its role in disease and drug metabolism. Subcellular Biochemistry Springer, 2013, 67.

[37] Dorian P, Sellers EM, Reed KL, Warsh JJ, Hamilton C, Kaplan HL, Fan T. Amitriptyline and ethanol: pharmacodynamic interaction. Eur J Clin Pharmacol. 1983;25:325–331.

[38] Ridout F, Shamsi Z, Meadows R, Johnson S, Hindmarch I. A single-center, randomized, double-blind, placebo-controlled, crossover investigation of the effects of fexofenadine hydrochloride 180 mg alone and with alcohol, with hydroxyzine hydrochloride 50 mg as a positive internal control, on aspects of cognitive and psychomotor function related to driving a car. Clin Ther. 2003;25:1518–1538.

[39] Smit JW, Wijnne HJ, Schobben F, et al. Effects of alcohol and fluvastatin on lipid metabolism and hepatic function. Ann Intern Med. 1995;122:678–680.

[40] Zysset T, Preisig R, Bircher J. Increased systemic availability of drugs during acute ethanol intoxication: studies with mephenytoin in the dog. J Pharmacol Exp Ther. 1980;213:173–178.

[41] Oguma T, Levy G. Acute effect of ethanol on hepatic first-pass elimination of propoxyphene in rats. J Pharmacol Exp Ther. 1981;219:7–13.

[42] Huang YS, Chern HD, Su WJ, et al. Cytochrome P4502E1 genotype and the susceptibility to anti-tuberculosis drug-induced hepatitis. Hepatology. 2003;37:924–930.

[43] Farre M, de la Torre R, Gonzalez ML, et al. Cocaine and alcohol interactions in humans: neuro-endocrine effects and cocaethylene metabolism. J Pharmacol Exp Ther. 1997;283,164–176.

[44] Smith AC, Freeman RW, Harbison RD. Ethanol enhancement of cocaine-induced hepatotoxicity. Biochem Pharmacol. 1981;30:453–458.

[45] Patsenker E, Wissniowski T, Millonig G, et al. Cannabinoid receptor type 1 expression modulates alcohol-induced liver fibrosis: role of acetaldehyde. Mol Medicine. 2011;17(11–12):1285–1294.

[46] Wijarnpreecha K, Panjawatanan P, Ungprasert P. Use of cannabis and risk of advanced liver fibrosis in patients with chronic hepatitis C virus infection: A systematic review and meta-analysis. J Evid Based Med. 2018;11(4):272–277.

[47] Gebhardt A, Lucas D, Menez JF, Seitz HK. Chlomethiazole inhibition of cytochrome P4502E1 as assessed by chlorzoxazone hydroxylation in humans. Hepatology. 1997;26:957–961.

[48] Ye Q, Lian F, Chavez PR, et al. Cytochrome P4502E1 inhibition prevents hepatic carcinogenesis induced by diethylnitrosamine in alcohol-fed rats. Hepatobiliary Surg Nutr. 2012;1:5–18.

[49] Gouillon Z, Lucas D, Li J, et al. Inhibition of ethanol-induced liver disease in the intragastric feeding rat model by chlormethiazole. Proc Soc Exp Biol Med. 2000;224(4):302–308.

[50] Mueller S, et al. Carcinogenic etheno DNA adducts in alcoholic liver disease: correlation with cytochrome P-4502E1 and fibrosis. Alcohol. Clin Exp Res. 2018;42:252–259.

[51] Seitz HK, Osswald BR. Effect of ethanol on procarcinogen activation. In: Watson RR (ed). Alcohol and Cancer. Boca Raton, CRC Press, 1992, 55–72.

[52] Bearer CF. A short history of fatty acid ethyl esters. Alcohol Clin Exp Res. 2015;39:413–415.

[53] Afshar M, Burnham EL, Joyce C, et al. Cut-point levels of Phosphatidylethanol to identify alcohol misuse in a mixed cohort including critically ill patients. Alcohol Clin Exp Res. 2017;41(10):1745–1753.

[54] Walsham NE, Sherwood RA. Ethyl glucuronide and ethyl sulfate. Adv Clin Chem. 2014;67:47–71.

[55] Matsumoto A, Arcaroli J, Chen Y, et al. Aldehyde dehydrogenase 1B1: a novel immunohistological marker for colorectal cancer. Br J Cancer. 2017;117(10):1537–1543.

[56] Salaspuro M, Salaspuro V, Seitz HK. Interaction of Alcohol and Tobacco in Upper Aerodigestive Tract and Stomach Cancer. In: Cho CH, Purohit V (eds). Alcohol, Tobacco and Cancer. Basel, Karger, 2006, 48–62.

4 Genetik und Epigenetik alkoholischer Lebererkrankungen

Frank Lammert

4.1 Einleitung

Genomweite Assoziationsstudien (GWAS) haben entscheidend zum besseren Verständnis der genetischen Determinanten sowie der interindividuellen Variabilität des Verlaufs alkoholischer Lebererkrankungen beigetragen. Auf genetische Einflüsse weist bereits die Tatsache hin, dass Frauen bei identischer Alkoholmenge ein grundsätzlich höheres Risiko für eine alkoholische Lebererkrankung haben als Männer. Das erhöhte Risiko für Frauen wurde neben dem kleineren Verteilungsvolumen auf die Wirkungen von Östrogen und den Synergismus mit oxidativem Stress und hepatischer Inflammation sowie auf die differenzielle Expression alkoholmetabolisierender Enzyme zurückgeführt [1–3].

Studien zu ethnischen Unterschieden und Zwillingsstudien konnten die Relevanz genetischer Risikofaktoren untermauern. In den USA haben Männer mit europäischen Wurzeln und Frauen spanischer Abstammung ein höheres Risiko, an einer Zirrhose zu versterben als andere Bevölkerungsgruppen [4]. Zudem wurde darüber berichtet, dass sich bei Menschen spanischer Abstammung eine alkoholische Zirrhose bis zu 10 Jahre früher als bei anderen ethnischen Gruppen manifestiert [5]. Stickel et al. [6] haben darauf hingewiesen, dass diese Beobachtungen konstitutionelle Unterschiede des Alkoholmetabolismus widerspiegeln oder durch unterschiedliche Mengen und Art der alkoholischen Getränke, Ernährung, sozioökonomischem Status oder Zugang zur Krankenversorgung bedingt sein könnten. Die Mortalität infolge einer alkoholischen Lebererkrankung war am höchsten bei Europäern spanischer Abstammung (13/100.000), gefolgt von Patienten afrikanischer Herkunft (7/100.000) und sonstigen Europäern (5/100.000) [7].

Die Heritabilität der alkoholischen Zirrhose wurde bisher nur in einer Zwillingsstudie bei 15.924 männlichen Zwillingspaaren nachgewiesen, wobei eine alkoholische Lebererkrankung bei monozygoten Zwillingen unabhängig von der Konkordanz des Alkoholismus dreimal häufiger als bei dizygoten Geschwistern war; hieraus ergab sich eine Heritabilität von 21–67 % [8,9]. Diese Untersuchungen zeigen, dass Risikogene für Alkoholismus unabhängig von denen für die alkoholische Zirrhose sind, und sie weisen auf die genetische Prädisposition für organspezifische Komplikationen des Alkoholismus hin. Die Analyse einer großen prospektiven Kohorte von Alkoholikern mit und ohne Zirrhose ergab, dass der tägliche Alkoholkonsum und die Gesamtmenge des im Leben konsumierten Alkohols bei Patienten ohne Lebererkrankung höher sind als bei solchen mit Zirrhose, was auf die Bedeutung der individuellen Vulnerabilität hinweist; dagegen berichteten Alkoholiker mit Zirrhose doppelt so häufig über den

https://doi.org/10.1515/9783110583984-004

Tod ihres Vaters infolge einer alkoholischen Lebererkrankung als Patienten ohne signifikante Leberschädigung [10].

4.2 Genetische Studien

Genetische Risikofaktoren der alkoholischen Lebererkrankungen wurden hauptsächlich in „Kandidatengen-Studien" untersucht, wobei die Gene für diese Assoziationsstudien bei Patienten mit alkoholischen Lebererkrankungen und Kontrollen aufgrund der Erkenntnisse über pathophysiologische Mechanismen ausgewählt wurden (Tab. 4.1). Dieses unsystematische Vorgehen führte häufig zu falsch positiven Befunden und sagt wenig über die klinische Relevanz und das Gesamtrisiko in einer Bevölkerung aus. Der technische Fortschritt bei der Genomtypisierung und Gensequenzierung ermöglichte dann detaillierte genomweite Analysen in großen Populationen. Hierbei werden in GWAS genetische Marker, die das gesamte Genom in hoher Dichte abdecken, bei Patienten und Kontrollen untersucht. Obgleich auch hiermit keine vollständige Aufklärung aller genetischen Risikofaktoren eines Individuums möglich ist, erlaubt dieser Ansatz die Identifizierung der häufigen Polymorphismen, die in einer Bevölkerung substanziell zum Krankheitsrisiko beitragen.

Tab. 4.1: Kandidatengene, die signifikant mit der alkoholischen Lebererkrankung assoziiert sind (nach Anstee et al. [91]).

ADH
ALDH
CTLA4
Interleukin *IL10*
Interleukin *IL1B*
IL1RN, Interleukin 1-Rezeptor-Antagonist
TNF, Tumornekrosefaktor
TLR4, Toll like-Rezeptor 4

4.3 Risikogene für Alkoholkonsumstörungen

Männer konsumieren mehr Alkohol als Frauen, zudem gibt es jedoch auch Evidenz dafür, dass für eine gegebene Trinkmenge Frauen ein höheres Risiko haben, eine Alkoholabhängigkeit zu entwickeln als Männer [11–13]. Alkoholismus tritt familiär gehäuft auf: Männliche und weibliche Geschwister einer Person mit Alkoholabhängigkeit haben ein Risiko von 50 % bzw. 22 %, im Laufe ihres Lebens ebenfalls alkoholabhängig zu werden [14]. Es wurden mehrere große Zwillingsstudien zu dieser Frage durchgeführt, in denen eine Heritabilität der Alkoholabhängigkeit von 16–72 % berechnet wurde [6]. Verhulst et al. [15] veröffentlichten 2015 eine Metaanalyse von 12 Zwillings- und fünf Adoptionsstudien, aus denen sich eine Heritabilität von 49 % ergab. Die Metaanalyse von Walters [16] bei über 50 Familien-, Zwillings- und Adoptionsstudien ergab jedoch eine signifikante Heterogenität der Studien mit einer mittleren Heritabilität von 24 %, die am höchsten bei Männern mit schwerem Alkoholismus bzw. Alkoholabhängigkeit war (30–36 %).

Kandidatengen-Studien untersuchten insbesondere Assoziationen zwischen Alkoholkonsumstörungen und funktionellen Varianten der alkoholmetabolisierenden Enzyme Alkoholdehydrogenase (ADH) und Acetaldehyd-Dehydrogenase (ALDH). Hierbei wurden insbesondere einzelne Nukleotidvarianten untersucht, die die Enzymkinetik beeinflussen. Aus diesen resultieren höhere Konzentrationen des toxischen Metaboliten Acetaldehyd mit der entsprechenden Symptomatik und eine Flush-Symptomatik nach Alkoholkonsum, sodass Alkohol gemieden wird und sich daher seltener eine alkoholische Lebererkrankung entwickelt. Es war vermutet worden, dass die Allele, die eine höhere Enzymaktivität zur Folge haben, mit einem erhöhten Risiko für Alkoholfolgeschäden infolge einer höheren Acetaldehydexposition einhergehen. Die Häufigkeit der *ADH*- und *ALDH*-Varianten ist in Ostasien signifikant höher als in anderen Populationen. So findet sich der *ADH1B*-Polymorphismus rs1229984 (p.R48H) bei 19–91 % der Bevölkerung in Ostasien, hingegen nur bei bis zu 10 % in anderen Populationen [6]. Ebenso findet sich die Variante rs671 (p.Q504K) im *ALDH2*-Gen ausschließlich bei 30–50 % der Bevölkerung in Ostasien. Eine Metaanalyse identifizierte eine signifikante ($P = 6 \times 10^{-19}$) Assoziation zwischen dieser Variante und der Entwicklung von Alkoholfolgekrankheiten einschließlich Zirrhose (OR = 0,25, 95 % Konfidenzintervall 0,19–0,34), wobei es sich um einen indirekten Effekt handeln dürfte. Weitere Metaanalysen [17] haben konsistent gezeigt, dass der Polymorphismus rs1229984 im *ADBH1*-Gen eine Protektion gegenüber Alkoholkonsumstörungen bei Europäern, Afrikanern und in Ostasien vermittelt, wohingegen rs671 im *ALDH2*-Gen zusätzliche protektive Effekte in Ostasien hat [18].

Zur Alkoholabhängigkeit und assoziierten Phänotypen wurden mehrere GWAS durchgeführt [19–22], wobei Metaanalysen insbesondere *ALDH2* in ostasiatischen Populationen [18,23] und *ADH1B*- und *ADH1C*-Varianten in Europa, Afrika und Ostasien detektierten [23,24]. Varianten der Gene *ADH* und *ALDH* waren wichtige Determinanten des Alkoholismus – und in geringerem Umfang der Zirrhosesuszeptibilität – in diesen Populationen. In einer neuen genomweiten Metaanalyse der Alkoholabhängigkeit, die auf vier GWAS basierte, wurden multiple weitere Gene mit signifikanten oder möglichen Assoziationen mit der Alkoholabhängigkeit identifiziert, von denen einige auch durch Kopplungs- und Kandidatengenstudien gestützt werden [25]. *CYP2E1* Polymorphismen zeigen hingegen keine konsistenten Assoziationen mit dem Alkoholkonsum, jedoch wurde gezeigt, dass homozygote Träger des Allels *CYP2E1 c1* [26] und des *ADH1C*1*-Risikoallels ein höheres HCC-Risiko haben, wenn sie Patienten mit Leberzirrhose und hohem Alkoholkonsum sind [27].

4.4 Häufige Risikogene für Lebermanifestationen

2015 wurden erstmals die Ergebnisse eines kompletten GWAS bei alkoholischer Lebererkrankung publiziert [28]. In dieser großen internationalen multizentrischen Analyse wurden bei Patienten europäischer Herkunft (712 Fälle und 1.426 Kontrollen) drei
starke genetische Assoziationen identifiziert, die anschließend in zwei unabhängigen
europäischen Kohorten mit insgesamt 1.148 Patienten und 922 Kontrollen validiert
wurden [28] (Tab. 4.2).

Tab. 4.2: GWAS-Risikogene für die alkoholische Lebererkrankung (Daten aus Buch et al. [28]).

Risikogen	P	Odds ratio (OR)	95 % Konfi-denzinter-vall	Population attributable risk (PAR) in der Bevölkerung (und bei schädlichem Alkoholgebrauch)
Patatin-like phospholipa-se domain-containing 3 (*PNPLA3*)	$1,5 \times 10^{-48}$	2,19	1,97–2,43	21,5 % (27,3 %)
Transmembrane 6 superfamily member 2 (*TM6SFS2*)	$7,9 \times 10^{-10}$	1,72	1,44–2,04	4,1 % (5,2 %)
Membrane bound O-acyltransferase domain containing 7 (*MBOAT7*)	$1,0 \times 10^{-9}$	1,35	1,23–1,49	5,7 % (12,1 %)

4.4.1 *PNPLA3* als Fettleber-Risikogen

Zunächst war die *PNPLA3*-Mutation p.I148M in einer Mestizen-Population in Mexi-
ko mit der alkoholischen Zirrhose assoziiert worden, wobei die Odds ratio (OR) 1,8
betrug (95 % Konfidenzintervall 1,3–2,4; P = 4,7 × 10^{-5}) [29]. Weitere Kandidatengen-
Studien hatten bei 266 Patienten für diese Genvariante ein knapp zweifach erhöhtes
Risiko für die Entwicklung einer alkoholischen Zirrhose ergeben (95 % Konfidenzintervall 1,5–3,2; P = 2,0 × 10^{-5}) [30]. Eine systematische Analyse [31] von 10 Studien
schlussfolgerte, dass die p.I148M-Mutation das Risiko für die Zirrhose um den Faktor
2 bei heterozygoten und 3,4-fach bei homozygoten Trägern des Risikoallels erhöht; bei
Vorliegen einer alkoholischen Lebererkrankung stieg das Risiko für eine Zirrhose im
Vergleich zur Steatose 2,6-fach für heterozygote und 8,5-fach für homozygote Allel-
träger [31]. Die Metaanalyse von Chamorro et al. [32] bestätigte, dass die p.I148M-Mu-
tation zur Progression der alkoholischen Lebererkrankung beiträgt. Das *„population
attributable risk"*, also der Anteil der Fälle alkoholischer Zirrhosen, die vermieden
würden, wenn das genetische Risikoallel nicht existierte, beträgt 27 % [33].

Adiponutrin (auch bekannt als *calcium-independent phospholipase* A2ε) ist ein aus 481 Aminosäuren bestehendes Enzym, das durch das *PNPLA3*-Gen kodiert wird und zur *„patatin-like phospholipase domain-containing"*-Familie gehört. Von dieser wurden zunächst Lipidhydrolasen in der Kartoffel identifiziert, und im weiteren Verlauf wurde erkannt, dass nicht alle Mitglieder dieser Familie Phospholipasen sind, so dass eine Revision der Genbezeichnung vorgeschlagen wurde. PNPLA3 wird in der Leber, der Retina, der Haut und dem Fettgewebe exprimiert [34]. In mehreren richtungsweisenden genetischen Studien konnte die häufige nicht-synonyme *PNPLA3*-Variante p.I148M (c.444C>G, rs738409) als entscheidender genetischer Risikofaktor der Fettlebererkrankung bei erwachsenen Patienten und Kindern nachgewiesen werden. Die Risiko-Allelfrequenz ist mit 25 % in Europa sehr hoch. Sie variiert zwischen ethnischen Gruppen und ist bei Patienten spanischer Abstammung mit annähernd 50 % am höchsten, gefolgt von anderen Europäern (23 %) und Menschen afrikanischer Herkunft (17 %).

Die *PNPLA3*-Mutation wurde zunächst in GWAS zur nicht-alkoholischen Fettleber (Steatosis hepatis) identifiziert, und es wurde nachgewiesen, dass sie auch mit den Aktivitäten der Alanin-Aminotransferase und der γ-Glutamyltransferase bei Gesunden assoziiert ist [35–37]. Nachfolgend konnte der Zusammenhang zwischen der Mutation und der Fettlebererkrankungen in zahlreichen Studien bestätigt werden [38–48]. Diese wiesen nach, dass die *PNPLA3*-Mutation p.I148M das Risiko für eine Steatohepatitis, die fortschreitende Fibrose sowie die Entwicklung einer Zirrhose und auch des hepatozellulären Karzinoms (HCC) und damit das Krankheitsspektrum der Fettlebererkrankung erhöht. Das erhöhte Risiko für Träger der Mutation p.I148M, ein HCC zu entwickeln, wurde nicht nur bei Patienten mit NASH, sondern auch spezifisch bei Patienten mit alkoholischer Lebererkrankung nachgewiesen [49–52]. In einer Metaanalyse von fünf Studien mit individuellen Patientendaten wurde die Assoziation mit einem HCC auf dem Boden einer alkoholischen Lebererkrankung bestätigt (OR = 2,2, 95 % Konfidenzintervall 1,8–2,7, P = 4,7 × 10^{-15}), wobei diese Assoziation unabhängig vom Alter, Geschlecht und Body-Mass-Index war [52]. Zusätzlich konnte gezeigt werden, dass die Mutation häufiger bei den Patienten auftritt, die bereits nach einer relativ kurzen Zeit des Alkoholmissbrauchs eine Zirrhose entwickeln [53], die früher eine Dekompensation der Zirrhose erleiden [54] und häufiger an der malignen Lebererkrankung versterben [55].

Zur mit einer hohen Mortalität von bis zu 20 % einhergehenden alkoholischen Hepatitis wurde eine genetische Substudie des STOPAH Trial (*Steroids or Pentoxifylline for Alcoholic Hepatitis*), einer großen britischen randomisierten kontrollierten Studie zur Behandlung der schweren alkoholischen Hepatitis mit Prednisolon, Pentoxifyllin oder deren Kombination, durchgeführt [56]. Die *PNPLA3*-Variante p.I148M war nicht nur häufiger bei Patienten mit alkoholischer Hepatitis als bei alkoholabhängigen Kontrollprobanden ohne Leberschaden (30 % vs. 19 %, OR = 1,80, 95 % Konfidenzintervall 1,55–2,08, P = 2,15 × 10^{-15}), sondern erhöhte auch die Mortalität nach 90 bis 450 Tagen sowohl bei homozygoten Anlageträgern (Hazard ratio 1,69, 95 % Konfidenzintervall

1,02–2,81, P < 0,04) als auch bei den Patienten, die im Verlauf wieder begannen zu trinken (Hazard ratio 2,77, 95 % Konfidenzintervall 1,79–4,29, P < 0,0001).

Typische Strukturmotive (α-β-α-Sandwichstruktur, Konsensus-Serin-Lipase GXSXG-Motiv, katalytische Dyade S-D) weisen auf die Lipasefunktion von PNPLA3 hin [57]. In anderen Arbeiten wurde eine Lysophosphatid-Acyltransferase-Aktivität postuliert [58]. Zudem konnten Pirazzi et al. [59] nachweisen, dass PNPLA3 in hepatischen Sternzellen Retinylpalmitat-Lipase-Aktivität besitzt. Die Expression des Enzyms wird durch Kohlenhydrate und Fettsäuren über das *Sterol response element binding*-Protein 1c als Transkriptionsfaktor induziert [58,60–62]. PNPLA3 ist überwiegend im endoplasmatischen Retikulum und an der Oberfläche von Lipidtröpfchen von Hepatozyten, Sternzellen und Adipozyten lokalisiert [63]. Die p.I148M-Mutation okkludiert den Zugang der Enzymsubstrate zur katalytischen Dyade und führt damit zu einem Funktionsverlust [64,65]. Das mutierte Enzym unterliegt nicht mehr der Ubiquitylierung und proteasomalen Degradation, sondern akkumuliert auf den Lipidtröpfchen, die an Zahl und medianer Größe zunehmen und aus denen Triglyceride in der Leber und im peripheren Fettgewebe schlechter mobilisiert werden können [64,66–69].

4.4.2 *TM6SF2* als zweites ALD-Risikogen

Von Buch et al. [28] berichteten, dass die *TM6SF2*-Variante rs58542926 (c.449C>T, p.Glu167Lys) das Risiko einer alkoholischen Zirrhose 1,4-fach erhöht (P = 0,22), wobei der Effekt nach Kontrolle für Geschlecht, Alter, Body-Mass-Index und Diabetes mellitus Typ 2 in der multivariaten Analyse gerade signifikant war. Die *TM6SF2*-Variante ist in allen ethnischen Gruppen sehr viel seltener als der *PNPLA3*-Polymorphismus. TM6SF2 kodiert Protein aus 351 Aminosäuren mit bis 10 transmembranen Domänen. Es ist im endoplasmatischen Retikulum und dem Golgi-Komplex von Hepatozyten und Enterozyten lokalisiert, die Apolipoprotein B-haltige Lipoproteine synthetisieren [69]. Im Gegensatz zu *PNPLA3* wird die Expression nicht durch die Ernährung beeinflusst. Der *TM6SF2*-Polymorphismus geht mit einem höheren Leberfettgehalt, aber niedrigeren Konzentrationen des Gesamt- und LDL-Cholesterins sowie der Triglyceride im Serum einher. TM6SF2 wird für das normale Assembly von Very low density-Lipoproteinen (VLDL) benötigt. Träger der Mutation zeigen eine verminderte VLDL-Lipidierung. Infolgedessen sind die Lipidkonzentrationen in der Zirkulation und das Atheroskleroserisiko vermindert [70], wohingegen die Insulinsensitivität erhalten bleibt [71,72]. Bei Patienten mit nicht- alkoholischer Fettlebererkrankung wurden Assoziationen dieser Variante mit dem Grad der Steatose, Nekroinflammation, *Ballooning*, fortgeschrittener Fibrose und HCC beobachtet [42,70,73]. Weitere Studien [74,75] haben berichtet, dass dieser Risiko-Locus ebenfalls das HCC-Risiko infolge einer alkoholischen Lebererkrankung erhöht (OR = 2,57, P = 0,035).

4.4.3 *MBOAT7:* The third man

Im GWAS von Buch et al. [28] wurde erstmals beschrieben, dass die Variante rs641738C>T in der 3'-nicht translatierten Region des *MBOAT7*-Gens (auch bekannt als Lysophosphatidylinositol-Acyltransferase 1, *LPIAT1*) das Risiko für eine alkoholische Zirrhose erhöht [28]. Vergleichbare Effekte wurden für die nicht alkoholische Fettlebererkrankung auch bei 2.736 Teilnehmern der Dallas Heart-Studie, bei denen die intrahepatische Triglyceridkonzentration mittels Protonenmagnetresonanz-Spektroskopie vermessen wurden, und bei 1.149 Europäern festgestellt [76]. Diese Variante, die mit einer supprimierten *MBOAT7* mRNA- und Protein-Expression einhergeht, ist mit einem erhöhten Leberfettgehalt, signifikant stärkerer Leberschädigung und fortgeschrittener Fibrose assoziiert. MBOAT7 transferiert mehrfach ungesättigte Fettsäuren (PUFA) sowie Arachidonsäure auf Lysophospholipide. Das *MBOAT7*-Risikoallel ist mit einer verminderten Proteinexpression und Veränderungen der Phosphatidylinositol-Spezies [35] im Plasma assoziiert. Metabolomuntersuchungen weisen darauf hin, dass das Remodeling von PI-Seitenketten beeinflusst wird, insbesondere ist der Transfer von Arachidonoyl-CoA auf Lysophosphatidylinositol (Lands-Zyklus) reduziert [77]. Diese Untersuchungen weisen auf eine Schlüsselrolle des Arachidonsäurestoffwechsels und der Inkorporation von Arachidonsäure in Phospholipide bei der Fettlebererkrankung hin.

4.4.4 Protektive Genvarianten

Abul-Husn et al. [78] berichteten kürzlich, dass eine trunkierte Variante der Hydroxysteroid 17β-Dehydrogenase 13 (HSD17B13) mit einem verminderten Risiko für eine Progression der Fettlebererkrankung einhergeht. Bei homozygoten und heterozygoten Trägern waren die Risiken für NAFLD- und NASH-Zirrhose um 30 % bzw. 17 % und 49 % bzw. 26 % reduziert. Hierbei führte die *HSD17B13*-Variante auch zu einer Reduktion der *PNPLA3*-assoziierten Leberschädigung. Bei 951 Patienten mit riskantem Alkoholkonsum war das protektive Allel mit signifikant niedrigen ALT-Aktivitäten im Serum assoziiert [79]. Hydroxysteroid 17β-Dehydrogenasen bilden eine Enzymfamilie, die Reaktionen im Steroid- und Lipidmetabolismus katalysiert. Kürzlich berichteten Ma et al. [80], dass HSD17B13 eine lipidtropfenassoziierte Retinoldehydrogenase ist, die der Expression von Schüsselenzymen der Fettsäuresynthese beeinflusst.

4.5 Monogene Risikofaktoren

Häufige angeborene Erkrankungen, die zur alkoholischen Lebererkrankung prädisponieren, sind der a_1-Antitrypsin-Mangel und die hereditäre Hämochromatose durch die *HFE*-Mutation p.C282Y [3,81]. Während bei der Hämochromatose nur homozygote, aber nicht heterozygote Anlageträger ein signifikant erhöhtes Risiko besitzen (OR = 3,9; 95 % Konfidenzintervall 1,9–8,1), ist die Heterozygotie für die Mutation p.E342K („PiZ") im *SERPIN1*-Gen, das den Serinproteaseinhibitor a_1-Antitrypsin kodiert, ein relevanter Risikofaktor (OR = 5,8; 95 % Konfidenzintervall 2,9–11,7) [82]. Im Gegensatz zu den häufigen Mutationen in den Genen des Lipidmetabolismus sind aber nur 2–4 % der europäischen Bevölkerung PiZ-Allelträger [83].

4.6 Epigenetische Faktoren

Varianten in den DNA-Sequenzen, die mittels GWAS identifiziert wurden, sind in multifaktoriellen, mehrdimensionalen Analysen weiter untersucht worden, um regulatorische Netzwerke bei alkoholischen Lebererkrankungen zu identifizieren. Außer den genetischen können auch epigenetische Faktoren die Krankheitsrisiken beeinflussen, so dass integrierte Ansätze die Risikoprofile genauer abbilden und die komplexe Regulation der pathophysiologischen Mechanismen besser modellieren. Epigenetische Modifikationen wie Acetylierung, Phosphorylierung und Methylierung modifizieren die Genexpression und beeinflussen so die Risikofaktoren der nicht-alkoholischen und alkoholischen Fettlebererkrankungen [84]. MicroRNAs (miRNAs) regulieren die Stabilität und die Translation der *messenger* RNAs. Veränderungen in diesen Prozessen sind ebenfalls mit der alkoholischen Lebererkrankung assoziiert worden [85–87]. Alkohol moduliert die Acetylierung von Histon H3 über eine gesteigerte Histonacetyltransferase-Aktivität und eine Histodeacetylase (HDAC)-Hemmung [88]. In Makrophagen erhöht Alkohol die Aktivität der HDAC11, was zu einer verminderten Produktion des antiinflammatorischen Interleukins 10 führt [89]. Eine Hypermethylierung von CpG-Inseln in der regulatorischen Region des *PNPLA3*-Gens verändert dessen Expression und ist mit einer fortschreitenden Leberfibrose assoziiert [84].

Interessanterweise weisen erste experimentelle Studien darauf hin, dass epigenetische Faktoren auch über Generationen hinweg die Pathogenese alkoholischer Lebererkrankungen beeinflussen können, indem schadhafte Umwelteinflüsse in einer Generation zur Ausbildung protektiver epigenetischer Veränderungen in den nachfolgenden Generationen führen [90]. Die Methylierungsmuster können die Sternzellaktivierung in den Nachkommen beeinflussen und einen gewissen Schutz gegenüber der Leberfibrose in den nachfolgenden Generationen vermitteln. In Tiermodellen nahm beispielsweise die DNA-Methylierung spezifischer CPG-Inseln in der Promotorregion des *Peroxisome proliferator-activated receptor*-γ zu [90]. Ähnliche Veränderungen, die mit der Ausbildung der Fibrose korrelieren, wurden auch im Lebergewebe von Patienten mit alkoholischer Lebererkrankung beobachtet, wobei diese Ergebnisse jedoch noch in weiteren Patientenkohorten zu validieren sind.

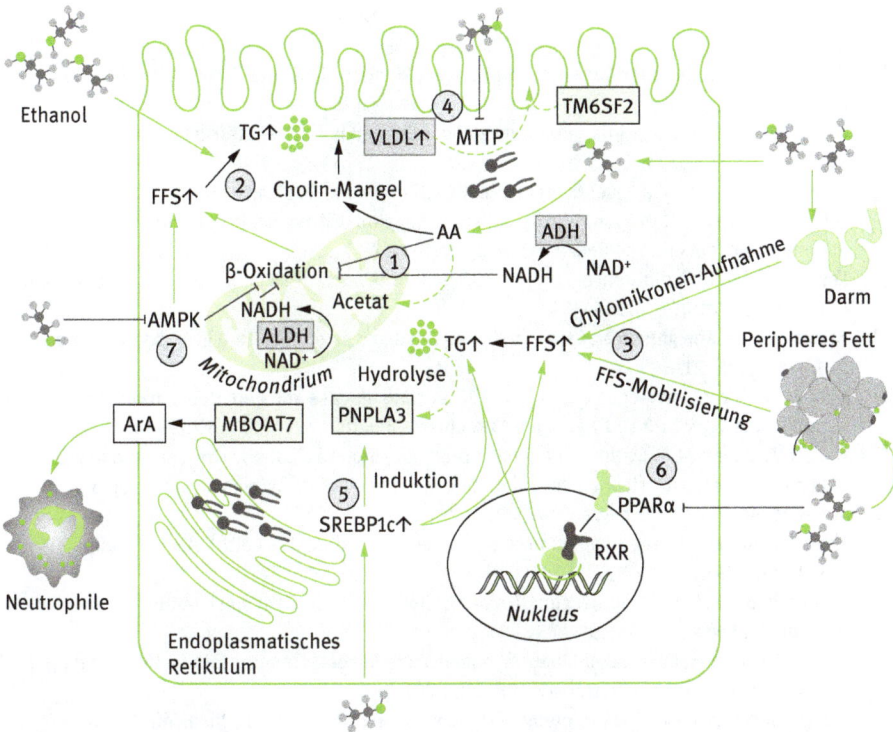

Abb. 4.1: Schematische Darstellung der Proteine und Enzyme, die durch die identifizierten genetischen Risikogene für die Entwicklung einer alkoholischen Lebererkrankung kodiert werden (aus Stickel et al. [6]).

Abkürzungen

AA Acetaldehyd
AMPK Adenosinmonophosphat-aktivierte Proteinkinase
ArA Arachidonsäure
FFA freie Fettsäuren
MTTP Mikrosomales Triglyceridtransferprotein
NAD Nikotinamidadenindinukleotid
PPAR Peroxisome proliferator-activated receptor
SREBP Sterol regulatory-binding protein
RXR Retinoid X-Rezeptor
TG Triglyceride
VLDL Very low density-Lipoproteine

Literatur

[1]   Baraona E, et al. Gender differences in pharmacokinetics of alcohol. Alcohol Clin Exp Res. 2001;25(4):502–507.
[2]   Eagon PK. Alcoholic liver injury: influence of gender and hormones. World J Gastroenterol. 2010;16(11):1377–1184.
[3]   Seitz HK, et al. Alcoholic liver disease. Nat Rev Dis Primers. 2018;4(1):16.
[4]   Stinson FS, Grant BF, Dufour MC. The critical dimension of ethnicity in liver cirrhosis mortality statistics. Alcohol Clin Exp Res. 2001;25(8):1181–1187.
[5]   Levy R, et al. Ethnic differences in presentation and severity of alcoholic liver disease. Alcohol Clin Exp Res. 2015;39(3):566–574.
[6]   Stickel F, et al. The genetics of alcohol dependence and alcohol-related liver disease. J Hepatol. 2017;66(1):195–211.
[7]   Said A, et al. The prevalence of alcohol-induced liver disease and hepatitis C and their interaction in a tertiary care setting. Clin Gastroenterol Hepatol. 2004;2(10):928–934.
[8]   Hrubec Z, Omenn, GS. Evidence of genetic predisposition to alcoholic cirrhosis and psychosis: twin concordances for alcoholism and its biological end points by zygosity among male veterans. Alcohol Clin Exp Res. 1981;5(2):207–215.
[9]   Reed T, et al. Genetic predisposition to organ-specific endpoints of alcoholism. Alcohol Clin Exp Res. 1996;20(9):1528–1533.
[10] Whitfield JB, et al. Brief report: genetics of alcoholic cirrhosis-GenomALC multinational study. Alcohol Clin Exp Res. 2015;39(5):836–842.
[11] Marshall AW, et al. Ethanol elimination in males and females: relationship to menstrual cycle and body composition. Hepatology. 1983;3(5):701–706.
[12] Morgan MY, Sherlock S. Sex-related differences among 100 patients with alcoholic liver disease. Br Med J. 1977;1(6066):939–941.
[13] Rehm J, et al. The relation between different dimensions of alcohol consumption and burden of disease: an overview. Addiction. 2010;105(5):817–843.
[14] Bierut LJ, et al. Familial transmission of substance dependence: alcohol, marijuana, cocaine, and habitual smoking: a report from the Collaborative Study on the Genetics of Alcoholism. Arch Gen Psychiatry. 1998;55(11):982–988.
[15] Verhulst B, Neale MC, Kendler KS. The heritability of alcohol use disorders: a meta-analysis of twin and adoption studies. Psychol Med. 2015;45(5):1061–1072.
[16] Walters GD. The heritability of alcohol abuse and dependence: a meta-analysis of behavior genetic research. Am J Drug Alcohol Abuse. 2002;28(3):557–584.
[17] Zintzaras E, et al. Do alcohol-metabolizing enzyme gene polymorphisms increase the risk of alcoholism and alcoholic liver disease? Hepatology. 2006;43(2):352–361.
[18] Li D, Zhao H, Gelernter J. Strong protective effect of the aldehyde dehydrogenase gene (ALDH2) 504lys (*2) allele against alcoholism and alcohol-induced medical diseases in Asians. Hum Genet. 2012;131(5):725–737.
[19] Baik I, et al. Genome-wide association studies identify genetic loci related to alcohol consumption in Korean men. Am J Clin Nutr. 2011;93(4):809–816.
[20] Frank J, et al. Genome-wide significant association between alcohol dependence and a variant in the ADH gene cluster. Addict Biol. 2012;17(1):171–180.
[21] Gelernter J, et al. Genome-wide association study of alcohol dependence:significant findings in African- and European-Americans including novel risk loci. Mol Psychiatry. 2014;19(1):41–49.
[22] Park BL, et al. Extended genetic effects of ADH cluster genes on the risk of alcohol dependence: from GWAS to replication. Hum Genet. 2013;132(6):657–668.

[23] Li D, Zhao H, Gelernter J. Strong association of the alcohol dehydrogenase 1B gene (ADH1B) with alcohol dependence and alcohol-induced medical diseases. Biol Psychiatry. 2011;70(6):504–512.

[24] Bierut LJ, et al. ADH1B is associated with alcohol dependence and alcohol consumption in populations of European and African ancestry. Mol Psychiatry. 2012;17(4):445–450.

[25] Zuo L, et al. A New Genomewide Association Meta-Analysis of Alcohol Dependence. Alcohol Clin Exp Res. 2015;39(8):1388–1395.

[26] Yu MW, et al. Cytochrome P450 2E1 and glutathione S-transferase M1 polymorphisms and susceptibility to hepatocellular carcinoma. Gastroenterology. 1995;109(4):1266–11273.

[27] Homann N, et al. Alcohol dehydrogenase 1 C*1 allele is a genetic marker for alcohol-associated cancer in heavy drinkers. Int J Cancer. 2006;118(8):1998–2002.

[28] Buch S, et al. A genome-wide association study confirms PNPLA3 and identifies TM6SF2 and MBOAT7 as risk loci for alcohol-related cirrhosis. Nat Genet. 2015;47(12):1443–1448.

[29] Tian C, et al. Variant in PNPLA3 is associated with alcoholic liver disease. Nat Genet. 2010;42(1):21–23.

[30] Seth D, et al. Patatin-like phospholipase domain containing 3: a case in point linking genetic susceptibility for alcoholic and nonalcoholic liver disease. Hepatology. 2010;51(4):1463–1465.

[31] Salameh H, et al. PNPLA3 Gene Polymorphism Is Associated With Predisposition to and Severity of Alcoholic Liver Disease. Am J Gastroenterol. 2015;110(6):846–856.

[32] Chamorro AJ, et al. Systematic review with meta-analysis: the I148M variant of patatin-like phospholipase domain-containing 3 gene (PNPLA3) is significantly associated with alcoholic liver cirrhosis. Aliment Pharmacol Ther. 2014;40(6):571–581.

[33] Stickel F, et al. Genetic variation in the PNPLA3 gene is associated with alcoholic liver injury in caucasians. Hepatology, 2011;53(1):86–95.

[34] Huang Y, et al. A feed-forward loop amplifies nutritional regulation of PNPLA3. Proc Natl Acad Sci U S A. 2010;107(17):7892–7897.

[35] Chambers JC, et al. Genome-wide association study identifies loci influencing concentrations of liver enzymes in plasma. Nat Genet. 2011;43(11):1131–1138.

[36] Romeo S, et al. Genetic variation in PNPLA3 confers susceptibility to nonalcoholic fatty liver disease. Nat Genet. 2008;40(12):1461–1465.

[37] Yuan X, et al. Population-based genome-wide association studies reveal six loci influencing plasma levels of liver enzymes. Am J Hum Genet. 2008;83(4):520–528.

[38] Kawaguchi T, et al. Genetic polymorphisms of the human PNPLA3 gene are strongly associated with severity of non-alcoholic fatty liver disease in Japanese. PLoS One. 2012;7(6):e38322.

[39] Kitamoto T, et al. Genome-wide scan revealed that polymorphisms in the PNPLA3, SAMM50, and PARVB genes are associated with development and progression of nonalcoholic fatty liver disease in Japan. Hum Genet. 2013;132(7):783–792.

[40] Kotronen A, et al. A common variant in PNPLA3, which encodes adiponutrin, is associated with liver fat content in humans. Diabetologia. 2009;52(6):1056–1060.

[41] Krawczyk M, et al, Variant adiponutrin (PNPLA3) represents a common fibrosis risk gene: non-invasive elastography-based study in chronic liver disease. J Hepatol. 2011;55(2): 299–306.

[42] Liu YL, et al. TM6SF2 rs58542926 influences hepatic fibrosis progression in patients with non-alcoholic fatty liver disease. Nat Commun. 2014;5:4309.

[43] Rotman Y, et al. The association of genetic variability in patatin-like phospholipase domain-containing protein 3 (PNPLA3) with histological severity of nonalcoholic fatty liver disease. Hepatology. 2010;52(3):894–903.

[44] Sookoian S, et al. A nonsynonymous gene variant in the adiponutrin gene is associated with nonalcoholic fatty liver disease severity. J Lipid Res. 2009;50(10):2111–2116.

[45] Speliotes EK, et al. Genome-wide association analysis identifies variants associated with nonalcoholic fatty liver disease that have distinct effects on metabolic traits. PLoS Genet. 2011;7(3):e1001324.
[46] Valenti L, et al. I148M patatin-like phospholipase domain-containing 3 gene variant and severity of pediatric nonalcoholic fatty liver disease. Hepatology. 2010;52(4):1274–1280.
[47] Valenti L, et al. Homozygosity for the patatin-like phospholipase-3/adiponutrin I148M polymorphism influences liver fibrosis in patients with nonalcoholic fatty liver disease. Hepatology. 2010;51(4):1209–1217.
[48] Xu R, et al. Association between patatin-like phospholipase domain containing 3 gene (PNPLA3) polymorphisms and nonalcoholic fatty liver disease: a HuGE review and meta-analysis. Sci Rep. 2015;5:9284.
[49] Guyot E, et al. PNPLA3 rs738409, hepatocellular carcinoma occurrence and risk model prediction in patients with cirrhosis. J Hepatol. 2013;58(2):312–318.
[50] Nischalke HD, et al. The PNPLA3 rs738409 148 M/M genotype is a risk factor for liver cancer in alcoholic cirrhosis but shows no or weak association in hepatitis C cirrhosis. PLoS One. 2011;6(11):e27087.
[51] Trepo E, et al. PNPLA3 (rs738409 C > G) is a common risk variant associated with hepatocellular carcinoma in alcoholic cirrhosis. Hepatology. 2012;55(4):1307–1308.
[52] Trepo E, et al. Association between the PNPLA3 (rs738409 C > G) variant and hepatocellular carcinoma: Evidence from a meta-analysis of individual participant data. Hepatology. 2014;59(6):2170–2177.
[53] Burza MA, et al. PNPLA3 I148M (rs738409) genetic variant and age at onset of at-risk alcohol consumption are independent risk factors for alcoholic cirrhosis. Liver Int. 2014;34(4):514–520.
[54] Friedrich K, et al. PNPLA3 in end-stage liver disease: alcohol consumption, hepatocellular carcinoma development, and transplantation-free survival. J Gastroenterol Hepatol. 2014;29(7):1477–1484.
[55] Valenti L, et al. PNPLA3 I148M polymorphism, clinical presentation, and survival in patients with hepatocellular carcinoma. PLoS One. 2013;8(10):e75982.
[56] Atkinson SR, et al. Homozygosity for rs738409:G in PNPLA3 is associated with increased mortality following an episode of severe alcoholic hepatitis. J Hepatol. 2017;67(1):120–127.
[57] Zechner R, et al. FAT SIGNALS--lipases and lipolysis in lipid metabolism and signaling. Cell Metab. 2012;15(3):279–291.
[58] Kumari M, et al. Adiponutrin functions as a nutritionally regulated lysophosphatidic acid acyltransferase. Cell Metab. 2012;15(5):691–702.
[59] Pirazzi C, et al. PNPLA3 has retinyl-palmitate lipase activity in human hepatic stellate cells. Hum Mol Genet. 2014;23(15):4077–4085.
[60] Dubuquoy C, et al. Distinct regulation of adiponutrin/PNPLA3 gene expression by the transcription factors ChREBP and SREBP1c in mouse and human hepatocytes. J Hepatol. 2011;55(1):145–153.
[61] Huang Y, Cohen JC, Hobbs HH. Expression and characterization of a PNPLA3 protein isoform (I148M) associated with nonalcoholic fatty liver disease. J Biol Chem. 2011;286(43):37085–37093.
[62] Perttila J, et al. PNPLA3 is regulated by glucose in human hepatocytes, and its I148M mutant slows down triglyceride hydrolysis. Am J Physiol Endocrinol Metab. 2012;302(9):E1063-9.
[63] Valenti L, Dongiovanni P. Mutant PNPLA3 I148M protein as pharmacological target for liver disease. Hepatology. 2017;66(4):1026–1028.
[64] He S, et al. A sequence variation (I148M) in PNPLA3 associated with nonalcoholic fatty liver disease disrupts triglyceride hydrolysis. J Biol Chem. 2010;285(9):6706–6715.

[65] Xin YN, et al. Molecular dynamics simulation of PNPLA3 I148M polymorphism reveals reduced substrate access to the catalytic cavity. Proteins. 2013;81(3):406–414.

[66] BasuRay S, et al. The PNPLA3 variant associated with fatty liver disease (I148M) accumulates on lipid droplets by evading ubiquitylation. Hepatology. 2017;66(4):1111–1124.

[67] Chamoun Z, et al. PNPLA3/adiponutrin functions in lipid droplet formation. Biol Cell. 2013;105(5):219–233.

[68] Rausch V, Mueller S. Suppressed Fat Mobilization Due to PNPLA3 rs738409 -Associated Liver Damage in Heavy Drinkers: The Liver Damage Feedback Hypothesis. Adv Exp Med Biol. 2018;1032:153–172.

[69] Smagris E, et al. Inactivation of Tm6sf2, a Gene Defective in Fatty Liver Disease, Impairs Lipidation but Not Secretion of Very Low Density Lipoproteins. J Biol Chem. 2016;291(20):10659–10676.

[70] Dongiovanni P, et al. Transmembrane 6 superfamily member 2 gene variant disentangles nonalcoholic steatohepatitis from cardiovascular disease. Hepatology. 2015;61(2):506–514.

[71] Pirola CJ, Sookoian S. The dual and opposite role of the TM6SF2-rs58542926 variant in protecting against cardiovascular disease and conferring risk for nonalcoholic fatty liver: A meta-analysis. Hepatology. 2015;62(6):1742–1756.

[72] Zhou Y, et al. Circulating triacylglycerol signatures and insulin sensitivity in NAFLD associated with the E167K variant in TM6SF2. J Hepatol. 2015;62(3):657–663.

[73] Petta S, et al. Prevalence and severity of nonalcoholic fatty liver disease by transient elastography: Genetic and metabolic risk factors in a general population. Liver Int. 2018;38(11):2060–2068.

[74] Falleti E, et al. PNPLA3 rs738409 and TM6SF2 rs58542926 variants increase the risk of hepatocellular carcinoma in alcoholic cirrhosis. Dig Liver Dis. 2016;48(1):69–75.

[75] Nischalke HD, et al. A common polymorphism in the NCAN gene is associated with hepatocellular carcinoma in alcoholic liver disease. J Hepatol. 2014;61(5):1073–1079.

[76] Mancina RM, et al. The MBOAT7-TMC4 Variant rs641738 Increases Risk of Nonalcoholic Fatty Liver Disease in Individuals of European Descent. Gastroenterology. 2016;150(5):1219–1230.e6.

[77] Wang B, Tontonoz P. Phospholipid Remodeling in Physiology and Disease. Annu Rev Physiol. 2019;81:165–188.

[78] Abul-Husn NS, et al. A Protein-Truncating HSD17B13 Variant and Protection from Chronic Liver Disease. N Engl J Med. 2018;378(12):1096–1106.

[79] Whitfield JB, Zhu G, Madden PAF, et al. Biomarker and genomic risk factors for liver function test abnormality in hazardous drinkers. Alcohol Clin Exp Res. 2019;43(3):473–482.

[80] Ma Y, et al. HSD17B13 is a Hepatic Retinol Dehydrogenase Associated with Histological Features of Non-Alcoholic Fatty Liver Disease. Hepatology, 2018. doi: 10.1002/hep.30350.

[81] Boyle M, Masson S, Anstee QM. The bidirectional impacts of alcohol consumption and the metabolic syndrome: Cofactors for progressive fatty liver disease. J Hepatol. 2018;68(2):251–267.

[82] Strnad P, Buch S, Hamesch K, et al. Heterozygous carriage of the alpha1-antitrypsin Pi*Z variant increases the risk to develop liver cirrhosis. Gut. 2018. doi: 10.1136/gutjnl-2018-316228.

[83] Ellervik C, et al. Hemochromatosis genotypes and risk of 31 disease endpoints: meta-analyses including 66,000 cases and 226,000 controls. Hepatology. 2007;46(4):1071–1080.

[84] Kitamoto T, et al. Targeted-bisulfite sequence analysis of the methylation of CpG islands in genes encoding PNPLA3, SAMM50, and PARVB of patients with non-alcoholic fatty liver disease. J Hepatol. 2015;63(2):494–502.

[85] Bala S, et al. Up-regulation of microRNA-155 in macrophages contributes to increased tumor necrosis factor {alpha} (TNF{alpha}) production via increased mRNA half-life in alcoholic liver disease. J Biol Chem. 2011;286(2):1436–1444.

[86] Bala S, Szabo G. MicroRNA Signature in Alcoholic Liver Disease. Int J Hepatol. 2012;2012:498232.

[87] Dippold RP, et al. Chronic ethanol feeding enhances miR-21 induction during liver regeneration while inhibiting proliferation in rats. Am J Physiol Gastrointest Liver Physiol. 2012;303(6):G733-743.

[88] Park PH, Lim RW, Shukla SD. Involvement of histone acetyltransferase (HAT) in ethanol-induced acetylation of histone H3 in hepatocytes: potential mechanism for gene expression. Am J Physiol Gastrointest Liver Physiol. 2005;289(6):G1124-1236.

[89] Bala S, et al. Alcohol-induced miR-155 and HDAC11 inhibit negative regulators of the TLR4 pathway and lead to increased LPS responsiveness of Kupffer cells in alcoholic liver disease. J Leukoc Biol. 2017;102(2):487–498.

[90] Zeybel M, et al. Multigenerational epigenetic adaptation of the hepatic wound-healing response. Nat Med. 2012;18(9):1369–1377.

[91] Anstee QM, Seth D, Day CP. Genetic Factors That Affect Risk of Alcoholic and Nonalcoholic Fatty Liver Disease. Gastroenterology. 2016;150(8):1728–1744.e7.

5 Pathophysiologie der alkoholischen Fettleber

Claus Hellerbrand

5.1 Einleitung

Die Leberverfettung (Steatosis Hepatis) ist die früheste und häufigste Antwort der Leber auf erhöhten und/oder chronischen Alkoholkonsum. Mehr als 90 % aller Individuen, die regelmäßig erhöhte Mengen Alkohol über einen längeren Zeitraum konsumieren, entwickeln eine Fettleber. Eine Fettleber entsteht jedoch auch beim sogenannten *binge drinking*, d. h., wenn in kurzer Zeit große Alkoholmengen konsumiert werden [1]. Auch tierexperimentell kann man dies besonders eindrücklich zeigen. Bereits 12 h nach Applikation einer einmaligen Alkoholdosis (6 Gramm Alkohol pro Kilogramm Körpergewicht) kommt es in Mäusen zu einem 10-fachen Anstieg des Triglyceridgehaltes in der Leber [2].

Histologisch ist die Leberverfettung charakterisiert durch eine Ablagerung von Fett in Form von Fetttröpfchen im Zytoplasma der Hepatozyten. *Per definitionem* spricht man von einer Leberverfettung, wenn in mehr als 5 % der Hepatozyten eine Fettablagerung nachweisbar ist. Die durch Alkohol induzierte Leberverfettung beginnt zunächst in den Hepatozyten, die die Zentralvene umgeben (perivenöse Hepatozyten), schreitet dann fort zu den Hepatozyten in der Mitte des Leberläppchens und erreicht später auch die Hepatozyten, die das Periportalfeld umgeben. Dabei imponiert die alkoholische Fettleber meist als makrovesikuläre Verfettung, nur selten als mikrovesikuläre Verfettung. Biochemisch ist die alkoholische Fettleber v. a. durch eine Akkumulation von Triglyceriden in den Fetttröpfchen der Hepatozyten charakterisiert.

Nach Abstinenz bildet sich die alkoholische Leberverfettung sehr schnell zurück. Die reine Leberverfettung hat keine oder nur unsymptomatische Symptome bzw. nur durch Leberverfettung verursachte Beschwerden werden nur selten beschrieben. Daher wurde die Leberverfettung früher als relativ harmloser Nebeneffekt von Alkoholabusus bzw. als harmlose Vorstufe der alkoholischen Leberschädigung angesehen. Heute weiß man jedoch, dass die Leberverfettung signifikant zur Progression der alkoholischen Leberschädigung beiträgt. Dabei scheint es, dass v. a. freie Fettsäuren eine pathologische Wirkung haben, weniger die mit Glycerin veresterten Triglyceride (Triacylglycerine) [1].

Daher ist es von großer Bedeutung, die Effekte von Alkohol auf den Fettsäuremetabolismus bzw. die Mechanismen der durch Alkohol induzierten Leberverfettung zu verstehen. Im physiologischen Zustand besteht eine Homöostase des Lipidmetabolismus im Hepatozyten. Die Aufnahme von Fettsäuren aus der Zirkulation und die Neusynthese von Fettsäuren auf der einen Seite und die Verwertung bzw. die Verbrennung von Fettsäuren und die Ausscheidung von Fettsäuren auf der anderen Seite sind in einem Gleichgewicht (Abb. 5.1). Wird einer dieser Faktoren verändert, wird

https://doi.org/10.1515/9783110583984-005

Homöostase des Lipidmetabolismus

Alkohol induzierte Störung des Lipidmetabolismus

Aufnahme

Abgabe

Neusynthese

Verbrennung/ Verbrauch

Fettsäuren

Aufnahme

Neusynthese

Abgabe

Verbrennung/ Verbrauch

Fettsäuren

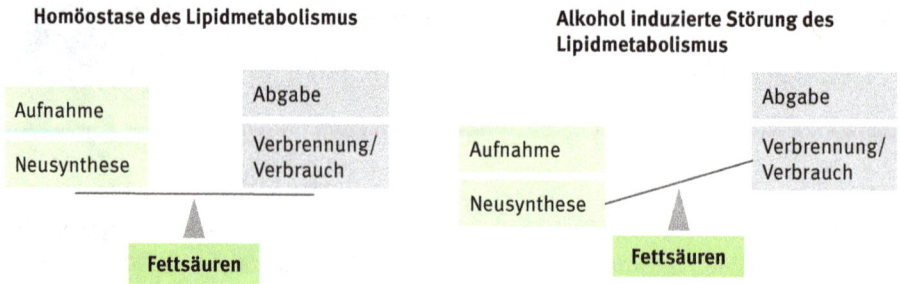

Abb. 5.1: Durch Alkohol wird in Hepatozyten ein Ungleichgewicht induziert, zwischen Mechanismen, die zu einer Lipidakkumulation beitragen (Aufnahme und Neusynthese) und den Mechanismen, die die intrazellulären Lipidspiegel reduzieren (Verbrennung/Verbrauch und Abgabe/Sekretion).

er rasch durch einen anderen Mechanismus kompensiert. Kommt es beispielsweise zu einem vermehrten Angebot und zu einer vermehrten Aufnahme von Fettsäuren, so werden jene durch die beta-Oxidation in Acetyl-CoA abgebaut und dann z. B. im Citratzyklus zur Energiegewinnung genutzt. Acetyl-CoA kann via Bildung und Sekretion von Ketonkörpern auch anderen Organen, wie der Muskulatur oder dem Gehirn, zur Energiegewinnung zur Verfügung gestellt werden. Wird aktuell keine Energie benötigt, werden die Fettsäuren rasch in Triglyceride verestert, nur kurzfristig in Fetttröpfchen gespeichert und dann bei Bedarf entweder erneut oxidiert oder in Form von *Very Low Density* Lipoproteinen (VLDL) in die Zirkulation exportiert. Daher kommt es unter physiologischen Bedingungen nur kurzfristig zu erhöhten intrazellulären Lipidspiegeln in den Hepatozyten. Durch Alkohol wird diese Homöostase des Lipidmetabolismus jedoch über unterschiedliche Mechanismen gestört und es kommt zur Akkumulation von Fetten (Abb. 5.1). Im Folgenden werden die metabolischen und molekularen Faktoren beschrieben, durch die die alkoholische Fettleber induziert wird.

5.2 Metabolismus und Beitrag von Alkohol zum Energiestoffwechsel

Neben seiner direkt schädigenden Wirkung liefert Alkohol auch einen erheblichen Beitrag zum Energiestoffwechsel; bei Alkoholikern kann Alkohol den Großteil der zugeführten Energie ausmachen. Der physiologische Brennwert von reinem Alkohol beträgt ca. 30 Kilojoule (kJ) pro Gramm. Dies entspricht 9 Kilokalorien (kcal) pro Gramm Alkohol. Nur reines Fett hat mit 37 kJ (9 kcal) eine ähnlich hohe Energiedichte (zum Vergleich: Kohlenhydrate und Proteine haben einen Brennwert von 17 kJ bzw. 9 kcal pro Gramm). So enthalten z. B. 500 ml Bier (mit 5 Volumen-Prozent Alkoholgehalt also 20 Gramm Alkohol/500 ml) ca. 600 kJ bzw. 140 kcal. Hinzurechnen muss man hierzu noch je nach Getränk die Kalorien aus Zucker oder anderen darin enthaltenen Energieträgern.

Im Gegensatz zu anderen Nährstoffen wird Ethanol nicht im Körper gespeichert, sondern hauptsächlich in der Leber rasch metabolisiert (s. a. Kap. 3). Durch die Alkohol-Dehydrogenasen (ADH) wird Ethanol im Zytosol der Hepatozyten zu Acetaldehyd oxidiert. Bei chronisch hohem Alkoholsymptom wird Ethanol zudem über das Cytochrom P450 2E1 (Cyp2E1) im endoplasmatischen Retikulum der Hepatozyten zu Acetaldehyd oxidiert. Nur ein sehr geringer Anteil von Ethanol wird im Organismus über die peroxisomale Katalase abgebaut; auch hierbei entsteht Acetaldehyd. Unabhängig davon über welchen oxidativen Weg Acetaldehyd aus Alkohol gebildet wird, wird es nachfolgend von Aldehyd-Dehydrogenasen (ALDH) in der Matrix der Mitochondrien zu Acetat oxidiert. Durch die Acetyl-CoA-Synthetase wird Acetat unter Bindung an Coenzym A zu Acetyl-CoA synthetisiert. Sowohl die ADH als auch die ALDH benötigen Nicotinamidadenindinukleotid (NAD^+) als Coenzym, das dabei in seine reduzierte Form Nicotinamidadenindinukleotid-Hydrogen (NADH) umgewandelt wird. Der Abbau des Ethanols führt in der Leber also zu einem Überangebot an NADH und Acetyl-CoA.

Im menschlichen Organismus können aus Kohlenhydraten wie Glucose zwar Acetyl-CoA gebildet werden, aber nicht umgekehrt. Bei einem Überangebot von Acetyl-CoA wird jenes daher entweder zur Energiegewinnung im Citratzyklus oder zur de novo Synthese von Fettsäuren verwendet. Durch das beim Alkoholabbau ebenfalls vermehrt anfallende NADH wird in den Mitochondrien jedoch der Citratzyklus gehemmt. Deshalb wird das beim Ethanol-Abbau entstehende Acetyl-CoA überwiegend zur (de novo) Synthese von Fettsäuren verwendet; diese werden nachfolgend mit Glycerol zu Triglyceriden verestert und in Fetttröpfchen im Zytosol der Hepatozyten abgelagert.

5.3 Hemmende Wirkung von Alkohol auf die Oxidation (den Abbau) von Fetten in der Leber

Durch die beim Ethanolabbau vermehrte Produktion von NADH bzw. den hieraus resultierenden verminderten NAD^+/NADH-Quotienten werden auch noch weitere Stoffwechselstörungen verursacht, die zur Leberverfettung beitragen. So kommt es zu einer Veränderung des zellulären Redoxpotentials und zu einer Hemmung des oxidativen Abbaus von Fetten in Hepatozyten, denn viele Enzyme der Oxidation von Fettsäuren benötigen als Coenzym NAD^+ und werden durch höhere NADH Spiegel gehemmt.

Lange galt die Veränderung des NAD^+/NADH-Quotienten daher auch als Hauptursache für die alkoholische Leberverfettung. Eine solche rein „metabolische" Veränderung kann jedoch z. B. nicht hinreichend die rasche, durch akuten Alkoholkonsum induzierte Leberverfettung erklären. Zudem gibt es experimentelle Hinweise, dass die

Veränderung des NAD⁺/NADH-Quotienten nicht alleine die durch Alkohol induzierte Leberverfettung verursachen kann, da in Tiermodellen gezeigt werden konnte, dass Alkohol auch nach Normalisierung des NAD⁺/NADH-Quotienten weiter zu einer Leberverfettung führt.

Tatsächlich handelt es sich bei der alkoholischen Fettleber um einen multifaktoriellen pathologischen Prozess, bei dem neben rein metabolischen Veränderungen auch unterschiedliche Signaltransduktionswege pathologisch verändert werden und bei dem neben dem Abbau/der Verbrennung von Fetten bzw. Fettsäuren auch noch weitere Komponenten des Lipidmetabolismus betroffen sind.

So wird neben der hemmenden Wirkung von NADH auf die Aktivität von Schlüsselenzymen der beta-Oxidation, die Fettverbrennung auch dadurch beeinflusst, dass Alkohol zu einer Depolarisation der Mitochondrien führt. Hierdurch wird deren Fähigkeit gehemmt, Energie (d. h. Adenosintriphosphat [ATP] Moleküle) zu generieren. Ferner resultiert aus der Depolarisation eine weniger effizienter Aufnahme von Fettsäuren in die Mitochondrien und konsekutiv auch eine reduzierte beta-Oxidation [3].

Eine zentrale Rolle bei der Hemmung der Fettverbrennung spielt ferner der Alkohol-Effekt auf den Transkriptionsfaktor *Peroxisome Proliferator Activated Receptor alpha* (PPAR-alpha). PPAR-alpha ist ein nukleärer Rezeptor, der mit dem *Retinoid X Receptor* (RXR) interagiert. Der Proteinkomplex wird durch Bindung an Fettsäuren aktiviert und führt dann zur gesteigerten Expression von Genen, die für den Transport und die Oxidation von Fettsäuren verantwortlich sind. Sowohl in Tierexperimenten als auch in Zellkultur konnte gezeigt werden, dass es nach Alkoholapplikation zu einer verminderten Bindung von PPAR-alpha an die entsprechenden Promotorregionen kommt und konsekutiv auch zu einer verminderten Expression der kodierten Proteine. Sein Metabolit Acetaldehyd ist ein Mechanismus über den Alkohol PPAR-alpha inaktiviert, vermutlich über kovalente Bindung bzw. die Bildung von Proteinaddukten, die die Bindung an die Promotorelemente inhibieren. Ferner inaktiviert Alkohol auch indirekt PPAR-alpha durch CYP2E1-mediierten oxidativen Stress. Die Bedeutung der hemmenden Wirkung von Alkohol auf PPAR-alpha für die Leberverfettung wurde in unterschiedlichen Studien gezeigt. So konnte in Tiermodellen durch Applikation von PPAR-alpha-Agonisten die durch Alkohol induzierte Leberverfettung signifikant inhibiert werden [4].

5.4 Alkohol beschleunigt die (de novo) Lipogenese

Neben der Fettverbrennung wird durch Alkohol auch die (de novo) Lipogenese beeinflusst. So wird sowohl durch akuten als auch durch chronischen Alkoholkonsum die Synthese von Fettsäuren in den Hepatozyten gesteigert. Diese Alkoholwirkung resultiert aus einer vermehrten Expression von Enzymen der Lipogenese, wie der *Fatty Acid Synthase* (FASN), der Acyl-CoA-Carboxylase (ACC), der ATP-Citrat-Lyase (ACL) oder der stearyl-CoA-Desasturase. Diese Enzyme werden durch Gene kodiert, die durch den Transkriptionsfaktor *Sterol Regulatory Element Binding Protein-1* (SREBP-1) reguliert werden. Alkohol induziert sowohl *in vitro* als auch in Tiermodellen gesteigerte SREBP-1 Spiegel. Dieser Effekt von Alkohol wird durch seinen Metaboliten Acetaldehyd mediiert.

Im Zusammenhang mit der gesteigerten *de novo* Lipogenese ist es wichtig, dass hierbei vermehrt Malonyl-CoA gebildet wird, denn Malonyl-CoA hemmt allosterisch die Carnitin-Palmitoyl-Transferase 1 (CPT-1). CPT-1 ist der Schlüsselfaktor für die Aufnahme von Fettsäuren bzw. Fettsäure-Acyl-CoA vom Zytoplasma in die Mitochondrien. So wird durch die durch Alkohol induzierte gesteigerte Lipogenese bzw. Malonyl-CoA gleichzeitig allosterisch die Oxidation von Fettsäuren gehemmt, was neben den oben beschriebenen Alkohol Effekten auf den $NAD^+/NADH$-Quotienten und PPAR-alpha einen weiteren Mechanismus darstellt, über den Alkohol die Fettverbrennung negativ beeinflusst.

5.5 Alkoholeffekte auf das Fettgewebe

Neben der gesteigerten hepatischen Lipogenese trägt Alkohol auch durch Effekte auf das Fettgewebe zur hepatischen Steatose bei. Das Fettgewebe ist ein wichtiges Energiedepot, in dem Kalorien, die durch Nahrungskonsum aufgenommen wurden, in Form von Fett in Adipozyten gespeichert werden. Bei Bedarf setzen die Adipozyten das gespeicherte Fett wieder frei, z. B. wenn wenig oder keine Nahrung aufgenommen wird (beim Fasten) oder wenn z. B. bei körperlicher Anstrengung vermehrt Energie benötigt wird. Experimentelle Studien an Nagern haben gezeigt, dass bei chronischer Alkoholfütterung im Fettgewebe die Lipolyse steigt, d. h. vermehrt Triglyceride zu freien Fettsäuren abgebaut und in die Zirkulation freigesetzt werden. Hierdurch verringert sich zum einen die Masse an Köperfett. Zum anderen werden die vom Fettgewebe freigesetzten Fettsäuren in der Leber durch die Hepatozyten aufgenommen und mit Glycerol zu Triglyceriden verestert. Hierdurch findet also eine vermehrte Verlagerung von Fetten- bzw. Triglyceriden von den Adipozyten in die Hepatozyten statt und die (durch Alkohol induzierte) Leberverfettung wird hierdurch weiter gesteigert. Interessanterweise findet man auch bei Alkoholikern mit Fettleber im Vergleich zu Kontrollpersonen nicht nur ein signifikant niedrigeres Köpergewicht, sondern auch einen niedrigeren Body-Mass-Index (BMI) und einen niedrigeren Köperfettanteil.

Alkoholkonsum führt ferner zu verminderter Produktion des Adipokins (Fetthormons) Adiponektin, das von Adipozyten gebildet wird. Adiponektin wird von den Adipozyten in die Zirkulation sezerniert und bei Alkoholikern findet man signifikant reduzierte Adiponektin-Serumspiegel im Vergleich zu Kontrollen. Zu den physiologischen Wirkungen von Adiponektin zählt die Steigerung der CPT-1 Aktivität und die Steigerung der Oxidation von Fettsäuren, während die Aktivität der Acetyl-CoA Carboxylase und der *Fatty Acid* Synthase, zwei Schlüsselenzymen der *de novo* Lipogenese, gehemmt wird. Durch Applikation von rekombinantem Adiponektin konnte in Tiermodellen die durch Alkohol induzierte Leberverfettung signifikant inhibiert werden [5].

5.6 Alkoholeffekte auf den Transport von Lipiden

Gespeicherte Fette bzw. Triglyceride können durch die Hepatozyten nur in Form von *Very Low Density* Lipoproteinen (VLDL) in die Zirkulation exportiert werden. Hierzu werden die in den Fetttröpfchen gespeicherten Triglycerid zunächst gespalten und es entstehen freie Fettsäuren, die anschließend im endoplasmatischen Retikulum (zusammen mit Phospholipiden und Cholesterin) durch ein Triglyceridtransferprotein mit Apolipoprotein B100 beladen und zu VLDL-Partikeln synthetisiert werden.

Wie oben bereits beschrieben, inhibiert Alkohol den Transkriptionsfaktor PPAR-alpha, der neben Genen der Fettverbrennung auch die Expression von Schlüsselfaktoren des Fetttransportes reguliert, wie Apolipoprotein B, Triglyceridtransferprotein und *Fatty Acid Binding Proteine* (FABP). Entsprechend ist beschrieben, dass Alkohol zu Störungen der VLDL-Bildung und Sekretion führt und hierdurch auch zu einer intrazellulären Akkumulation von Fettsäuren beiträgt [6].

5.7 Effekte von Alkohol auf weitere Signalwege

Durch Alkohol werden neben PPAR-alpha und SREBP-1 auch noch zahlreiche weitere Transkriptionsfaktoren und Signalwege beeinflusst, die direkt oder indirekt zur Leberverfettung beitragen.

5.7.1 AMP-aktivierte Proteinkinase (AMPK)

Alkohol hemmt die AMP-aktivierte Proteinkinase (AMPK). Die AMPK ist ein Enzym, dessen Aufgabe darin besteht, Zellen vor ATP-Mangel, also Energiemangel zu schützen. Reguliert wird die AMPK über den AMP- und ATP-Spiegel der Zelle (wobei auch eine weitere Kinase, die AMPK-Kinase, beteiligt ist). AMP ist ein Abbauprodukt von ATP und daher ein geeigneter Indikator für Energiemangel. Die Regulation gegen den Energiemangel erreicht die AMPK zum einen durch Abschalten energieaufwändiger Biosynthesen. So hemmt die AMPK durch Phosphorylierung z. B. mehrere für die Cholesterin- und Fettsäurebiosynthese verantwortlichen Enzyme, wie z. B. auch die Acetyl-CoA-Carboxylase (ACC). Die ACC ist das Schlüsselenzym der Lipidsynthese. Sie katalysiert die Carboxylierung von Acetyl-CoA zu Malonyl-CoA, dem Ausgangsprodukt für die *de novo* Lipogenese. Wie oben bereits beschrieben hemmt Malonyl-CoA auch gleichzeitig allosterisch die Fettverbrennung. Entsprechend wird bei gesteigerter AMPK-Aktivität zum einen über resultierende verminderte Malonyl-CoA Spiegel die Oxidation von Fettsäuren gesteigert. Diese sowie weitere ATP-generierende katabole Prozesse wie der Citratzyklus oder die Glykolyse werden auch direkt durch AMPK aktiviert, als Gegenregulation bei Energiemangel. Durch die hemmende Wirkung von Alkohol auf die AMPK wird also unabhängig vom tatsächlichen Energiebedarf der Zelle die Fettverbrennung gehemmt und die Lipogenese gesteigert. Alkohol bewirkt dies durch Steigerung der SREBP-1 Spiegel. Durch Applikation von AMPK-Aktivatoren wie Metformin kann die alkoholinduzierte Leberverfettung signifikant inhibiert werden [7].

5.7.2 Early Growth Response-1 (Egr-1)

Mit Early Growth Response-1 (Egr-1) beeinflusst Alkohol auch noch über einen weiteren Transkriptionsfaktor die hepatische Lipidakkumulation. Egr-1 reguliert die Expression von Genen, die durch zellulären Stress – wie er auch durch Alkohol entsteht – induziert werden. In Bezug auf die alkoholinduzierte Fettleber ist besonders der Egr-1 Effekt auf die Expression von *Tumor Necrosis Factor alpha* (TNF-alpha) von Bedeutung. TNF-alpha wirkt lipogen, indem es die Aktivierung von SREBP-1 und hierdurch die *de novo* Lipogenese induziert. Die Bedeutung von Egr-1 für die alkoholinduzierte Fettleber konnte u. a. in Tiermodellen gezeigt werden. Hier entwickeln Egr-1 defiziente Mäuse nach chronischer Alkoholapplikation anders als Kontrollmäuse keine gesteigerte TNF-alpha Expression und auch keine Leberverfettung [8].

5.7.3 Mammalian target of rapamycin (mTOR) und Autophagie

Autophagie ist ein genetisch determinierter, evolutionär konservierter Prozess, mit dem Zellen eigene Bestandteile inklusive ganzer Zellorganellen abbauen und (wieder) verwerten können. Lipophagie ist eine spezielle Form der Autophagie und spielt eine wichtige Rolle bei der Initiierung der Fettverbrennung. Denn hierfür müssen die Fetttröpfchen zunächst „aufgebrochen" und nachfolgend die Triglyceride freigesetzt werden. Hierfür werden die Fetttröpfchen in sogenannte Autophagosomen eingeschlossen. Diese mit einer doppelten Membran umgebenen Vakuolen transportieren ihre „Ladung" zu Lysosomen und verschmelzen mit jenen. Durch lysosomale Enzyme werden die Fette verdaut und die freigesetzten Fettsäuren nachfolgend der beta-Oxidation in Mitochondrien zugeführt.

Der *mammalian target of rapamycin* (mTOR) Signalweg ist ein Schlüsselregulator der Autophagie. Studien zeigen unterschiedliche Effekte von Alkohol auf die mTOR-Aktivierung bzw. Autophagie. Langzeit-Applikation von Alkohol inhibiert die Autophagie, während kurzzeitige Alkoholapplikation auch zu einer vermehrten Autophagie führen kann. Einerseits könnte hierdurch bei akuter Ethanolexposition bzw. in der akuten Phase der alkoholischen Leberschädigung auch eine inhibierende Wirkung auf die hepatische Steatose induziert werden. Auf der anderen Seite wird, wie oben beschrieben, durch Alkohol jedoch auch die beta-Oxidation der (freien) Fettsäuren gehemmt. So könnte durch eine Induktion der Lipophagie auch eine Akkumulation der toxischen freien Fettsäuren im Zytoplasma der Hepatozyten induziert werden [6,9,10].

5.8 Zusammenfassung

Alkohol bewirkt durch unterschiedliche Mechanismen Störungen des hepatozellulären Lipidmetabolismus, die synergistisch zu einer Akkumulation von Fettsäuren bzw. ihrer „Speicherform" den Triglyceriden führen. Hierbei beeinflusst Alkohol die Lipidhomöostase sowohl über metabolische als auch molekulare Faktoren (Abb. 5.2). Eine zentrale Rolle kommt der Hemmung von PPAR-alpha und hiermit der Oxidation von Fettsäuren zu. Ferner wird zeitgleich via Aktivierung von SREBP-1 die Neusynthese von Fettsäuren gesteigert. Dieses pathologische Ungleichgewicht wird dadurch verstärkt, dass durch das Fettgewebe zusätzliche Fettsäuren freigesetzt und von den Hepatozyten aufgenommen werden. Die einzige physiologische Möglichkeit der Hepatozyten, den Überschuss an Fettsäuren *via* VLDL abzugeben, wird dagegen durch Alkohol gehemmt, was die Akkumulation von Fettsäuren weiter steigert.

Neben der direkten Wirkung auf die Hepatozyten induziert Alkohol die Leberverfettung auch indirekt u. a. über Effekte auf den Metabolismus von Adipozyten. Zudem werden insbesondere durch chronischen Alkoholkonsum auch noch viele weitere Organe und Gewebe geschädigt und hierbei die alkoholische Leberverfettung induziert. Zu erwähnen sind hier z. B. Effekte auf den Glukosestoffwechsel bzw. den endokrinen Pankreas oder Effekte auf die intestinale Barriere und das Mikrobiom, die ebenfalls die Steatose weiter verstärken.

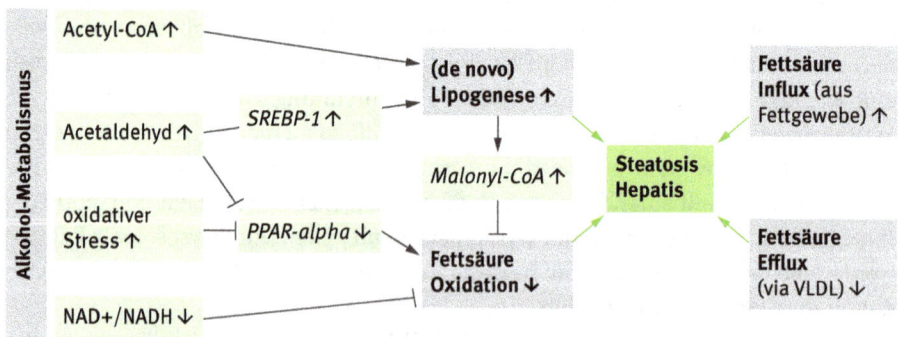

Abb. 5.2: Via unterschiedlicher metabolischer und molekularer Mechanismen führt Alkohol in Hepatozyten zu einer vermehrten Neusynthese und Aufnahme (Influx) von Lipiden/Fetten bzw. zu einem verminderten Abbau (Oxidation) und einem verminderten Efflux von Lipiden

Literatur

[1]   Seitz HK, Bataller R, Cortez-Pinto H, et al. Alcoholic liver disease. Nat Rev Dis Primers. 2018 Aug 16;4(1):16.

[2]   Hege M, Jung F, Sellmann C, et al. An iso-α-acid-rich extract from hops (Humulus lupulus) attenuates acute alcohol-induced liver steatosis in mice. Nutrition. 2018;45:68–75.

[3]   Zhong Z, Ramshesh VK, Rehman H, et al. Acute ethanol causes hepatic mitochondrial depolarization in mice: role of ethanol metabolism. PLoS One. 2014;9(3):e91308.

[4]   Ceni E, Mello T, Galli A. Pathogenesis of alcoholic liver disease: role of oxidative metabolism. World J Gastroenterol. 2014;20(47):17756–17772.

[5]   Xu A, Wang Y, Keshaw H, et al. The fat-derived hormone adiponectin alleviates alcoholic and nonalcoholic fatty liver diseases in mice. J Clin Invest. 2003;112(1):91–100.

[6]   Natarajan SK, Rasineni K, Ganesan M, et al. Structure, Function and Metabolism of Hepatic and Adipose Tissue Lipid Droplets: Implications in Alcoholic Liver Disease. Curr Mol Pharmacol. 2017;10(3):237–248.

[7]   You M, Matsumoto M, Pacold CM, Cho WK, Crabb DW. The role of AMP-activated protein kinase in the action of ethanol in the liver. Gastroenterology. 2004;127(6):1798–1808.

[8]   McMullen MR, Pritchard MT, Wang Q, et al. Early growth response-1 transcription factor is essential for ethanol-induced fatty liver injury in mice. Gastroenterology. 2005;128(7):2066–2076.

[9]   Rasineni K, Donohue TM Jr, Thomes PG, et al. Ethanol-induced steatosis involves impairment of lipophagy, associated with reduced Dynamin2 activity. Hepatol Commun. 2017;1(6):501–512.

[10] Parker R, Kim SJ, Gao B. Alcohol, adipose tissue and liver disease: mechanistic links and clinical considerations. Nat Rev Gastroenterol Hepatol. 2018;15(1):50–59.

6 Alkoholische Hepatitis (AH) und Alkoholische Steatohepatitis (ASH)

Sebastian Mueller

6.1 ASH1 (AH) versus ASH2 (ASH): Unterschiede und Bedeutung

Die Abb. 6.1 zeigt die Stellung von Alkoholischer Hepatitis und Alkoholischer Steatohepatitis innerhalb des natürlichen Verlaufs der alkoholischen Lebererkrankung (ALE). Während bei Risikokonsum von Alkohol über 90 % eine Fettleber entwickeln, kommt es in weniger als der Hälfte (ca. 40 %) zu einer sogenannten Alkoholischen Steatohepatitis (ASH). Diese ist zu unterscheiden von der klinisch definierten sog. Alkoholischen Hepatitis (AH) [1]. Sowohl im klinischen Alltag als auch auf Fachkongressen sowie in Fachzeitschriften werden leider beide Begriffe oft überlappend gebraucht [2]. Deswegen sind derzeitig Diskussionen im Gange, die Nomenklatur zu ändern und z. B. aus Verwechslungsgründen von einer ASH1 (AH) und ASH2 (ASH) zu reden. Im Folgenden sollen daher beide Nomenklaturen verwendet werden. Die klinisch definierte Alkoholische Hepatitis (AH) ist die ASH1 und die histologisch und laborchemisch viel häufigere Alkoholische Steatohepatitis (ASH) ist die ASH2. Zur besseren Abgrenzung oder Unterscheidung wird auf Tab. 6.1 verwiesen [3]. Für das Verständnis ist es wichtig, dass die in Abb. 6.1 gezeigte ASH2 fast in der Hälfte der Patienten mit kritischem Alkoholkonsum auftritt und histologisch nachweisbar ist. Allerdings müssen nicht unbedingt erhöhte Leberwerte, insbesondere Transaminasen vorliegen. Diese klinisch apparente oder nicht apparente Entzündung führt langfristig zur Leberfibrosierung und schließlich nach zehn bis zwanzig Jahren zur Leberzirrhose. Der Tod tritt meist durch eine der typischen Komplikationen der Leberzirrhose ein. In unseren Breitengraden ist der Tod heute am häufigsten durch das primäre Leberzellkarzinom (HCC) und seltener durch Komplikationen der portalen Hypertension, wie z. B. einer Ösophagusvarizenblutung oder einer spontan bakteriellen Peritonitis (SBP) bedingt. Auch zum direkten Leberversagen kann es kommen. Die Fibrosestadien werden historisch durch den in der Praxis bewährten

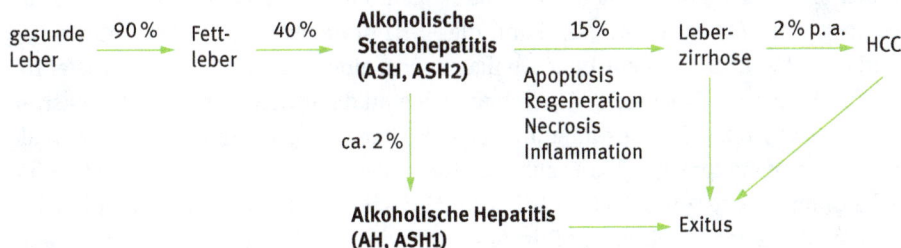

Abb. 6.1: Stellung von ASH1 und 2 innerhalb des natürlichen Verlaufs der alkoholischen Lebererkrankung.

https://doi.org/10.1515/9783110583984-006

Child-Pugh-Score oder bedingt durch die Transplantationsmedizin mit dem MELD Score klassifiziert. Über 95 % aller Todesfälle durch eine alkoholische Lebererkrankung sind durch die Komplikation einer Leberzirrhose bedingt.

Tab. 6.1: Unterschied schwere ASH1 (AH) und leichte ASH2.

Schwer (AH, ASH1)	Leicht (ASH, ASH2)
– < 5 %	– > 95 %
– Ikterus	– symptomfrei
– Fieber	– Leberzirrhose bestimmt Survival
– Koagulopathie	– GOT > GPT
– AH bestimmt Survival	– GOT leicht mit mittelgradig erhöht
– GOT > GPT	– Lebersteifigkeit reicht von normal (< 6 kPa)
– GOT eher leicht erhöht	über zirrhotisch (> 12 kPa) bis zur oberen
– Lebersteifigkeit in der Regel erhöht, aber	Messgrenze von 75 kPa (Fibroscan)
zwischen 10 und 50 kPa liegend	

Im Unterschied dazu ist die Alkoholische Hepatitis (AH, ASH1) viel seltener und macht allenfalls 5 % der leberbedingten Todesfälle aus. Man muss wissen, und das trägt sicherlich auch zur Konfusion bei, dass die vollständigen Pathomechanismen für ASH1 und ASH2 noch nicht komplett verstanden sind. Außerdem ist ebenfalls noch nicht klar, inwiefern ASH1 und ASH2 Überlappungen aufweisen und ggf. die ASH1 eine Extremform der ASH2 darstellt. Andererseits könnte es auch sein, dass die ASH1 durch ganz andere pathophysiologische Mechanismen und daher auch genetische Bedingungen bedingt ist und sich dadurch von der viel häufigeren ASH2 im klinischen Verlauf unterscheidet. Dann könnten ASH1 und ASH2 sogar gleichzeitig und unabhängig auftreten. ASH1-Patienten zeigen typischerweise nicht sehr hohe Transaminasen und entwickeln rasch einen Ikterus. Daher werden sie normalerweise schnell diagnostiziert und an spezialisierte Zentren überwiesen. Die ASH1 ist durch eine sehr hohe Mortalitätsrate charakterisiert und ist typischerweise bei jungen Patienten mit einer relativ kurzen Trinkanamnese anzutreffen. Nicht selten haben diese Patienten bei Einweisung in die Klinik bereits eine Abstinenzzeit von 2–3 Wochen hinter sich, das heißt die Suchtproblematik steht nicht im Vordergrund. Auch wenn es noch viele Kontroversen gibt, kann die ASH1 ohne manifeste Leberzirrhose auftreten, wobei in 80 % mehr oder weniger schon eine fortgeschrittene Fibrosierung nachzuweisen ist. Trotz vieler Anstrengungen sind die invasiven und nichtinvasiven Anstrengungen zur Frühbestimmung der ASH1 immer noch limitiert und werden aktuell auf den entsprechenden Fachkongressen intensiv diskutiert. Tab. 6.1 zeigt typische Unterschiede von ASH1 und ASH2. Auf der linken Seite ist die schwere ASH1 dargestellt, die primär klinisch auffällig wird durch den o. g. Ikterus, begleitet von Fieber und Gerinnungsstörungen. Hier bestimmt ganz klar die alkoholische Hepatitis das Überleben und die Zirrhose steht nicht im Vordergrund. Die GOT ist in der Regel auch hier höher als die GPT wobei die Transaminasen eher nur leicht erhöht sind. Ebenfalls ist die Lebersteifigkeit bei diesen Patienten zwar pathologisch erhöht, aber nicht extrem (typischerweise zwischen 10–50 kPa). Im Gegensatz dazu zeigt die rechte Spalte der Tabelle typische Charakteristika der ASH2. Hier bestimmt die Leberzirrhose das Überleben. Auch hier ist die GOT grösser als die GPT. Typischerweise sind leicht bis mittelgradige Erhöhungen anzutreffen. Transaminasen über 300 sind eher selten. Wichtig ist zu wissen, dass die GOT nicht leberspezifisch ist. Wie an anderer Stelle schon ausgeführt, treffen Alkoholschäden viele andere Organsysteme, und die GOT kann z. B. auch durch Hämolyse aus Erythrozyten oder durch Myolyse aus Muskelzellen freigesetzt werden. Eine direkte Abgrenzung von der Leber GOT ist in der Praxis sehr schwierig.

6.2 Prognose der ASH1

Während die ASH2 relativ gut über die Transaminasen und auch neuerdings über die sog. M30 Spiegel (Ausmaß der Leberapoptose) abgeschätzt werden kann, sind Prognosemarker aufgrund der hohen Mortalitätsrate bei der ASH1 viel wichtiger [3]. Ein etablierter und heute noch verwendete Score ist die sog. Maddrey Diskriminierungsfunktion (s. Tab. 6.2) [4]. Dieser sind wichtige andere und neuere Scores gegenüber gestellt wie der MELD Score, der Glasgow Alcohol Hepatitis Score (GAHS), das Lille-Modell und der ABIC Score [5–8]. Aus Standardisierungsgründen und nach Einführung des INR kann der Maddrey Score heute leider nicht mehr in seiner ursprünglichen Form verwendet werden. Nicht ganz korrekt aber in Näherung an den Score vereinfacht mittels INR über die Formel $46 \times (INR-1) + Bilirubin$ in mg/dL Werten. Bei einem INR von 1,5 und einem Bilirubin von 24 mg ermittelt sich daraus z. B. eine Maddreyfunktion von 47. Laut Maddrey ist diese damit über 32 und die Einmonatsmortalität beträgt 50 %. Tab. 6.2 zeigt aber auch in der Übersicht der verschiedenen Scores, dass die Vorhersagen der Mortalität von eins bis sechs Monaten in etwa vergleichbar sind und zwischen 0,8 und 0,9 schwanken. Damit sind sie mit den histologischen Scores, die später noch behandelt werden, vergleichbar und auf keinen Fall unterlegen [3].

Des Weiteren zeigt die Tabelle die verschiedenen Parameter, die offensichtlich für die Prognose der ASH1 besonders wichtig sind und deswegen im klinischen Alltag beachtet werden sollen. Diese insgesamt 8 Parameter sind neben der INR und dem Bilirubin das Kreatinin, das Alter, die Leukozytenzahl, der Harnstoff, das Albumin und der Abfall von Bilirubin innerhalb der ersten 7 Tage. Wiederholt und immer noch kontrovers wird diskutiert, ob die Biopsie eine wichtige Rolle bei der Prognoseeinschätzung der ASH1 besitzt. Verschiedene histologische Scores sind deswegen entwickelt worden und in Tab. 6.3 vorgestellt. Kritik an diesen nicht immer prospektiven Studien ist, dass nicht alle klinischen Scores z. B. gleichzeitig bestimmt worden sind und die Vergleichbarkeit dadurch eingeschränkt worden ist. Des Weiteren stellt sich in der Praxis das Problem, dass Patienten mit Gerinnungsstörungen nur eingeschränkt

Tab. 6.2: Klinische ASH Scores.

Autoren		Maddrey, W. et al	Dunn, W. et al	Forrest, E. H. et al	Louvet, A. et al	Dominquez, M. et al
Jahr		1978	2005	2005	2007	2008
Score		DF	MELD	GAHS	Lille Model	ABIC
Patienten-zahl		55	73	241/195	295/115	103/80
AUROC	1 Monat		0,83	0,81		
	3 Monate		0,86	0,78		0,82
	6 Monate				0,89	
beteiligte Parameter	INR	+	+	+	+	+
	Bilirubin	+	+	+	+	+
	Kreatinin		+		+	+
	Alter			+	+	+
	Leukozyten			+		
	Harnstoff			+		
	Albumin				+	
	Bilirubin-abfall*				+	

* Bilirubinabfall nach 7 Tagen

über eine transkutane Leberbiopsie diagnostiziert werden können. Die transjuguläre Variante ist i. d. R aber nur aus Zeit- und Kostengründen in spezialisierten Zentren verfügbar. Im Übrigen muss man auch feststellen, dass auf der Basis der bisherigen Studien weniger als 1% der tatsächlich vorhandenen ASH1 Patienten biopsiert wurden, also Fragen nach der Repräsentativität aufgeworfen werden. Nichtsdestotrotz ist Tab. 6.3 aufschlussreich, da sie bedeutende histologische Charakteristika hervorhebt, die prognostisch ungünstig sind. Es sind neben der Steatohepatitis an sich duktuläre Reaktionen, Bilirubinostase oder seltenere Befunde wie Megamitochondrien. Interessant ist auch, dass die AUROC der Überlebensvorhersage i. d. R. sogar schlechter ist als bei den klinischen Scores. Zusammenfassend kann man also hier feststellen, dass die klinischen Scores besonders wichtig sind, da sofort verfügbar.

Tab. 6.3: Histologische AH Scores.

Autor	Forrest, E. H. et al	Mookerjee, R. P. et al	Altamirano, J. et al
Jahr	2005	2011	2013
Score	GAHS	ASH Grade	ASH Score
Patientenzahl	241/195 (137)	68	121 + 205
AUROC	0,65–0,71	0,8	0,74
Tage Überleben	28 und 84 Tage	?	90 Tage
Histologische Parameter	Steatohepatitis	Fibrose	Fibrose
		Cholestase	Bilirubinostasis
		Cholangiolitis Steatose	Megamitochondrien
		Ballooning	PMN Infiltration
INR		1,7	1,6
Bilirubin	9	13,3	9,7
Alter		51	49
Albumin		25	
Harnstoff		13,5	
Leukozyten		13,3	
MELD		12,5	18
Maddrey's DF	41	38	

6.3 Therapie der ASH

Aus rein klinischer Sicht ist die Lebertransplantation die Therapie der Wahl und zeigt die größte Erfolgsrate bei einem mittelfristigen Überleben von 90 % [9]. Allerdings ist diese Therapie in vielen Ländern nicht erlaubt, da hier eine Alkoholabstinenz von mindestens sechs Monaten vorgeschrieben ist. Wie anhand der Scores leicht zu erkennen ist, überleben viele Patienten diese Zeit nicht. Deswegen ist die Transplantationsindikation auch hier Gegenstand starker Kontroversen und intensiver Diskussionen. Die Diskussionen werden durch komplizierte ethische Aspekte belastet, die Fragen der Abstinenz, verbunden mit der Frage des Selbstverschuldens aber auch mit der Organknappheit einbeziehen. In den Guidelines immer noch fest verankert ist die Therapie mit Corticosteroiden über vier Wochen. Das besondere Problem der Corticosteroidtherapie sind Nebenwirkungen insbesondere durch Infektionen. Dies

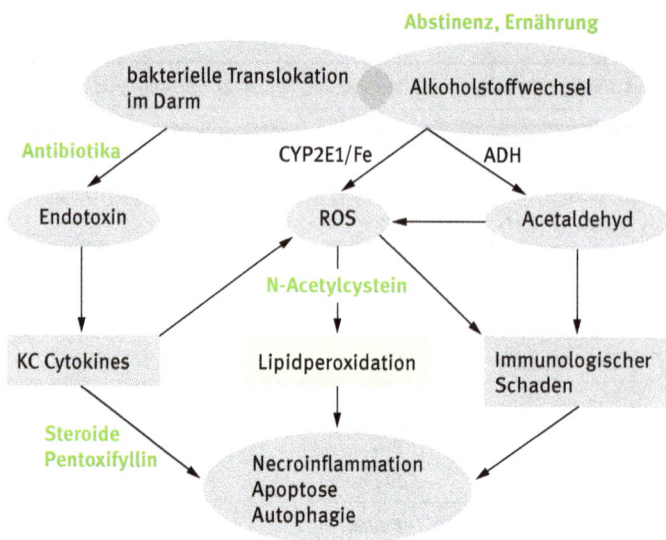

Abb. 6.2: Wichtige etablierte Therapieansätze bei ASH im Kontext der Pathophysiologie. Abkürzungen: KC = Kupffer Zellen ROS = reaktive Sauerstoffspezies

konnte auch in der letzten größeren Studie hierzu, in der sog. STOPAH -Studie belegt werden. Trotzdem gilt für eine Subkohorte von Patienten mit ASH1, dass Corticosteroide bei Beachtung der Kontraindikationen eingesetzt werden sollten. Sie sollten dann abgesetzt werden, wenn nach sieben Tagen das Bilirubin nicht abfällt (siehe Lille Modell). Allerdings ist auch hier nicht klar, ob dieser Bilirubinabfall wirklich durch die Corticosteroidtherapie beeinflusst wird oder diese Patienten nicht ohnehin einen günstigen Verlauf genommen hätten. Sowohl Pentoxifyllin als auch in früheren Studien getestete Antikörper gegen Zytokine sind durch Nachfolgestudien stark in die Kritik geraten und können heute nicht mehr allgemein empfohlen werden. Interessante Ansätze können am besten anhand der Abb. 6.2 erklärt werden, die schon als Überleitung zur Pathophysiologie in den nächsten Absätzen dienen kann. Entsprechend den pathophysiologischen Eckpfeilern der ASH1/2 bestehend aus intestinaler bakterieller Translokation mit Endotoxinbildung und Zytokinaktivierung, Freisetzung von Acetaldehyd und sog. Reaktiven Sauerstoffspezies (ROS), gelten neben der Abstinenz allgemeine supportive therapeutische Maßnahmen als gesichert. Dazu gehören eine ausreichende enterale oder notfalls auch parenterale Ernährung und der rechtzeitige Einsatz von Antibiotika. Hoffnungsvoll und interessant sind neue Therapieansätze wie z. B. die intravenöse Gabe von N-Acetylcystein, einem antioxidativen Sulfhydrylgruppen-Träger.

6.4 Histologisches Bild der ASH

Aufgrund der noch immer bestehenden Kontroversen zur Entstehung und Unterscheidung von ASH1 und ASH2 wird im Weiteren jetzt vereinfachend von ASH geredet. Typische histologische Charakteristika werden im Kap. 10 „Diagnose, Klinik, nichtinvasive Methoden, Leberbiopsie der alkoholischen Lebererkrankung" in Abb. 10.2 gezeigt. Dazu gehört einerseits die makrovesikuläre Steatose und typischerweise eine Entzündung im Bereich der sog. Zone 3, also perilobulär bzw. perivenulär. Infiltration mit neutrophilen Granulozyten sind ebenfalls typisch, wobei auch lymphozytäre und makrophagozytäre Infiltrationen beteiligt sein können. Ein typisches Feature ist der ballonierte Hepatozyt und Mallory-Denk-Bodies (MDB), die stark angereichert sind mit Cytokeratin 18. Eine untergeordnete Rolle spielen Entzündungen im Portalbereich oder Zone 1. Ebenfalls in den Bildern gezeigt ist klassischerweise die daraus resultierende perivenuläre Zirrhose. Vereinzelt sind auch perizelluläre Fibrosierungen nachweisbar. Ebenfalls charakteristisch und später noch im Detail behandelt sind pathologische Eisenablagerungen, die in 50 % aller Patienten mit alkoholischer Lebererkrankung anzutreffen sind.

6.5 Molekulare Mechanismen von ASH: Einleitung

Zum Verständnis der ASH sind die chemischen Grundlagen des Ethanolstoffwechsels Voraussetzung. Abb. 6.3 fasst diese vereinfacht zusammen und zeigt, dass millimolare Ethanolkonzentrationen über Alkoholdehydrogenasen, vor allem in der Leber, zu Acetaldehyd verstoffwechselt werden [1]. Diese kommt zwar nur in mikromolaren Konzentrationen vor, ist aber hochtoxisch und kanzerogen. Diese gefährlichen Spiegel von Acetaldehyd werden daher auch wirksam durch die nachgeschalteten Acetaldehyddehydrogenasen 1 und 2 beeinflusst. Das Endprodukt Acetat wird dem Systemkreislauf zugeführt und kann z. B. dann durch Aktivierung zu Acetyl CoA in die Lipogenese eingespeist werden. Wichtig ist bei dieser Oxidationskette, dass das NAD/NADH Verhältnis zugunsten des reduzierten NADHs verschoben wird. Das wiederum ist eine der wichtigsten Ursachen für entscheidende Stoffwechselveränderungen in Anwesenheit von Alkohol, wie z. B. einer gesteigerten Lipogenese. Aber auch das induzierbare P450 CYP2E1 System kann dann mithilfe von NADPH und Sauerstoff Ethanol oxidieren. Auch wenn nur eine gewisse Fraktion von Ethanol über diesen Stoffwechselweg metabolisiert wird, so ist dieser Stoffwechselweg besonders wichtig, weil ROS hierbei gebildet werden können und die Leberzelle nachhaltig geschädigt wird. Ein untergeordneter Stoffwechselweg des Ethanols ist über die Katalase in den Peroxisomen möglich. Die Rolle der ROS bei der Pathogenese der Alkoholischen Hepatitis ist unbestritten, deswegen sind in Tab. 6.4 noch mal wichtige ROS-Quellen aufgeführt und den möglichen zellulären Schutzenzymen gegenübergestellt. Es betrifft neben den bereits erwähnten P450 CYP2E1 die mitochondriale Atmungskette

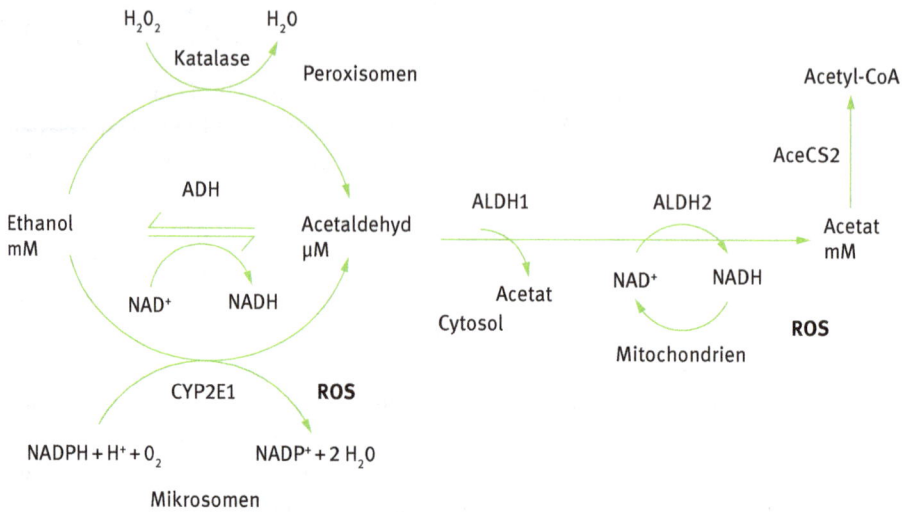

Abb. 6.3: Biochemie des Ethanols. Abbau von Ethanol zum toxischen und kanzerogenen Acetaldehyd über Alkoholdehydrogenasen (ADH) und später zu Acetat über Acetaldehyddehydrogenasen (ALDH). Über vermehrtes NADH und Nebenwege (Mitochondrien, CYP2E1) entstehen toxische ROS, über Acetyl-CoA-Synthase-2 (AceCS2) entsteht Acetyl-CoA.

aber auch gewisse Oxidasen, wobei neuerdings z. B. die NADPH abhängige Oxidase 4 (NOX4) zunehmend in den Mittelpunkt der Forschung rückt [10,11]. Ebenfalls spielt die o. g. Eisenakkumulation eine große Rolle, weil sich daraus z. B. sekundär die hochreaktiven Hydroxylradikale über die sogenannte Fenton-Reaktion bilden können. Da die Wirkung von der schädlichen ROS auch von der Funktion der Schutzsysteme abhängt (s. a. Tab. 6.4 rechts), kann man sich hier gut vorstellen, dass die bisher noch nicht bekannten genetischen Modulationen dieser Schutzenzyme als auch Substrate den ASH Verlauf beeinflussen. Es kann auch erklären, warum bei schwer erkrankten Patienten eine Vitaminsubstitution und eine parenterale Ernährung eine bedeutende supportive Rolle spielt. Tab. 6.5 zeigt der Vollständigkeit halber noch einmal verschiedene wichtige reaktive Spezies (ROS und NOS). Diese Tabelle soll auch veranschaulichen, dass sich unter einem Begriff wie reaktive Sauerstoffspezies verschiedene einzelne Moleküle mit chemisch sehr unterschiedlichen Eigenschaften befinden. Leider ist hier die Terminologie nicht immer einheitlich und Missverständnisse sind vorprogrammiert. Im oberen Teil der Tabelle befinden sich die eigentlichen sog. ROS. In dieser Gruppe sind in diesem Fall auch eisenassoziierte Spezies genannt, da diese aufgrund ihrer Reaktion mit dem Sauerstoff und der nachfolgenden Bildung von reaktiven Sauerstoffspezies mit diesen besonders assoziiert sind. Des Weiteren sind in der mittleren Gruppe die reaktiven Stickstoffspezies (NOS) genannt, welche z. B. in Form des Peroxinitrits eine sehr hohe Reaktivität aufweisen können. Andere Spezies sind z. T. Folgeprodukte, die allerdings weiterfolgende z. B. mutagene Reaktionen hervorrufen können. Dazu gehören auch die exozyklischen Etheno-DNA Addukte [12].

Tab. 6.4: Enzymatische Quellen reaktiver Sauerstoffspezies und Schutzenzyme.

Quellen reaktiver Sauerstoffspezies bei der ASH	Schutzsysteme gegen reaktive Sauerstoffspezies
– Mitochondriale Atmungskette – p450-System (z. B. CYP2E1) – Aldehydoxidase – Xanthinoxidase – Neutrophile, Makrophagen (NOX2) – NADPH abhängige Oxidasen (NOX1-5) – Eisenakkumulation – AOX (peroxisomal)	– Peroxiredoxine – Glutathion-Glutathionperoxidasesystem – Katalasen – Superoxiddismutasen – Thioredoxin

Tab. 6.5: Toxische Spezies bei ASH.

Oxidativer Stress (ROS und NOS) bei der ASH		
Reaktive Sauerstoffspezies (ROS)	Molekularer Sauerstoff	O_2
	Superoxidanion	$O_2.-$
	Hydroxylradikal	$.OH$
	Peroxylradikal	$ROO.$
	Perhydroxylradikal	$HO_2.$
	Alkoxylradikal	$RO\bullet$
	Ferrylradikal	$FeIV.$
	Proteinkarbonylradikal	
	Wasserstoffperoxid	H_2O_2
	Singulettsauerstoff	O_2^*
	Ozon	O_3
	Hypochlorsäure	$HOCl$
	Häm	
	Eisen (reduziert)	Fe^{2+}
Reaktive Stickstoffspezies	Stickstoffmonoxid	$NO\bullet$
	Stickstoffdioxid	$NO2\bullet$
	Peroxynitrit	$ONOO\bullet$
Andere reaktive Spezies	HNE	
	8OH	
	4-Hydroxynonenal (4-HNE)	
	Malondialdehyd (MDA)	
	Exozyklische Etheno–DNA-Addukte	

6.6 Molekulare Mechanismen von ASH: wichtige Mechanismen

Der Wissenszuwachs zur Pathogenese der ASH war in den letzten Jahren beträchtlich [13]. Um eine bessere Übersicht zu ermöglichen sollen hier die Abb. 6.4 aber auch die Tab. 6.6 weiterhelfen. In der Tab. 6.6 sind links die wichtigsten und grundlegenden molekularen Pathomechanismen noch einmal aufgelistet und unmittelbare Folgen werden dann in der rechten Tabellenspalte ergänzt. Entscheidende Pathomechanismen sind einerseits die Entstehung der Fettleber durch den Alkoholstoffwechsel, die oben bereits genannte Acetaldehydbildung, die Bildung reaktiver Sauerstoffspezies mit einem besonderen Fokus auch auf die Eisenakkumulation, der nachgewiesenen vermehrten Translokation von Bakterien im Darm, über die verschiedene Entzündungsprozesse aktiviert werden. Dazu gehört einerseits die Produktion von Zytokinen, die Mechanismen der Autophagie, die Aktivierung über MicroRNA, das Ubiquitin-Proteasom-Abbausystem sowie die Induktion von Apoptose. Die grundlegenden Befunde sollen nun im Einzelnen noch einmal an ausgewählten Beispielen näher erläutert werden. Alle diese Pathomechanismen werden auch genetisch moduliert. Diese genetischen Progressionsfaktoren werden an anderer Stelle behandelt und sind bisher nur in Ansätzen verstanden. Wichtige Faktoren sind hier insbesondere PNPLA3 (Adiponutrin) und MBOAT. Ebenfalls gut untersucht sind die genetischen Grundlagen des Acetaldehydstoffwechsels (Alkoholdehydrogenasen und Acetaldehyddehydrogenasen), die je nach geografischer Lage eine große Bedeutung haben.

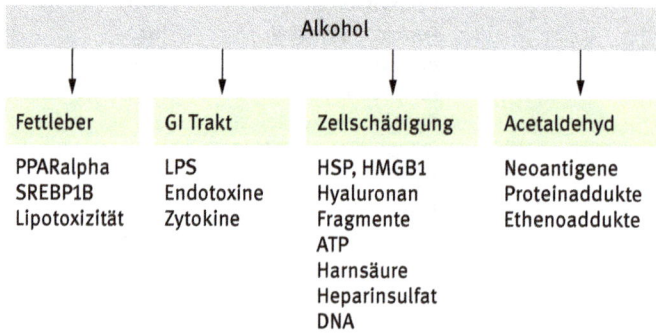

Abb. 6.4: Wichtige Pathomechanismen durch Alkohol bei ASH1/2.

Tab. 6.6: Wichtige Pathomechanismen von Alkohol.

Mechanismus	Folgen
Fettleber mit Akkumulation von Triglyceriden, Phospholipiden und Cholesterol	direkte Lipotoxizität, Membraninstabilität
– Gesteigerte Lipogenese verminderter Fettabbau (ß-Oxidation)	
– Inaktivierung von PPARα	Zellkernrezeptor der Fettsäureoxidation und Transport steuert
– Induktion von SREBP1c	Transkriptionsfaktor, der viele Gene der Fettsynthese steuert
Acetaldehydbildung moduliert durch – Alkoholdehydrogenasen – Acetaldehyddehydrogenasen	Erhöhung von NADH und NADPH Verfügbarkeit Acetaldehydbildung Proteinmodifikation Funktionsverlust Neoantigene
Oxidativer Stress (ROS und NOS) durch – Cytochrom P450 2E1 (CYP2E1), – Endoplasmatisches Retikulum (ER) – Mitochondrien – NADPH Oxidasen – Verminderter ROS Schutz – NOS Induktion	DNA Schäden Organellschäden Membranschäden (Lipidperoxidation) etheno–DNA Addukte
Eisenakkumulation Hämolyse	Eisenüberladung Immunsuppression Fenton-Reaktion
Vermehrte bakterielle Translokation im Darm	PAMPs and DAMPs werden durch *Toll- like receptors* (TLRs) and *NOD-like receptors* (NLRs) erkannt und auf Immunzellen exprimiert führen zur Aktivierung von *nuclear factor*-κB (NF-κB) und Chemokinerhöhung
Freisetzung von DAMPs (*damage-associated molecular patterns*) durch Zellschädigung Proteine: HSP, HMGB1 Hyaluronan Fragmente, Heparinsulfat Nicht-Proteine: ATP, Harnsäure, DNA	aktiviert NLRP3 (*NOD-, LRR- and pyrin domain containing 3*) *inflammasome*
Zytokinproduktion IL-1β wird induziert über TLR4–NF- κB pathogen-assoziierte molekular Muster (PAMPs) wie – Lipopolysaccharide (LPS), – 2-arachidonoylglycerol, – Komplementaktivierung – ER Stress	verstärkt proinflammatorische Zytokine sensibilisiert Hepatozyten für Todessignal Induziert Fibrose

Tab. 6.6: (fortgesetzt) Wichtige Pathomechanismen von Alkohol.

Mechanismus	Folgen
– CC-chemokine ligand 2 (CCL2) – IL-8 – Inflammasomaktivierung	Rekrutierung von Makrophagen und Neutrophilen zur Leber
Hemmung der Autophagie	verminderte Lipid-Clearance
MicroRNA Aktivierung	miRNAs sind kleine nicht-kodierende RNAs, welche eine Rolle bei der sogenannten posttranskriptionellen Regulation von Zielgenen spielen
Steigerung von miRNA-155 in Kupfer Zellen	Vermehrte Entzündung Hemmung der transkriptionellen Effekte hepatozellulärer miR-122
Hemmung des Ubiquitin-Proteasom Weges	
Induktion von Apoptose	
mitochondrialer (intrinsischer) und caspase-abhängiger Weg	Hemmung des Abbaus von wichtigen Signalfaktoren wie NF-κB and HIF1α, Zellschädigung Proliferation Apoptose Ablagerung von Zytokeratinen

6.7 Steatose

Noch vor kurzem galt es als sicher, dass die Fettleber selber eine der Voraussetzungen für die alkoholische Steatohepatitis und die sukzessive Fibrose ist. Das wird heute differenzierter gesehen. Einerseits (s. Abb. 6.1) führt riskanter Alkoholkonsum bei fast 90 % der Patienten zu einer Fettleber, aber nur bei 40 %, also einer Minderheit der Patienten, kommt es zu einer weiteren Progression der Lebererkrankung. Das bedeutet, dass doch relativ viele Patienten mit einer Fettleber gut zurechtkommen. Andererseits wissen wir, dass Lipide über eine direkte Lebertoxizität zu einer Membraninstabilität führen können. Auch wenn diese Mechanismen im Einzelnen noch nicht verstanden sind, so gilt doch als allgemein gesichert, dass eine Membraninstabilität rasch zum Zellschaden führt, da die wichtige Kompartimentierung der Zelle aufgehoben wird. Die Akkumulation von Fetten betrifft nicht nur die abundanten Triglyceride, sondern auch Phospholipide und Cholesterin. Die Mechanismen zur Fettleberentstehung sind sehr mannigfaltig. Sie betreffen über die o. e. Verschiebung zu reduzierten NADH eine gesteigerte Lipogenese, aber auch einen verminderten Fettabbau über die z. B. mitochondriale und peroxisomale Betaoxidation. In den letzten Jahren ist zudem auch die Steuerung dieser Fettstoffwechselwege besser verstanden worden. So führt Ethanol zur Inaktivierung von PPARalpha, einem Zellkernrezeptor, der sowohl die Fettsäureoxidation als auch den Transport steuert. Ganz wichtig ist auch die Induktion von SREBP1c, einem wichtigen Transkriptionsfaktor, der viele Gene der Fettsynthese steuert.

6.8 Acetaldehyd und ROS

Die zentrale Rolle von Acetaldehyd wurde oben kurz erwähnt. Wichtig ist die kanzerogene Wirkung von Acetaldehyd, die als gesichert gilt. Acetaldehyd ist sehr reaktiv und in der Lage irreversible Modifikationen an Proteinen mit dem sukzessiven Funktionsverlust, aber auch der Bildung von Neoantigen, und damit von neu induzierten Immunantworten zu bilden. Neben Alkoholdehydrogenasen entsteht Acetaldehyd ebenfalls über das Cytochrom P450 E21 System im endoplasmatischen Retikulum und in Mitochondrien von Hepatozyten. Das System ist insbesondere interessant, weil es bei chronischem Alkoholkonsum induziert wird. Strukturelle und funktionale Schäden konnten insbesondere an Mitochondrien aber auch an Mikrotuben nachgewiesen werden. Diese führen in der Folge zu verminderter ATP Bildung über die Atmungskette der oben erwähnten ROS und können sogar die Acetaldehyddehydrogenase hemmen, was in Folge zu einer weitere Acetaldehydbildung führt. Über reaktive Sauerstoffspezies (s. Tab. 6.4 und 6.5) können direkte Schäden an allen strukturellen Bestandteilen der Zellen entstehen. Das kann einerseits die Lipidperoxidation und die direkte Schädigung der Membranen sein, als auch direkte Schädigungen der DNA. Über Lipidperoxidationsprodukte können ebenfalls hochtoxische Karzinogene exozyklische DANN-Addukte entstehen.

6.9 Bakterielle Translokation

Gesichert ist ebenfalls die vermehrte bakterielle Translokation im Darm. Neben der Freisetzung von Lipopolysacchariden (LPS) sowie Endotoxinen oder durch direkte Schädigung von Zellen durch Alkohol werden DAMPS (*damage associated molecular patterns*) freigesetzt, in deren Folge *TOLL like* Rezeptoren oder *NOD like* Rezeptoren Immunzellen oder andere wichtige Todessignalwege, wie NF-κB aktiviert oder über Chemokine weitere Immunzellen angelockt. Zu DAMPS gehören sowohl Proteine wie HSP oder HMGB1 und Hyaluron Fragmente, als auch Nicht-Proteine wie ATP, Harnsäure, Heparinsulfat und DNA. Gesichert ist in der Folge die Induktion von wichtigen Zytokinen mit sehr unterschiedlichen Funktionen. Zentral wird z. B. IL1-Beta induziert über TLR4-κB, pathogen assoziierte molekulare Muster. Dieses wiederum verstärkt andere proinflammatorische Zytokine, sensibilisiert Hepatozyten für Todessignale und induziert direkt Fibrose. Ein wichtiger weiterer Weg ist die Hemmung der Autophagie durch Ethanol. Dieses Selbst-Clearance-System aller Zellen wird dadurch in seiner Funktion eingestellt und z. B. die Lipid-Clearance vermindert. Zusätzlich wird zunehmend die regulatorische Rolle von sog. Micro-RNAs erkannt. Es führt z. B. die Steigerung von Micro-RNA 155 in Kupfferzellen, aber auch die Micro-RNA 122 in Hepatozyten zu einer vermehrten Entzündung. Alkohol hemmt ebenfalls den proteasomalen Abbau über den Ubiquitin-Proteasom-Weg. Das wiederum führt zu einer Hemmung des Abbaus von wichtigen Signalfaktoren wie NF-κB und *Hypoxia inducible factor 1 alpha*.

6.10 Apoptose

Eine wichtige Rolle spielt ebenfalls die Induktion von Apoptose durch den Ethanol-stoffwechsel. Interessante neuere Befunde zeigen wiederum, dass dieser physiologische Vorgang des programmierten Zelltodes durch Ethanol aber auch gehemmt werden kann. Beispielsweise nimmt die Apoptoserate bei Alkoholentgiftung sogar zu und es bleibt momentan noch in der Diskussion, ob diese Aktivierung der Apoptose nach Alkoholentgiftung eine wichtige Rolle spielt. Auffällig ist z. B., dass bei starker Apoptosezunahme nach Alkoholabstinenz durchaus auch das Bilirubin ansteigen kann, einem der Leitparameter einer AH/ASH1. Mit Apoptose assoziiert ist eine vermehrte Zellproliferation und Regeneration und die Ablagerung von Zytokeratinen.

6.11 ASH: Die Rolle von Eisen

Die bereits o. g. Akkumulation von pathologischem Eisen in den Lebern chronischer Trinker soll besonders behandelt werden, da schon vor 20 Jahren dieses Eisen als unabhängiger Prognosefaktor für das Überleben von chronischen Trinkern erkannt worden ist [14,15]. Es hat deswegen in den letzten Jahren eine sehr intensive Beschäftigung mit den zugrundeliegenden Mechanismen gegeben. Eisen selbst ist ein sehr bivalentes Molekül, da es einerseits essentiell für wichtige Grundprozesse des Lebens wie z. B. die mitochondriale Atmungskette, den Sauerstofftransport und viele funktionale Proteine ist. Andererseits ist es insbesondere in Verbindung mit ROS wie Wasserstoffperoxyd hoch toxisch, da diese zur Bildung sog. Hydroxylradikale führt, die mit praktisch allen zellulären Strukturen reagieren können.

Abb. 6.5 fasst unser heutiges Verständnis der systemischen Eisenhomeostase schemenhaft zusammen. So wird wie bei allen Säugetieren so auch beim Menschen Eisen sehr effizient recycelt. Das meiste Eisen fließt in die Erythropoese, die Bildung roter Blutkörperchen im Knochenmark. Diese haben etwa eine Lebenszeit von 120 Tagen und werden dann über Monozyten, insbesondere in der Milz, erythrophagozytiert und das Eisen in 90 % wieder recycelt und für die Blutneubildung zur Verfügung gestellt. Die tägliche Eisenaufnahme ist relativ gering und beträgt nur 1 mg/Tag und wird vor allem im proximalen Duodenum durchgeführt. Entscheidend für die Regulation

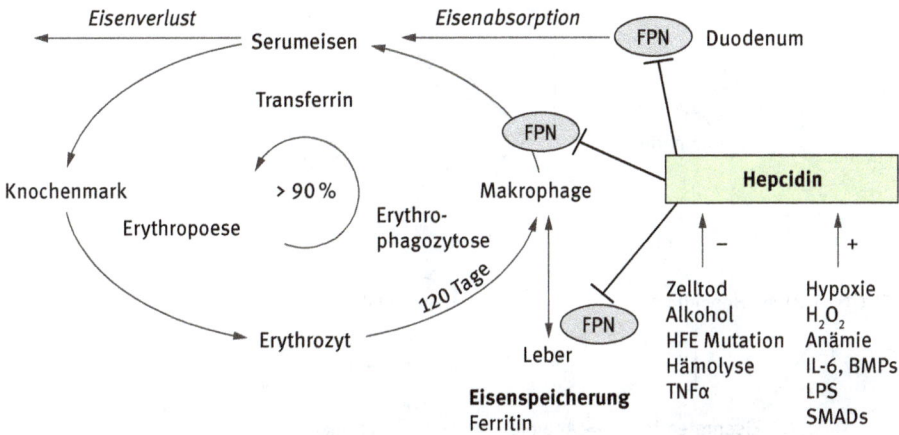

Abb. 6.5: Systemischer Eisenstoffwechsel mit möglichen pathologischen Interaktionen von Alkohol (blaue Kreise). Der zentrale Eisenschalter Hepcidin wird in der Leber gebildet und inhibiert die einzige Eisenexportpumpe Ferroportin (FPN) in Makrophagen, Leberzellen und Duodenum. Darüber wird die Eisenverfügbarkeit im Serum und damit die wichtigste Verwendung, nämlich die Erythropoese gesteuert. Viele Faktoren können Hepcidin steuern (siehe rechts unten).

all dieser Stoffwechselvorgänge des Eisens ist ein kleines Peptidhormon Hepcidin, welches sich inzwischen als der Hauptschalter der systemischen Eisenhomeostase herausgestellt hat. Das Hormon wird in der Leber sezerniert und inaktiviert die einzige Eisenexportpumpe Ferroportin (FRP), die sich besonders im Duodenum, aber auch den Makrophagen und der Leber befindet. Die Leber ist außerdem auch einer der wichtigsten Eisenzwischenspeicher (ca. 1 Gramm). Auch wenn die Einzelheiten der Hepcidin Regulation noch nicht komplett verstanden sind, so reagiert der Organismus bei einem Eisenüberangebot mit einer Hepcidin-Induktion und beim Eisenmangel mit einer Suppression von Hepcidin. Durch die Suppression von Eisen kann die Eisenexportpumpe Ferroportin im Duodenum genug Eisen ins Serum pumpen, welches dann für die Blutneubildung verwendet wird. Ebenfalls werden die Eisenspeicher z. B. als Hepatozyten und Makrophagen entleert und dem Serum ebenfalls zugeführt. Hepcidin ist deswegen so komplex zu verstehen, weil viele Signalwege einmünden. Klassisch sind z. B. Zytokine wie IL6, die Hepcidin stark induzieren können und über diesen Weg dann sehr rasch Serumspiegel von Eisen verringern und zur sog. „Anämie der chronischen Entzündung" führen. Interessant ist auch, dass viele unterschiedliche Moleküle die Hepcidinexpression beeinflussen. Neben BMPs und SMADs sind das auch Hypoxie oder ROS.

Abb. 6.6 verdeutlicht auch durch blaue Punkte all diejenigen Stellen, in denen bereits eine Interaktion der Eisensteuerung mit Ethanol direkt nachgewiesen wurde. So konnte an Tierversuchen nachgewiesen werden, dass Hepcidin durch Alkoholkonsum direkt sehr wirksam blockiert wird. Die Eisenregulation bei Patienten mit alkoho-

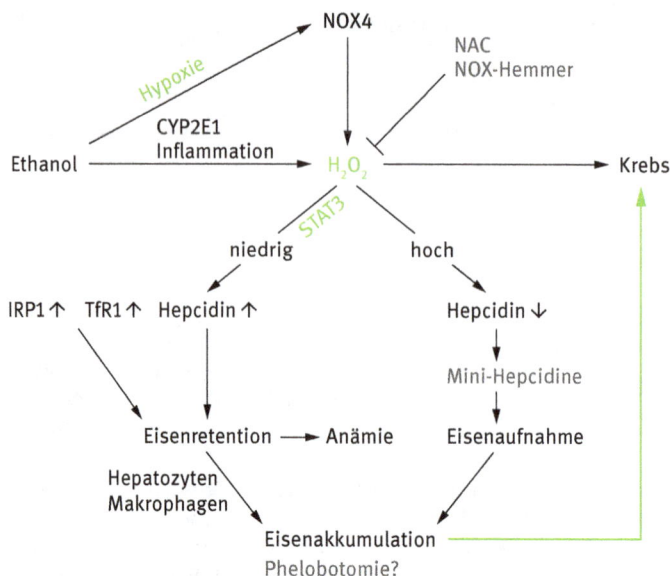

Abb. 6.6: Die im Ethanolstoffwechsel obligate ROS-Bildung kann in komplexer Weise und dosis-abhängig regulatorisch in den Eisenstoffwechsel eingreifen und dort über Hepcidin entweder zur Eisenretention und damit Anämie und andererseits zur chronischen Eisenaufnahme und schließlich Eisenüberladung führen. In jüngster Zeit treten Enzyme wie NOX4 in den Vordergrund, die bei Alkoholkonsum überexprimiert werden und offensichtlich direkt Hepcidin steuern können. Hier könnten in Zukunft neue Therapien Ansätzen über N-Acetylcystein (NAC), NOX-Hemmer oder Mini-Hepcidinen. Die Aderlass-Therapie wird kontrovers diskutiert.

lischer Lebererkrankung ist sehr komplex, da viele überlagernde und auch gegensätzliche Mechanismen eine Rolle spielen können. Diese Patienten können Infektionen ausweisen und über Zytokine wie IL6 Hepcidin induzieren und die Eisenverfügbarkeit fürs Serum einschränken. Weitere klinische Bedingungen wie Blutungen, Zellschädigung in der Leber und oxidativer Stress können ebenfalls alle Hepcidin beeinflussen. Zunehmend ist auch eine sog. maskierte Hämolyse ins Zentrum der Diskussion gerückt, die Hepcidin ebenfalls sehr komplex beeinflussen kann. So weiß man z. B. bei hereditären hämolytischen Erkrankungen wie der Thalassämie, dass diese Hepcidin stark supprimieren können und über diesen Weg natürlich dann zu einer vermehrten Eisenresorption und hepatozellulären Eisenablagerungen führen können.

Interessant in diesem Zusammenhang ist auch, dass Alkoholkonsum generell ein starker Modulator des Eisenstoffwechsels sein kann und schon seit den 80er Jahren vermutet wird, dass die hereditäre Hämochromatose sich wahrscheinlich durch Alkohol ungünstig entwickelt. Bei dieser häufigsten aller monogenen Erberkrankungen des Menschen handelt es sich in der Regel um eine HFE-Mutation, die in Folge über bisher unklare Mechanismen zu einer Suppression von Hepcidin und damit zu einer vermehrten Eisenaufnahme führt. Allerdings ist die klinische Penetranz mit 10–15 %

relativ niedrig. In anderen Worten, nur jeder 10. homozygote Merkmalsträger entwickelt wirklich auch einen klinischen Phänotyp, weswegen auch bisher ein allgemeines Bevölkerungsscreening nicht empfohlen wird. Es gibt erste Hinweise sowohl wissenschaftlich als auch in der Praxis, dass Alkoholkonsum hier eine wichtige modulierende Rolle einnimmt. Ein besseres Verständnis ist hier deswegen wichtig, weil sich neue therapeutische Ansätze bieten könnten. Leider ist der klassische Ansatz einer Aderlass-Therapie bei Patienten mit ALE nicht wirksam und eine entsprechende französische Studie wurde vorzeitig abgebrochen.

Die Abb. 6.6 fasst noch einmal die komplexe Interaktion von Ethanolstoffwechsel und Eisenstoffwechsel zusammen. Insbesondere über ROS und in Abhängigkeit von deren Konzentration werden sowohl zelluläre Regulatoren (IRP1, TFR1) als auch systemische Regulatoren wie Hepcidin unterschiedlich gesteuert und können dann entweder zur gesteigerten Eisenaufnahme oder Eisenretention führen. Je nach dem welcher Weg überwiegt, können diese Signalwege auch die häufig beobachtete Anämie bei diesen Patienten mit erklären. Es gilt jedenfalls als sicher, dass die daraus folgende Eisenakkumulation insbesondere in Hepatozyten in Assoziation mit dem vermehrten oxidativen Stress eine ganz wichtige Rolle bei der Krebsentstehung spielt. Neue Daten zeigen auch, dass Enzymsysteme wie die erwähnte NOX4 hier regulatorisch eingreifen. Ob sich hier in Folge z. B. schon durchgeführte Studien mit Antioxidantien wie N-Acetylcystein oder neue NOX-Hemmer oder Mini-Hepcidine neue therapeutische Ansätze versprechen, muss sich in der Zukunft zeigen.

Abschließend kann zusammengefasst werden, dass die alkoholische Hepatitis, ob ASH1 oder ASH2, ein zentraler Bestandteil der alkoholischen Lebererkrankung ist und zunehmend an ihren molekularen Mechanismen verstanden wird.

Literatur

[1] Seitz HK, Bataller R, Cortez-Pinto H, et al. Alcoholic liver disease. Nat Rev Dis Primers. 2018;4:16.
[2] Woolbright BL, Jaeschke H. Alcoholic Hepatitis: Lost in Translation. J Clin Transl Hepatol. 2018;6:89–96.
[3] Mueller S, Seitz HK, Rausch V. Non-invasive diagnosis of alcoholic liver disease. World J Gastroenterol. 2014;20:14626–14641.
[4] Maddrey WC, Boitnott JK, Bedine MS, et al. Corticosteroid therapy of alcoholic hepatitis. Gastroenterology. 1978;75:193–9.
[5] Forrest EH, Evans CD, Stewart S, et al. Analysis of factors predictive of mortality in alcoholic hepatitis and derivation and validation of the Glasgow alcoholic hepatitis score. Gut. 2005;54:1174–1179.
[6] Dunn W, Jamil LH, Brown LS, et al. MELD accurately predicts mortality in patients with alcoholic hepatitis. Hepatology. 2005;41:353–358.
[7] Dominguez M, Rincon D, Abraldes JG, et al. A New Scoring System for Prognostic Stratification of Patients With Alcoholic Hepatitis. American Journal of Gastroenterology. 2008;103:2747–56.

[8]   Louvet A, Naveau S, Abdelnour M, et al. The Lille model: a new tool for therapeutic strategy in patients with severe alcoholic hepatitis treated with steroids. Hepatology. 2007;45:1348–1354.

[9]   Mathurin P, Hadengue A, Bataller R, et al. EASL Clinical Practical Guidelines: Management of Alcoholic Liver Disease. J Hepatol. 2012;57:399–420.

[10] Albano E. Alcohol, oxidative stress and free radical damage. Proc Nutr Soc. 2006;65:278–290.

[11] Silva I, Rausch V, Peccerella T, et al. Hypoxia enhances H2O2-mediated upregulation of hepcidin: Evidence for NOX4-mediated iron regulation. Redox Biol. 2018;16:1–10.

[12] Mueller S, Peccerella T, Qin H, et al. Carcinogenic Etheno DNA Adducts in Alcoholic Liver Disease: Correlation with Cytochrome P-4502E1 and Fibrosis. Alcohol Clin Exp Res. 2018;42:252–259.

[13] Neuman MG, French SW, French BA, et al. Alcoholic and non-alcoholic steatohepatitis. Experimental and molecular pathology. Exp Mol Pathol. 2014;97:492–510.

[14] Mueller S, Rausch V. The role of iron in alcohol-mediated hepatocarcinogenesis. Adv Exp Med Biol. 2015;815:89–112.

[15] Silva I, Rausch V, Seitz HK, Mueller S. Does Hypoxia Cause Carcinogenic Iron Accumulation in Alcoholic Liver Disease (ALD)? Cancers (Basel). 2017;9(11):145.

7 Pathophysiologie der alkoholbedingten Fibrose und Zirrhose

Steven Dooley[*], Nadja M. Meindl-Beinker[*], Katja Breitkopf-Heinlein[*]

7.1 Einleitung

Die Leberfibrose ist eine häufig auftretende und lebensbedrohliche Komplikation von allen Arten chronischer Lebererkrankungen, einschließlich der alkoholischen Lebererkrankung (ALD). Obwohl in den letzten Jahrzehnten sehr viele Details über die molekularen und zellulären Mechanismen der Fibrose aufgeklärt werden konnten, ist aufgrund der Dynamik und hohen Komplexität des Prozesses bisher keine erfolgreiche Translation in die Klinik erfolgt. Aufgrund der Zunahme von fett- und zuckerreicher Ernährung sowie des Alkoholkonsums besteht in Industrienationen eine wachsende medizinische und ökonomische Belastung durch chronische Lebererkrankungen inkl. der Fibrose.

Fibrose ist nicht das Ergebnis eines einfachen linearen Ereignisses, sondern beschreibt vielmehr einen Zustand des Organs, der durch komplexe Kommunikation zwischen Parenchymzellen und Nichtparenchymzellen sowie verschiedener Immunzellentitäten mit Hilfe einer Vielzahl von Signalmolekülen erreicht wird. Weiteren Einfluss nehmen die biologischen und chemischen Eigenschaften der Entitäten, die den Schaden verursachen, sowie die jeweilige genetische Ausstattung und der *life style* des Patienten selbst. Dabei verstärkt Alkoholkonsum eine Fibrose, die durch andere Noxen wie der viralen Hepatitis oder der nicht-alkoholischen Fettlebererkrankung (NAFLD) hervorgerufen wurde. Das Stadium einer Fibrose bzw. Zirrhose (F1–F4) dient als Schlüsselparameter zur Bewertung des Schweregrades einer Lebererkrankung, sowie für die Entwicklung von Behandlungsverfahren [1].

Bemerkenswert ist, dass bei relativ ähnlich riskantem Alkoholkonsum nahezu alle Betroffenen eine makrovesikuläre Steatose entwickeln, jedoch nur ein geringer Anteil eine Krankheitsprogression hin zur Fibrose und Zirrhose durchläuft. Dies offenbart, dass personalisierte Krankheitsbeschleuniger existieren müssen, im Weiteren als „*Sensitizer*" bezeichnet, die eine Krankheitsprogression begünstigen. In die Gruppe der *Sensitizer* mit negativem Einfluss gehören *life style* Faktoren wie Adipositas, Insulinresistenz oder das Rauchen [2,3]. Andererseits weisen epidemiologische und mechanistisch experimentelle Daten darauf hin, dass z. B. der Konsum von Kaffee der Entwicklung bzw. der Progression einer Leberfibrose sowohl in Patienten mit alkoholischer Lebererkrankung als auch mit Leberschädigungen anderer Ursachen entgegenwirkt [4–6].

---

[*] gleichermaßen beigetragen

https://doi.org/10.1515/9783110583984-007

7.2 Pathophysiologie

Die Pathogenese der Fibrose beginnt in der Regel mit einer Verletzung des Leberparenchyms. Dies erfolgt nach Alkoholkonsum einerseits direkt durch Metabolismus der Alkoholmoleküle, was mit Radikalbildung, oxidativem und zellulärem Stress und einer Störung des Fettstoffwechsels einhergeht. Es resultiert die Ablagerung von Fetttröpfchen, ein Aufblähen der Hepatozyten, das sogenannte *ballooning*, und schließlich das Absterben von zu stark gestressten Zellen durch Prozesse wie Apoptose, Nekroptose oder Nekrose. Weitere morphologisch differenzierbare Merkmale des alkoholbedingten Schadens sind die Ausbildung von mikroskopisch erkennbaren Aggregaten, sogenannten Mallory-Denk *bodies*, und ein hauptsächlich lobuläres aus PMNs (*neutrophilic polymorphonuclear leucocytes*) bestehendes inflammatorisches Infiltrat [7]. Die gestressten und absterbenden Hepatozyten senden Signale aus, sogenannte DAMPs (*damage-associated molecular patterns*), die zunächst den Prozess der Wundheilung einleiten. Ein Beispiel für solche Hepatozyten-DAMPs sind Hedgehog-Liganden, die die Hedgehog-responsiven Gene Gli2, αSMA und Vimentin in benachbarten HSCs induzieren und dadurch deren fibrogene Aktivierung veranlassen [8,9]. Tritt der Stressor permanent auf, wie zum Beispiel im hier beschriebenen Fall durch regel- und übermäßigen Alkoholkonsum, resultiert eine chronische Wundheilungsreaktion, die als Fibrosegenese bezeichnet wird und im Falle der ALD als centrilobuläre Parenchymschädigung mit perizellulärer bzw. perivenulärer Fibrose auftritt. Die vorstehend genannten pathophysiologischen zellulären Reaktionen in den Hepatozyten, die durch den Alkoholstoffwechsel verursacht sind, werden in den Kapiteln von Herrn Seitz (Kap. 3) und Herrn Hellerbrand (Kap. 5) ausführlicher beschrieben.

Typische histologische Progressionsmerkmale des alkoholischen Leberschadens sind makrovesikuläre Steatose, lobuläre Inflammation, hepatozelluläres *ballooning* and Nekrose in den zentralen Regionen der hepatischen Lobuli [10, 11]. Diese sind hauptsächlich bedingt durch die centrilobuläre Zonierung des Ethanol-metabolisierenden Enzymsystems, im Besonderen die Zytochrom P450 Oxidasen, wie CYP2E1.

Es soll an dieser Stelle erwähnt werden, dass die histologischen Merkmale bei ALD-Patienten und NAFLD-Patienten bzgl. des Fibrosemusters sehr ähnlich sind. Anschaulich dargestellt ist dies im kürzlich erschienen Übersichtsartikel von Friedman et al. [12]. Insbesondere sei hier auf die repräsentativen histologischen Abbildungen in Kap 10.4 dieses Buches hingewiesen.

In adipösen Patienten, die gleichzeitig ein riskantes Niveau an Alkoholkonsum zeigen – eine mittlerweile häufig auftretende Kombination -, tritt verstärkt Hepatozyten *ballooning*, portale Inflammation, Ausbildung von Mallory-Denk *bodies* und ein stärkerer Fibrosegrad auf. Im Gegensatz dazu weist der reine NAFLD-Patient einen höheren Grad an Steatose auf und zeichnet sich durch das Fehlen einer portalen Inflammation durch Neutrophilen-Infiltration aus [13]. Eine genauere pathologische Diversifikation der alkoholbedingten von der nichtalkoholbedingten Leberschädigung ist in der aktuellen Übersichtarbeit von Lackner und Tiniakos beschrieben und im Kap. 10 dieses Buches veranschaulicht [14].

Wie sieht nun die nach Schädigung initiierte Wundheilungsreaktion der Leber im Detail aus. Die Stresssignale der geschädigten Hepatozyten werden primär von den hepatischen Sternzellen (HSCs), den Leberendothelzellen der Sinusoide (LSECs) und den residenten Immunzellen, welche Makrophagen (Kupfferzellen, KCs), dendritische Zellen und Mastzellen umfassen, verarbeitet. Es kommt in Folge zur Freisetzung einer Vielzahl inflammatorischer und fibrogener Botenstoffe, insbesondere Zytokine, Chemokine und Wachstumsfaktoren. Die so freigesetzten Signale wiederum werden lokal und systemisch in komplexen Zell-Zell-Kommunikationen verarbeitet. Die Phänotypen der verschiedenen beteiligten Zelltypen verändern sich dynamisch entsprechend der benötigten zellulären Reaktionen im Organ, und es kommt zur Infiltration inflammatorischer Monozyten. Eine ausgezeichnete Zusammenfassung dieser Prozesse ist in der Übersichtsarbeit von Krenkel und Tacke zu finden [15]. Resultat dieser Anpassungen ist zum einen der pathophysiologische Zustand einer Leberentzündung (Hepatitis), die im Kapitel *Alkoholische Hepatitis (AH) und Alkoholische Steatohepatitis (ASH)* von Herrn Mueller (Kap. 6) genauer beleuchtet wird. Zum anderen entwickelt sich als Nettoeffekt der exzessiven Ablagerung von extrazellulärer Matrix (ECM) eine Vernarbung der Leber, eine Fibrose. In den letzten Jahren wurde immer deutlicher, dass miRNAs eine bedeutende Rolle in den beschriebenen physiologischen und pathophysiologischen Prozessen der Leber zugeordnet werden kann. Aus Platzgründen können wir hier auf diesen wichtigen Themenbereich leider nicht näher eingehen, verweisen aber den interessierten Leser zum Einstieg gerne auf den Übersichtsartikel von G. Szabo [16].

Neben den „Notruf"-Signalen der alkoholgestressten Hepatozyten selbst, gibt es bei der ALD noch einen signifikanten systemischen Einfluss auf die Entwicklung und Progression der Leberschädigung. Die Präsenz von Alkohol im Darm führt zum einen zu einer Vermehrung intestinaler Bakterien und erhöht zum anderen die Durchlässigkeit der Darmwand für Makromoleküle, was zusammen in einer erhöhten Konzentration an Endotoxinen, insbesondere des Lipopolysaccharids (LPS), im portalen Blutkreislauf führt. LPS wirkt in der Leber als Signalmolekül für Toll *like* Rezeptorgekoppelte Signalwege und initiiert insbesondere in HSCs und Makrophagen die Freisetzung von inflammatorischen Mediatoren, die die Prozesse der Hepatitis und Fibrogenese sowie den Hepatozyten-Zellstress verstärken. Generell deuten jüngste Forschungsaktivitäten darauf hin, dass der Einfluss von Alkohol auf die Zusammensetzung des Mikrobioms im Darm eine bisher unterschätzte Rolle für die Pathophysiologie der ALD besitzt. Die genauen Mechanismen sind hier allerdings noch unklar und sollten in Zukunft ausführlicher untersucht werden. In einer sehr guten Übersichtsarbeit stellten L. Nagy und Mitarbeiter die Verbindung der vorstehend genannten Pathomechanismen des alkoholischen Leberschadens mit klinisch auftretenden Phänotypen dar [17].

7.3 Beteiligte Zelltypen

Leberfibrose entsteht aus dem Zusammenwirken aller Leberzelltypen. Wenn klinisch von „Leberfunktionen" gesprochen wird, sind in der Regel jedoch nur solche von Hepatozyten gemeint. Die Leber besteht allerdings aus mindestens 5 verschiedenen Zelltypen (Hepatozyten, Gallengangsepithelzellen/Cholangiozyten [BECs], HSCs, LSECs, KCs) die stetig miteinander kommunizieren.

Die Funktionsfähigkeit der Hepatozyten, ebenso wie die Entstehung einer Fibrose, hängen daher nie von einem einzelnen Zelltyp alleine ab. Der *cross talk* der Leberzellen untereinander ist komplex und wird auch direkt durch Alkoholexposition beeinflusst. Zusätzlich müssen bei diesen Interaktionen immer noch die anderen in der Leber präsenten Leukozyten wie T-Zellen, B-Zellen, Killerzellen berücksichtigt werden, die in der Pathologie natürlich auch maßgebliche Funktionen ausüben.

Neben den Signalen der durch Alkohol gestressten Hepatozyten sind auch direkte Effekte von Alkohol und seinen Metaboliten Acetaldehyd, Malondialdehyd oder 4-Hydroxynonenal auf Nichtparenchymzellen beschrieben. Sie können in HSCs oder Makrophagen die Synthese von fibrogenen und inflammatorischen Mediatoren stimulieren und so die Fibrose vorantreiben [18–20]. Acetaldehyd ist eine hochreaktive Substanz, die mit zellulären Bestandteilen sogenannte Addukte bildet, die sowohl HSCs direkt aktivieren, als auch Kupfferzellen und Endothelzellen zur Synthese fibrogener Signalmoleküle stimulieren können. So induziert Acetaldehyd z. B. die Synthese von Typ I Kollagen in kultivierten HSCs. Studien mit ALDH2*KO*-Mäusen, die Acetaldehyd nicht effizient weiterverarbeiten können und es daher in der Leber anreichern, haben eine erhöhte Sensitivität dieser Tiere gegenüber einem Alkohol- bzw. CCl_4-vermittelten Leberschaden und Fibrogenese gezeigt. Des Weiteren kann sich Acetaldehyd in die DNA einlagern und Mutationen verursachen.

7.3.1 Hepatozyten

Den weitaus größten Teil der Lebermasse bilden die Hepatozyten [21]. Diese Zellen erfüllen viele der wichtigsten Funktionen der gesunden Leber. Adulte Hepatozyten proliferieren normalerweise kaum, sind polarisiert und in typischen Balkenstrukturen angeordnet. Sie formen dabei eine für die Funktion optimale Architektur, die die effektive Aufnahme und Freisetzung von Stoffen ermöglicht. Die Polarisierung der Hepatozyten ist daher essentiell für ihre Funktion, geht *in vitro* jedoch nach Isolierung und Kultur in sogenannten Monolayern sehr schnell verloren [22]. Diese Dedifferenzierung der Hepatozyten hin zu einem mesenchymalen Phänotyp, auch als epithelial-mesenchymale Transition (EMT) bezeichnet, ist vermutlich eine Folge von fehlenden Zell-Zell- und Zell-Matrix-Interaktionen. Darüber hinaus registrieren Hepatozyten offenbar Änderungen im hepatischen Widerstand, der durch die verschiedenen Strömungen in der Leber bestimmt wird. Auf der einen Seite fließt das

Blut vom Darm über die Portalvene in die Leber und wird an den Leberzellbalken vorbei von außen nach innen in die Leberläppchen geleitet. Über die Verzweigungen der hepatischen Arterie erfolgt auf der gleichen Seite der Hepatozyten und in die gleiche Richtung die Sauerstoffversorgung des Organs. Auf der anderen Seite der Hepatozyten sammeln sich die Gallenkanälchen zu größeren Gallengängen, die ebenfalls einen Strömungswiderstand bedingen und die Leberläppchen in der dem Blutstrom entgegengesetzten Richtung durchströmen. Änderungen der Druckverhältnisse wie sie z. B. bei akuter Leberschädigung auftreten, können vermutlich eine Dedifferenzierung der Hepatozyten auch *in vivo* begünstigen. Dieser Prozess ist normalerweise transient und ermöglicht es den Zellen in einen proliferativen und migratorischen Phänotyp zu wechseln, so dass sie in das geschädigte Areal einwandern und die Regeneration/Wundheilung lokal vorantreiben können. Bei chronischer Schädigung können solche regenerativen Vorgänge nicht abgeschlossen werden, so dass dauerhaft dedifferenzierte Hepatozyten entstehen, die eine Fibrosierung und einen Funktionsverlust des Organs verstärken. Direkte Effekte von Ethanol auf Hepatozyten beinhalten neben der Generierung von oxidativem Stress auch die Induktion von Apoptose. Interessanterweise wird dieser pro-apoptotische Effekt in Gegenwart des fibrogenen Botenstoffes TGF-β deutlich verstärkt [23,24]. TGF-β wird wiederum u. a. von aktivierten HSCs freigesetzt, so dass sich auch hier die Zelltyp-spezifischen Reaktionen gegenseitig beeinflussen.

7.3.2 Gallengangsepithelzellen/Cholangiozyten (BECs)

Zwischen benachbarten Hepatozyten befinden sich die Gallenkanälchen, in die Gallensäuren abgegeben werden. Die Kanälchen vereinigen sich in größeren Gefäßen und münden schließlich in den Gallengang, der zur Gallenblase führt. Mit zunehmendem Durchmesser besitzen die Gallengänge ein Epithel, gebildet aus den Gallengangsepithelzellen (BECs), die aus ihren Vorläufern, den Cholangiozyten entstehen. BECs sezernieren verschiedene Stoffe in die Gallenflüssigkeit, die z. B. dafür sorgen sollen, dass die Galle nicht verklumpt. Darüber hinaus bildet diese Epithelschicht eine wichtige Barriere, die potentiell schädliche Gallebestandteile (insbesondere Säure) am Übertritt ins Parenchym hindert [25]. Fehlfunktionen des Gallengangsystems, wie sie bei einigen angeborenen Erkrankungen, wie z. B. dem Alagille Syndrom oder angeborenen Atresien, vorkommen, führen ebenso wie Gallengangverschlüsse, z. B. durch Gallensteine, zu einem Gallerückstau in die Leber. Die so entstehende Cholestase bewirkt eine reduzierte Exkretion toxischer Metabolite und eine zunehmende Schädigung des umgebenden Gewebes.

Den Cholangiozyten kommt darüber hinaus eine wichtige Funktion bei massiver akuter Schädigung zu: wenn das regenerative Proliferationspotential der Hepatozyten erschöpft ist, können Cholangiozyten-Vorläuferzellen, die sogenannten Progenitorzellen, aktiviert werden. Sie entstammen dem Hering'schen Kanal und besitzen ähnlich wie Stammzellen die Fähigkeit, sich entweder in Gallengangsepithelzellen oder in Hepatozyten zu differenzieren. So können sie bei großem akutem Verlust an Lebermasse einen Teil der Hepatozyten ersetzen und die Regeneration damit zusätzlich zur „normalen" Proliferation der adulten Hepatozyten unterstützen. Die Pathogenese der biliären Fibrose unterscheidet sich von der alkoholischen Fibrose sowohl durch die Art der Parenchymschädigung, die die Gallengangsepithelzellen als primäres Ziel hat, wie auch durch den starken Anteil von Entzündung und dem Muster der Vernarbung, das portal beginnt und in der Progression Mauern von Kollagenablagerungen bildet, die die Portalfelder miteinander verbinden. Die Pathogenese der biliären Fibrose ist in einem aktuellen Übersichtsartikel, den wir zur Vertiefung des Themas sehr empfehlen, detailliert beschrieben [26].

7.3.3 Hepatische Sternzellen (HSCs)

Die Aktivierung von HSCs und deren Transdifferenzierung zu extrazelluläre Matrix (ECM)-produzierenden Myofibroblasten (MFBs) ist das zentrale zelluläre Ereignis der Leberfibrogenese. Es gibt Daten, die zeigen, dass auch andere Zelltypen wie portale Fibroblasten und vom Knochenmark abstammende und eingewanderte MFBs zur Population der ECM-produzierenden Zellen beitragen, dies jedoch in geringerem Maße [27,28]. HSCs sind zwischen den Hepatozyten und den sinusoidalen Endothelzellen im Disse'schen Raum lokalisiert und werden auch Ito-Zellen oder aufgrund ihrer Vitamin-A Speichervesikel, Fettspeicherzellen genannt. HSCs sind die Perizyten der Leber und stellen ca. 5–8 % der hepatischen Gesamtzellzahl. Wie die Hepatozyten proliferieren HSCs in der gesunden Leber kaum, ändern aber bei Schädigung ihren Phänotyp hin zu MFBs. Diese Transition wird als Aktivierung bezeichnet und ist die Antwort auf verschiedene Botenstoffe, die bei akuter Schädigung von anderen Leberzellen freigesetzt bzw. mit dem Blut in die Sinusoide gespült werden. Seit 30 Jahren etwa werden kontinuierlich neue Mechanismen beschrieben, die an dem Prozess der HSC-Aktivierung und der Fibrogenese beteiligt sind; die meisten davon sind gleich für nahezu alle Ätiologien und stellen an sich keine spezifische Antwort auf den alkoholischen Leberschaden dar. Auf alle einzelnen Pathomechanismen der Aktivierung an dieser Stelle einzugehen, würde den Rahmen dieses Lehrbuchs sprengen. Wir verweisen deshalb hier auf einige ausgezeichnete Übersichtsartikel, die sich mit dieser Thematik befassen [29–31].

Aktivierte HSCs oder MFBs proliferieren vermehrt und sezernieren neben profibrogenen Botenstoffen wie TGF-β und BMP-9 [32,33] extrazelluläre Matrixproteine, insbesondere Kollagene, die im Disse'schen Raum akkumulieren. Dies trägt zu einer Verengung der Sinusoide und einem erhöhten portalen Widerstand bei. Somit ist die Entstehung von Myofibroblasten ein zentraler Vorgang der Fibrogenese [34]. Sofern die Leberschädigung nur akut erfolgt, bilden sich aktivierte HSCs zurück bzw. durchlaufen eine Apoptose und die abgelagerte Matrix wird wieder abgebaut, sodass sich die geschädigte Leber letztlich regeneriert. Bei chronischer Schädigung hingegen kommt es zu einem so massiven Umbau der Leberarchitektur, dass eine vollständige Resolution unmöglich wird und die Fibrose zur Zirrhose voranschreitet.

Stimulation von HSCs mit Ethanol *in vitro* führt der aktuellen Datenlage nach über eine Veränderung der Chromatinstruktur, also über epigenetische Mechanismen, zu einer vermehrten Expression von extrazellulären Matrixproteinen [35]. Eine andere Arbeit zeigte bereits 2001, dass Acetaldehyd über Protein-Kinase C-abhängige Signalwege die Expression pro-fibrogener Proteine wie Kollagen Typ I und Fibronectin in humanen HSCs verstärkt [36].

7.3.4 Sinusoidale Leberendothelzellen (LSECs)

Feine Fortsätze der Portalvene und der Leberarterie durchziehen netzartig die Leber und bilden die Sinusoide. Diese sind ausgekleidet von einem hochspezialisierten Endothel-Subtyp, den sinusoidalen Leberendothelzellen (LSECs). Diese mikrovaskulären Endothelzellen unterscheiden sich von ihren makrovaskulären Vorläufern durch einen lockereren Aufbau. Sie bilden keine undurchlässige Barriere, sondern formen durch Öffnungen zwischen den Zellen und Fenestrierung der Zellwände eine Art Filter, der einen optimalen Stoffaustausch zwischen Blut und Parenchym gewährleisten soll [37]. Auch bilden LSECs in der gesunden Leber im Gegensatz zu fast allen anderen Endothelien keine Basalmembran aus. LSECs registrieren als Erste Änderungen der hepatischen Druckverhältnisse und tragen maßgeblich zur Regulation des Portaldrucks bei. Toxische Substanzen (wie Ethanol) können direkt eine Schädigung der LSECs bewirken, was eine sog. Kapillarisierung auslöst. Hierbei verlieren die Zellen vorübergehend einige ihrer Zelltyp-spezifischen Eigenschaften, sie rücken zusammen, verlieren ihre Fenestrierung und sezernieren Basalmembranproteine in den Disse'schen Raum. Hierdurch verengen sich die Sinusoide, der Widerstand steigt und der Stoffaustausch mit dem Parenchym wird beschränkt. Auch hier kann chronische Schädigung zu einer dauerhaften Veränderung des zellulären Phänotyps und somit zu einer Fibroseentstehung führen. Unter gesunden Bedingungen antagonisiert die Kommunikation zwischen LSECs und HSCs die Aktivierung der Sternzellen, die Kapillarisierung der LSECs hingegen führt direkt zu deren Aktivierung, was wiederum die Fibrogenese vorantreibt. Ein direkter Zusammenhang zwischen Ethanolintoxikation und LSEC-Kapillarisierung konnte bereits 2005 von Wang et al. im Tiermodell gezeigt werden [38]. Yeligar et al. zeigten außerdem, dass Ethanol in LSECs über Aktivierung der NADPH-Oxidase zur Induktion von Hif1a und damit zur Induktion und Freisetzung von ET-1 führt, welches wiederum in KCs die Bildung von MCP-1 stimuliert [39]. Dieses Chemoattraktanz vermittelt die inflammatorische Einwanderung von Neutrophilen. Ähnlich wie Hepatozyten verlieren isolierte LSECs in Monolayerkultur schnell ihren spezialisierten Phänotyp und differenzieren sich zurück in „normale", makrovaskuläre Endothelzellen.

7.3.5 Kupffersche Sternzellen (KCs)

KCs bilden die residente Makrophagenpopulation der Leber. Anders als Makrophagen aus dem Blut, die bei Schädigung erst einwandern müssen, befinden sich KCs in konstanten Mengen in den Sinusoiden und stehen dort in direktem Kontakt mit den LSECs und über die Durchlässigkeit der LSECs auch mit den dahinterliegenden Zellen wie HSCs und Hepatozyten [40]. KCs exprimieren den TLR-4, der insbesondere bakterielle Toxine wie LPS bindet, die bei übermäßigem Alkoholkonsum unter anderem vermehrt ins Blut übertreten und so die Leber erreichen. LPS löst in den KCs eine schnelle Antwort aus, die zur Freisetzung inflammatorischer Botenstoffe führt, was wiederum Auswirkungen auf die anderen Zelltypen hat. So können LSECs vermehrt kapillarisieren, HSCs werden aktiviert und in Hepatozyten wird die sogenannte Akut-Phase-Reaktion ausgelöst. Alle diese Antworten sind zunächst normale Wundheilungsreaktionen, die transient ablaufen, um einer akuten Schädigung zu begegnen. Erst wenn die regenerativen Phasen wiederholt und dauerhaft durch erneute Einwirkung von Noxen (z. B. Alkohol) unterbrochen werden, kommt es zum fibrotischen Umbau der Leber mit allen seinen Folgen.

KCs exprimieren ebenfalls das Enzym Cyp2E1 und können so ähnlich wie Hepatozyten Alkohol verstoffwechseln. Dabei entstehen reaktive Sauerstoffspezies (ROS), die freigesetzt werden und zur weiteren Schädigung von Hepatozyten führen können [41].

Ein interessanter *crosstalk* Mechanismus zwischen Hepatozyten und Makrophagen konnte kürzlich von Momen-Heravi et al. gezeigt werden. Demnach setzen Hepatozyten nach Alkoholexposition Vesikel frei, die miRNA-122 enthalten. Diese miRNA wird von anderen Zellen, einschließlich Immunzellen normalerweise nicht gebildet [42]. Momen-Heravi et al. exponierten Makrophagen mit diesen miRNA-122 enthaltenden Vesikeln und fanden, dass diese danach deutlich stärker auf LPS reagierten. Sie folgern daraus, dass eine überschießende Immunantwort nach Alkoholintoxikation auch über solche Vesikel-vermittelte Zell-Zell-Kommunikation mediiert werden kann [43]. Außer miRNAs können solche Vesikel auch andere Moleküle enthalten, die den Schädigungsverlauf beeinflussen. So zeigten Verma et al. ein Jahr später, dass alkoholexponierte Hepatozyten Vesikel sezernieren, die CD40L enthalten, wodurch die inflammatorische Antwort von Makrophagen ebenfalls verstärkt wurde [44].

7.3.6 Inflammatorische Zellen

Neben der direkten Verstärkung fibrotischer Prozesse kann chronischer Alkoholkonsum die Fibrogenese auch dadurch begünstigen, dass antifibrotische Reaktionen ausgeschaltet werden. Man weiß z. B. dass natürliche Killerzellen (NK) antifibrotisch wirken, indem sie durch die Freisetzung von Interferon-γ einen Zellzyklusarrest und den Zelltod aktivierter HSCs induzieren [45,46]. Diese antifibrotische Wirkung der

NK-Zellen ist durch chronischen Alkoholkonsum erheblich eingeschränkt [47]. In ähnlicher Weise wurde IL-22 durch sein auf Hepatozyten und HSCs gerichtetes Aktionsspektrum als hepatoprotektives und antifibrotisches Zytokin beschrieben. Im Vergleich zu viraler Hepatitis ist IL-22 bei Patienten mit alkoholischer Hepatitis (AH) signifikant herunterreguliert und es wird derzeit spekuliert, dass diese Patienten von einer IL-22 Substitution profitieren könnten [48–50]. Entsprechende klinische Studien werden aktuell durchgeführt.

7.4 Vom Zellschaden zur Fibrose

Als Ausgangspunkt einer chronischen Lebererkrankung wird in jedem Fall ein Zellschaden von Leberepithelzellen angesehen. Dies kann entweder Hepatozyten bei der parenchymalen Leberschädigung einschließlich der alkoholischen Leberschädigung oder das biliäre Epithel bei cholestatischen Lebererkrankungen betreffen.

Seit einigen Jahren nimmt die Liste der Komponenten, die von gestressten oder untergehenden Epithelzellen freigesetzt werden, um die Wundheilung anzuregen bzw. die zellulären Reaktionen der Leber auf andauernde Schädigung wie Inflammation und Fibrose hervorzurufen, stetig zu. Diese sogenannten Alarmproteine oder DAMPs (*danger associated molecular patterns*) umfassen insbesondere reaktive Sauerstoffspezies, Hedgehog-Liganden, Nukleotide und Zelltodsignale [51–54]. Wie in anderen Geweben differenziert man mittlerweile auch in der geschädigten Leber verschiedene Formen von Zellsterben wie Apoptose, Nekrose, Nekroptose, Autophagie, Pyroptose oder Ferroptose, wobei jede einzelne Art speziellen intrazellulären Signalen unterliegt und ein ebenso spezifisches Muster extrazellulärer Signale aufweist [55–57].

7.5 Die Darm-Leberachse, das Mikrobiom und die Rolle von LPS

Aus dem Darm ins Blut abgegebenes Endotoxin beeinflusst die Prozesse in der Leber. Zahlreiche Studien konnten belegen, dass zwischen Alkoholkonsum, Plasma-Endotoxin-Spiegel und Aktivierung von Kupferzellen in der Leber ein Zusammenhang besteht (siehe zitierte Übersichtsartikel am Ende dieses Absatzes). Heute weiß man, dass Alkohol einerseits die intestinale Epithelbarriere schädigt und zu einer erhöhten Permeabilität für Substanzen aus dem Darm in das Blutgefäßsystem führt. Dies gilt einschließlich bakterieller Endotoxine, wie insbesondere das bereits vorstehend im Absatz über Kupfferzellen erwähnte LPS. Andererseits wirkt Alkohol auch direkt auf die Darmflora und verändert das sogenannte Mikrobiom in Richtung einer Zunahme pathogener Stämme, was wiederum über die Darm-Leberachse die Ausprägung einer ALD ungünstig beeinflussen kann. Dementsprechend konnte kürzlich gezeigt werden, dass es sowohl im Mausmodell als auch beim Menschen möglich ist, das Bild einer ALD durch bakterielle Dekontamination mit Antibiotika zu verbessern. Genaueres zu diesem Thema kann in diesen Übersichtsartikeln nachgelesen werden: [58–61]. Mechanistisch passiert dabei in der Leber Folgendes: LPS aktiviert KCs und auch HSCs über den TLR-4 Signalweg, wobei es durch Bindung von CD14 und LPS-*binding protein* (LBP) einen aktivierten Rezeptorkomplex bildet. Das intrazelluläre Signal führt über den *nuclear factor kappa* B (NFkB) in KCs zur Produktion von TNFα und zur Bildung von NAPDH-Oxidase und ROS, was zusammen die Inflammation und damit den Zustand der Hepatitis fördert. Tiefergehende mechanistische Ausführungen dazu können in den folgenden Übersichtsartikeln nachgelesen werden: [62,63]. Der TLR-4 Signalweg führt außerdem in HSCs über die Sensibilisierung für TGF-β-Signale zur HSC-Aktivierung und Fibrogenese [64].

7.6 Extrazelluläre Matrix

Unter extrazellulärer Matrix (ECM) versteht man das extrazelluläre Gerüst, das man insbesondere im sogenannten Disse'schen Raum findet. Dieser Raum umfasst in der gesunden Leber weniger als 3 % der Fläche in einem Gewebeschnitt [65,66]. Eine solche ECM ist unter physiologischen Bedingungen um die Portalfelder sowie entlang der Wände der Sinusoide und Zentralvenen in der Leber zu finden. Sie besteht dabei hauptsächlich aus den Kollagenen Typ I, III und V (Portalfelder und Zentralvenen), oder IV (Sinusoide) [67,68]. Andere Komponenten sind Glykoproteine wie Laminin I und II, Fibronektin, Osteopontin, COP (*cartilage oligomeric protein*), Fibromodulin, Tenascin, Nidogen und SPARC (*secreted protein acidic and rich in cysteine*) sowie Proteoglycane wie Heparansulfat, Dermatansulfat, Chondroitinsulfat, Perlecan, Hyaluronsäure, Biglycan, und Decorin [65,69]. Zur Erstellung des vorstehenden Paragraphen wurde weitgehend die Übersichtsarbeit von Cubero et al. als Quelle verwendet [70]. Die Rolle der ECM besteht einerseits darin, ein dreidimensionales mechanisches Gerüst zur Orientierung der Zellen im Organ bereitzustellen, andererseits hat sie auch zahlreiche funktionelle Aufgaben. Sie dient unter anderem als Speicher für Zytokin-Vorstufen, wie z. B. für das latente TGF-β [71] oder sie reguliert als Bestandteil von Rezeptorkomplexen intrazelluläre Prozesse. Ein wesentliches Merkmal der Fibrose ist die exzessive Ablagerung von Kollagenen und anderen ECM-Proteinen [72,73]. Diagnostisch kann die Kollagendeposition in der Leber durch verschiedene Färbungen dargestellt werden. In einer Fettleber kann diese bereits in der Hämatoxylin-Eosin (HE)-Färbung als amorphes rosa Band entlang der Sinusoide oder in den Septen erkennbar sein [14]. Spezielle Färbungen für Kollagen umfassen die am häufigsten vom Pathologen verwendete Masson Trichrom-Färbung, bei der die Kollagenfasern blau gefärbt werden; van Gieson mit einer roten Kollagenfärbung, wobei die zunehmende Intensität der Färbung die Dauer der Kollagenablagerung abbildet, wodurch man bereits länger vorliegende und aktuell entstandene Fibrosen unterscheiden kann. Außerdem gibt es die chromotrope Anilinblau-Färbung mit einer dunkelblauen Kollagenfärbung, die auch Mallory-Denk *bodies* (blau oder rot) und Megamitochondrien (rot) markiert; schließlich dient Pikrosirius rot mit oder ohne *fast green* zur Kontrasterhöhung, wobei Kollagene rot und nicht-kollagene Proteine grün angefärbt werden [14]. Zur schwarzen Anfärbung von Typ III-Kollagen kann Sweet's reticulin verwendet werden [74]. Die spezielle Zusammensetzung der ECM bei der ALD ist nicht eingehend untersucht worden, man geht jedoch davon aus, dass insbesondere Typ I-Kollagen in erhöhtem Maße auftritt [75,76]. L.G. Poole und G.E. Arteel haben sich in einer Übersichtsarbeit insbesondere mit Veränderungen der ECM beschäftigt, die frühe Stadien der ALD betreffen [77]. Sie stellen dabei insbesondere ECM-Komponenten heraus, die die Gruppe selbst in ihren Untersuchungen als krankheitsrelevant identifiziert hatten. Dazu zählen der Plasminogen Aktivator Inhibitor (PAI)-1, Fibrin, Fibronektin und Osteopontin [78]. Die Autoren verwenden in ihrer Abhandlung auch den Begriff ALD-assoziiertes Matrisom als Zusammenfassung der beteiligten ECM-Komponenten in diesem Krankheitsbild.

Im Allgemeinen geht man davon aus, dass in der fibrotischen Leber ECM-Bestandteile 3–5-fach erhöht sind und eine Umverteilung der Komponenten erfolgt. Nach M. Pinzani und K. Rombouts [79] erfolgt die Rekrutierung der Matrix-produzierenden Zellen zu der verletzten Gewebsregion nach den folgenden drei Hauptmechanismen:

(I) Die chronische Aktivierung eines Wundheilungs- und Regenerationsprozesses. In dem Fall verhindert die Anreicherung fibrillärer ECM in Folge eines chronisch sich wiederholenden Schadens die Remodulierung und Regeneration. (II) Oxidative Stressprodukte, wie reaktive Sauerstoffintermediate und reaktive Aldehyde, überschreiten bei der toxischen/metabolischen Leberschädigung kritische Werte und können dann auch ohne wesentliche Hepatozytenschädigung und Inflammation die Synthese fibrillärer ECM induzieren. (III) Eine Störung der epithelialen/mesenchymalen Wechselwirkung, wie sie bei Cholangiozytenschädigung/-proliferation charakteristisch auftritt, und die in Folge die Proliferation ECM-produzierender Zellen mit progressiver Fibrogenese veranlasst.

In frühen Stadien der Leberfibrose kommt es im Gewebe zu Umbauten im Perisinusoidalbereich und im Disse'schen Raum, wobei fibrilläre Typ I und III Kollagene angereichert werden. Gleichzeitig verändern die sinusoidalen Endothelzellen ihren Phänotyp und verlieren im Zuge einer sinusoidalen Kapillarisierung ihre Fenestration [80]. Dies beeinflusst einerseits den Blutfluss in der Leber, resultierend in portaler Hypertension, und stört andererseits die Homöostase der Zell-Zell-Kommunikation in Form einer veränderten Signalübermittlung in sämtlichen parenchymalen und nichtparenchymalen Leberzelltypen, die sich dadurch in Richtung Fibrogenese und Inflammation verändert [81].

Interessanterweise entwickelt sich eine Fibrose in verschiedener räumlicher Anordnung in Abhängigkeit von den unterschiedlichen möglichen Ursachen für die Schädigung der Leberparenchymzellen, Hepatozyten oder Cholangiozyten. So konzentriert sich die Fibrose nach Virusinfektion in den Portalfeldern, während toxische oder durch metabolischen Stress verursachte Schädigung eine zentrolobuläre

Fibrose induziert. Zu letzteren Ätiologien gehört auch die alkoholvermittelte Leber-schädigung. Weiter wissen wir heute, dass bei den jeweiligen Fibrosemustern ver-schiedene Zelltypen beteiligt sind. HSCs sind hauptsächlich dann beteiligt, wenn die Hepatozytenverletzung im Inneren der Leberlappen auftritt (wie zum Beispiel durch Alkohol), wohingegen Schädigungen in den und um die Portalfelder (wie bei einer Cholangitis) zu Aktivierung von portalen MFBs führen. In fortgeschrittenen Fibrose-stadien wie bei einer vorliegenden septalen Fibrose sind sehr wahrscheinlich beide Fibroblasten-Populationen an der ECM-Produktion beteiligt.

Die biliäre Fibrose entsteht in Folge der Proliferation reaktiver Gallengänge sowie periduktulärer MFBs im portalen/parenchymalen Zwischenraum mit portal-portaler Ausrichtung. Dies führt zur Ausbildung von portal-portalen Septen, die dann so-genannte Leberknoten umgeben, wobei die Zentralvene und deren Verbindungen mit dem Portalfeld bis in fortgeschrittene Fibrosestadien erhalten bleiben. Im Gegensatz dazu verursacht die chronische virale Hepatitis ein Fibrosemuster mit portal-zentral ausgerichteten Septen in Folge von portal-zentraler *bridging* Nekrose. Zusätzlich tritt bei diesem Schaden eine *interface* Hepatitis mit portal-portalen Septen, sowie Septen, die blind im Parenchym enden, auf. Dies führt dann zu einer frühzeitigen Störung der vaskulären Verbindungen mit dem Pfortadersystem und in Folge zur portalen Hypertension. Ein zentral-zentrales Fibrosemuster, wie man es im Tiermodell nach Schädigung durch CCl_4 findet, ist im Menschen im Allgemeinen als Folge von venösen Ausflussproblemen (wie z. B. bei chronischem Herzversagen) zu finden. Diese Art von Fibrose wird auch als pseudolobuläre Fibrose oder reverse Lobulierung bezeichnet [79,82]. Schließlich bildet sich bei der ALD und der NAFLD ein ganz spezielles Fibro-semuster, bei dem sich die Ablagerung fibrillärer Matrix um die Sinusoide und um Gruppen von Hepatozyten konzentriert (*chicken wire* Muster). In frühen Stadien einer ALD ist die Kollagenablagerung um die terminalen Lebervenen, die sogenannte peri-venuläre Fibrose, als die früheste fibrotische Veränderung bezeichnet [83]. In späte-ren Stadien sind schwere perisinusoidale und perizelluläre Fibrose, sowie septale Fi-brose und Zirrhose Prädiktoren für Mortalität aufgrund eines Leberversagens [84,85].

Einen wesentlichen Einfluss auf die fibrotischen Gewebsveränderungen hat auch eine andere Klasse von Proteinen, die sogenannten Matrix-Metalloproteinasen (MMPs). Sie entfalten ihre Aktivität im ECM-Raum und sorgen für den Abbau von ECM. Dabei besitzen die Mitglieder der MMP-Familie substratabhängig verschiedene Aktivitäten und werden entsprechend, unter anderem, in Kollagenasen, Gelatinasen, Stromelysine, Matrilysine, Metalloelastasen oder Membran-Typ Metalloproteinasen unterteilt. Als Gegenregulatoren der MMPs treten die *tissue inhibitors of metallopro-te-inases*, die TIMPs, auf. In Bezug auf die Leberfibrose kommt insbesondere der Hoch-regulation von TIMP-1 eine wichtige Rolle zu [86–88]. Hinsichtlich einer Fibrolyse und der Reversibilität von Fibrose und Zirrhoseerkrankungen sind die Induktion von MMP-Aktivität und die Interferenz mit TIMP-Aktivität therapeutisch interessante An-sätze.

7.7 Erkenntnisse aus Mausmodellen

Vor kurzem wurden neue Mausmodelle der ALD entwickelt, die einen patienten-typischen, fortlaufenden moderaten und akuten Alkohol-Hochkonsum miteinander verbinden (NIAAA Modell und Modifikationen davon; [89,90]) und so im Gegensatz zu den traditionellen Modellen (Lieber de Carli und Tsukamoto French; [91,92]) auch spätere Stadien der ALD wie Hepatitis und Fibrose abbilden. Die klassischen sogenannten *ad libitum* Alkohol *feeding* Modelle bei Maus und Ratte kamen über die Stadien Steatose und milde Leberschädigung nicht hinaus. Das *intragastric feeding*-Modell von Tsukamoto und French resultierte in etwas schwereren Leberschä-digungsgraden, progredierte aber auch nicht weiter als bis zu einer milden Fibrose. Zudem ist das Modell experimentell sehr aufwendig und geht mit einer recht großen Belastung für die Tiere einher. In den letzten Jahren entwickelte sich die Tendenz, be-reits vorgeschädigte Lebern mit Alkohol zu stressen, um so die Wirkung in späteren Krankheitsstadien der Fibrose und sogar die schwere alkoholische Hepatitis (AH) abzubilden. Beispiele dafür sind ABCB4*KO*-Mäuse, *high fat diet*, CCl_4-Intoxikation oder kombinierte Zyklen von ad libitum Alkohol *feeding* mit akuten intragastrischen Alkoholexzessen (*binges)* [93–100].

Uns ist es gelungen zumindest einige Merkmale des Krankheitsbildes eines aku-ten chronischen Leberschadens (ACLF) bzw. einer schweren AH in Mausmodellen abzubilden. Wir behandelten dazu ABCB4*KO*-Mäuse bzw. chronisch CCl_4-behandelte Mäuse in weit fortgeschrittenen Krankheitsstadien mit akuten Alkohol *binges*. Dies führte zu Leberschäden mit massiven Nekrosen und einer hohen Sterblichkeit (noch unpublizierte eigene Daten). Wir erwarten, dass wir mit diesen Modellen in Zukunft Prozesse des ACLF/AH besser verstehen und die so erzielten Ergebnisse auch in die klinische Praxis mit Alkoholpatienten translatieren können.

Neue Populationsstudien aus Frankreich, die nichtinvasive Verfahren verwende-ten um das Auftreten von Leberfibrose zu bestimmen, ergaben, dass ALD und NAFLD zusammen ursächlich für mehr als 88 % der registrierten Fibrose-Fälle verantwortlich sind. Besonders erwähnenswert ist dabei, dass bei einem Drittel der Betroffenen Al-koholmissbrauch und metabolisches Syndrom gemeinsam auftreten, was bedeutet, dass eine Vielzahl von Patienten beide Arten von Leberverfettung vereinen und somit eine gesonderte, von reinen alkoholischen Steatohepatitis- (ASH-) oder nicht-alkoho-lischen Steatohepatitis- (NASH-) Patienten distinkte Patientengruppe darstellen.

7.8 Besonderheiten von Alkohol im Vergleich zu anderen Entitäten

Eine aktuelle Zusammenfassung zu dieser Thematik kann insbesondere aus den Arbeiten von Sutti und Kollegen [101] sowie Lackner und Tiniakos [14] entnommen werden. Das Risiko eine alkoholbedingte Zirrhose zu entwickeln ist mit dem chronischen Alkoholkonsum von 12–24 g/Tag im Vergleich zum Nichttrinken grundsätzlich signifikant erhöht [102]. In der Dionysos-Studie zeigt sich ein Anstieg des relativen Risikos ALD zu entwickeln von 7,1 für Probanden mit einem Konsum von 50 g/Tag auf über 26 für solche mit einem Konsum von 100 g/Tag [103]. Die Inzidenzrate für die Entwicklung einer Fettleber liegt bei schwerem Konsum von > 60 g/Tag bei nahezu 100 % [104]. Davon entwickeln 10–35 % eine Steatohepatitis (ASH) mit hepatozellulärem *ballooning*, Zellschaden, erhöhten Leberwerten and lobulärer Inflammation [10]. Frühe Krankheitsstadien der ASH sind dann durch fibrotische Kollagenablagerung typischerweise perisinusoidal im *chicken wire* Muster charakterisiert. Derartige Kollagenablagerungen sind bereits harte Prädiktoren einer schlechten Prognose, die mit hepatischer Fibrogenese [105], Zerstörung der lobulären Architektur und Entwicklung einer Zirrhose bei weiteren 8–20 % der Fälle einhergeht [106]. In Spätstadien führt dies zu einem hohen Risiko für Komplikationen wie Aszites, Varizenblutung, hepatische Encephalopathie, Nierenversagen, und bakterielle Infektionen. Die Zahlen aus den Studien belegen aber auch, dass die Mehrzahl der Trinker keine schwere Lebererkrankung mit Fibrose entwickelt. In einigen Fällen tritt das Fibrosemuster weniger ausgeprägt und diffus auf, was dann als panlobuläre Fibrose bezeichnet wird. In etwas geringerem Maße tritt dieses Fibrosemuster auch bei der NAFLD auf. Patienten mit panlobulärer Fibrose haben gegenüber denjenigen mit *bridging* Fibrose eine bessere Prognose, weil letztere Form ein weiter fortgeschrittenes Schädigungsstadium repräsentiert. Die Reversibilität des Schädigungszustandes bei panlobulärer Fibrose ist daher bei Alkoholverzicht effizienter als bei Vorliegen einer *bridging* Fibrose [85]. A.M. Diehl ist es in einem Übersichtsartikel gut gelungen, die Gemeinsamkeiten und Unterschiede von NASH und ASH herauszustellen [107]. Man kann sagen, dass trotz einer Anzahl histologischer Gemeinsamkeiten eine ALD von einer NAFLD durch das Vorhandensein spezifischer Merkmale unterschieden werden kann. Die fibrotischen Aktivitäten bei der ALD werden von einer perivenulären Hepatozytennekrose mit Ausbildung von Mallory-Denk-Körpern begleitet. Es resultiert eine fibro-obliterative, inflammatorische Läsion, die man auch als sklerosierende Hyalinnekrose bezeichnet [108].

Dies kann, ohne dass bereits eine Zirrhose vorliegt, zu portaler Hypertension führen. Fortwährender Alkoholkonsum führt dann zur Ausdehnung der zentrilobulären Fibrose hinein in das lobuläre und panlobuläre Parenchym. Ein weiteres Charakteristikum der alkoholischen Zirrhose sind sehr kleine hepatozelluläre Regenerationsknoten, wahrscheinlich begründet durch den Regeneration-inhibierenden Effekt des Alkohols [109]. Schließlich tritt bei der ALD häufig eine akute Cholestase auf.

Die Fibroseprogression kann bei der ALD mit anhaltendem Alkoholkonsum jederzeit von Phasen AH begleitet sein. Die AH beschreibt ein klinisches Syndrom, das unter Umständen mit einer Gelbsucht/Ikterus und/oder Ascites und mit einer hohen Kurzzeit-Mortalität von 20–50 % innerhalb von 3 Monaten einhergeht [17], welches aber auch weitgehend symptomfrei verlaufen kann (s. dazu Kap. 6).

7.9 Progression von der Fibrose zur Zirrhose

Der globale Statusreport der WHO über Alkohol und Gesundheit aus dem Jahr 2014 berichtet, dass Alkoholkonsum die Ursache für die Hälfte aller Zirrhosefälle weltweit ist.

Hauptrisikofaktor für die Entwicklung einer fortgeschrittenen Fibrose und Zirrhose bei schweren Trinkern ist die tägliche Menge des konsumierten Alkohols [110]. Ein Alkoholkonsum von 60 g/Tag bei Männern und 40 g/Tag bei Frauen wurde bis vor kurzem als signifikant assoziiert mit der Entwicklung einer Leberfibrose angesehen. In einer kürzlich veröffentlichten Metaanalyse stellte sich jedoch heraus, dass bereits ein Alkoholkonsum von 25 g/Tag, verglichen mit Nichttrinkern, das Risiko eine Zirrhose zu entwickeln signifikant erhöht [111].

Patienten mit fortgeschrittener ALD und aktivem Trinkverhalten können eine ACLF mit schlechter Prognose erleiden, auch als schwere AH bezeichnet, mit allen vorstehend genannten leberspezifischen Komplikationen [112]. Insgesamt sind die meisten klinischen Symptome und Komplikationen der Zirrhose allgemeingültig und nicht ALD-spezifisch. Ausnahmen bilden das gehäufte Auftreten von Gynäkomastie und Spinnennaevi. Letztere sind gutartige arterielle Gefäßneubildungen in der Haut der Betroffenen. In ALD-Patienten liegt der Wert des deRitis-Quotienten (AST/ALT Verhältnis) typischerweise über 1,74. Bei fortgeschrittener Erkrankung wie der AH oder auch anders begründeter Zirrhosen erreicht das Verhältnis Werte über 2 [113].

7.10 Reversibilität der Fibrose/Zirrhose

Fibrotische Veränderungen der Leber sind bis zu einem kritischen Punkt reversibel. Die jahrelange Erforschung der verschiedenen molekularen Mechanismen, die eine Fibrose begünstigen, hat zu etlichen neuen Therapiestrategien geführt, die aktuell auf ihre Einsatzmöglichkeiten in der Klinik untersucht werden. Die Übersichtsarbeiten von Koyama et al. sowie Lee et al. fassen dies anschaulich zusammen [114,115]. Während Ergebnisse mit Tiermodellen schon seit langem die Reversibilität der Fibrose dokumentieren, gibt es in den letzten Jahren auch starke Evidenz für solche Mechanismen beim Menschen. Am deutlichsten konnte die Reversibilität nach vollständiger Unterdrückung von Hepatitis B-Infektionen oder bei geheilten Hepatitis C-Patienten gezeigt werden [116,117]. Die Eliminierung der Schadensursache, hier die Viruslast, führte in beiden Fällen zu einer bemerkenswerten Fibroseregression und zur Restaurierung der normalen Leberarchitektur sogar bei der Mehrheit der zirrhotischen Patienten. Ähnliche Auswirkungen können auch bei Patienten mit alkoholbedingtem Leberschaden erwartet werden, die auf den Konsum von Alkohol vollständig verzichten. Die molekularen und zellulären Mechanismen der Fibroseregression beinhalten nach neuesten Erkenntnissen eine Reihe von Stellschrauben bzw. Zielstrukturen, deren Manipulation den schädigenden Prozess möglicherweise verbessern kann.

Auf zellulärer Ebene gibt es immer mehr Hinweise darauf, dass hepatische LY6C-low Makrophagen ein sogenanntes fibrolytisches Profil aufweisen, das zur ECM-Degradation führt, wenn die Leberschädigung nachlässt [118,119]. In diesem Zusammenhang gibt es therapeutische Anstrengungen, die sich solche Aspekte zu Nutze machen. So erhofft man sich von Zytokin-Therapien die Möglichkeit, Subpopulationen von fibrolytischen Makrophagen anzureichern. Ein anderer Ansatz ist die *ex vivo* Zelldifferenzierung durch Genmanipulation und anschließende therapeutische Reinfusion dieser fibrolytischen Zellen in den Patienten. Weitere Mechanismen der Regression wie die Rolle des von dendritischen Zellen sekretierten MMP-9 oder des von Neutrophilen sekretierten MMP-8 sind bisher nicht vollständig verstanden [120].

Hier erwarten wir in den nächsten Jahren einerseits neue Einsichten durch die Nutzung von verfeinerten genetischen Mausmodellen der Fibroseregression. Andererseits wird es durch die Verfügbarkeit der direkt wirkenden *antivirals* für Hepatitis C möglich sein, an menschlichen Gewebeproben den Prozess der Krankheitsreversibilität und Fibroseregression zu studieren und neue Erkenntnisse zu gewinnen [121].

7.11 Diagnose

Für die Diagnose der alkoholischen Leberfibrose gibt es nicht invasive Verfahren wie Serum Marker-Bestimmung und die Messung der Lebersteifheit [122]. Patientenblutbasierte Tests wie unter anderem die Bestimmung der Hyaluronsäure, Fibro-Test oder Hepascore sind in der Übersicht von Chrostek und Panasiuk zusammengefasst [123]. Transaminasen im Blut gelten als indirekte Marker für eine Schädigung von Hepatozyten. Von der Verwendung solcher Marker und Methoden erhofft man sich, die Notwendigkeit invasiver Verfahren wie Leberbiopsien zu reduzieren und das Vorhandensein eines alkoholischen Leberschadens früher diagnostizieren zu können. Diese Tests sind geeignet, um eine milde von einer schweren Fibrose zu unterscheiden, versagen aber bei der Definition feinerer Übergänge z. B. während der Fibroseprogression. Da die Steifheit der Leber grundsätzlich mit dem Fibrosegrad korreliert, hat sich auch die sogenannte transiente Elastographie oder der Fibroscan zur Diagnose des Leberzustandes etabliert [124]. Aber auch hier sind die Messungen insbesondere bei ALD-Patienten mit AST Serumwerten > 100 U/L defensiv zu interpretieren, da neben der Fibrose das *ballooning* der Hepatozyten oder auch ein erst kurz zurückliegender Alkoholkonsum die Lebersteifheitswerte erhöhen kann. Schließlich können bildgebende Verfahren wie MRT, CT und Ultrasonographie verwendet werden, um eine Verfettung der Leber, eine fortgeschrittene Fibrose oder eine portale Hypertension und darüber den Schweregrad einer alkoholischen Leberschädigung zu bestimmen [125]. Wegen geringer Kosten wird jedoch die Ultraschalluntersuchung am häufigsten verwendet. Leider besitzt diese im Vergleich zu MRT und CT eine geringere Spezifität und Sensitivität. Andererseits sind letztere Verfahren durch die hohen Kosten im Routineeinsatz schlecht durchzusetzen [126].

Zusammengefasst ist nach wie vor die Leberbiopsie die Methode der Wahl, um den aktuellen Zustand bzw. den Fibrosegrad in der Leber möglichst genau zu bestimmen. Auch bei dieser Methode bleibt jedoch letztlich die Möglichkeit einer Fehlinterpretation aufgrund der Beurteilungsvariabilität durch den Untersucher selbst oder durch eine mögliche starke Variabilität des Fibrosegrades in unterschiedlichen Bereichen der Leber und des damit verbundenen *sampling errors*. Zur Festlegung des Fibrosegrades wurden bislang verschiedene Staging-Systeme entwickelt wie METAVIR, Knodell Fibrose *score* und dessen Ishak-Modifikation sowie der Scheuer *score*, die alle verschiedene Vor- und Nachteile aufweisen [127]. Obwohl solche *Staging*-Systeme grundsätzlich nach wie vor der Gold-Standard für Fibrose-Evaluierung sind, ist derzeit noch immer keines davon für die Bestimmung des Fibrosegehalts bei der ALD allgemein akzeptiert.

Da ALD-Patienten häufig erst mit weit fortgeschrittener Erkrankung auffällig werden, klassifiziert man deren Zirrhose nach dem Laennec *Staging*-System in Abhängigkeit von der Breite der fibrotischen Septen und der Größe der Parenchymknoten in 3 Schweregrade. Diese korrelieren entsprechend mit den klinischen Zirrhosestadien, dem Schweregrad der portalen Hypertension und dem Auftreten von Leber-assoziierten Komplikationen [128–132,14].

7.12 Kofaktoren und Sensitizer

Einige Faktoren, einschließlich genetische Suszeptibilität, weibliches Geschlecht, hispanische Ethnizität, Übergewicht, histologische hepatische Siderose, Eisenüberladung oder Rauchen sowie ein bereits vorliegender Leberschaden durch z. B. eine chronische virale Hepatitis, gelten als *sensitizer* für eine ALD Progression [133].

Genetische Faktoren, die in genomweiten Assoziationsstudien als Risikofaktoren identifiziert wurden, die schädigende Wirkung des Alkohols auf die Leber und somit auch den Prozess der Fibrogenese und Progression ungünstig zu beeinflussen, sind z. B. *patatin-like phospholipase domain containing 3* (PNPLA3), *transmembrane 6 superfamily member 2* (TM6SF2) oder *membrane bound O-acyltransferase domain containing 7* (MBOAT7; [134]). Dieser Aspekt soll hier nur am Rande erwähnt werden und wird im Kapitel *Genetik und Epigenetik alkoholischer Lebererkrankungen* von Herrn Lammert (Kap. 4) ausgiebig behandelt. An der Stelle möchten wir außerdem auf einen entsprechenden Übersichtsartikel von S. Weber und F. Lammert verweisen [135].

Neben dem Alkoholkonsumenten selbst metabolisieren auch die Mikrobiota in Mund, Rachen und Darm Alkohol. Die interindividuelle Variabilität des Mikrobioms ist daher eine weitere Erklärungsmöglichkeit für die unterschiedliche Sensitivität der Patienten bezüglich der biologischen/schädlichen Wirkung des Alkohols [136]. Umgekehrt gilt auch Alkohol selbst als *sensitizer* eines Leberschadens. Bei Patienten mit einer durch Hepatitis C oder B vorgeschädigten Leber verstärkt Alkohol in synergistischer Weise die Fibroseprogression, beschleunigt die Zirrhose-Dekompensation oder begünstigt die Entwicklung eines HCCs [137–141].

Ebenso verschlechtert Alkoholkonsum bei der nichtalkoholischen Fettleber-erkrankung NAFLD in verschiedenen Erkrankungsstadien sowohl in Tiermodellen als auch bei Patienten dosisabhängig den Zustand der Patienten sowie den Zustand der Leber einschließlich der Fibrogenese [142,143]. Bei fettleibigen NAFLD-Patienten, die gleichzeitigen einen riskanten Alkoholkonsum betreiben, verdoppelt sich so fast das Risiko eine Zirrhose zu entwickeln.

Auch bei anderen Arten von Lebererkrankungen verstärkt Alkoholkonsum die Organschädigung und Krankheitsprogression. So ist das Risiko für eine Zirrhose in Patienten mit hereditärer Hämochromatose, die mehr als 60 g/Tag Alkohol trinken, gegenüber Nicht-Trinkern 9-fach erhöht [144]. Ähnlich sieht es bei Patienten mit *drug-induced liver injury* (DILI) aus, bei welchen der Alkoholkonsum den Zustand der Leber ebenfalls nachweislich weiter verschlechtert [145]. Bei Patienten mit primärer biliärer Zirrhose (PBC) ist der moderate Konsum von 30 g/Tag bereits ein unabhängiger Pa-rameter zur Vorhersage der Entwicklung fortgeschrittener PBC Stadien [146]. Diese eigentlich nicht überraschenden wissenschaftlichen Daten implizieren klar die drin-gende Empfehlung bei einem bekannten vorliegenden Leberschaden, egal welcher Ätiologie, auf jeglichen Alkoholkonsum zu verzichten.

Literatur

[1]   Bataller R, North KE, Brenner DA. Genetic polymorphisms and the progression of liver fibrosis: a critical appraisal. Hepatology. 2003;37(3):493–503.
[2]   Altamirano J, Bataller R. Cigarette smoking and chronic liver diseases. Gut. 2010;59(9):1159–1162.
[3]   Naveau S, Dobrin AS, Balian A, et al. Body fat distribution and risk factors for fibrosis in patients with alcoholic liver disease. Alcohol Clin Exp Res. 2013;37(2):332–338.
[4]   Ruhl CE, Everhart JE. Coffee and tea consumption are associated with a lower incidence of chronic liver disease in the United States. Gastroenterology. 2005;129(6):1928–1936.
[5]   Dranoff JA, Feld JJ, Lavoie EG, et al. How does coffee prevent liver fibrosis? Biological plausibi-lity for recent epidemiological observations. Hepatology. 2014;60(2):464–467.
[6]   Goh GB, Chow WC, Wang R, et al. Coffee, alcohol and other beverages in relation to cirrhosis mortality: the Singapore Chinese Health Study. Hepatology. 2014;60(2): 661–669.
[7]   MacSween RN, Burt AD. Histologic spectrum of alcoholic liver disease. Semin Liver Dis. 1986;6(3):221–232.
[8]   Rangwala F, Guy CD, Lu J, et al. Increased production of sonic hedgehog by ballooned hepato-cytes. J Pathol. 2011;224:401–410.
[9]   Jung Y, Witek RP, Syn WK, et al. Signals from dying hepatocytes trigger growth of liver progeni-tors. Gut. 2010;59:655–665.
[10] Yip WW, Burt AD. Alcoholic liver disease. Semin Diagn Pathol. 2006;23:149–160.
[11] Brunt EM, Tiniakos DG. Pathology of steatohepatitis. Best Pract Res Clin Gastroenterol. 2002;16:691–707.

[12] Friedman SL, Neuschwander-Tetri BA, Rinella M, et al. Mechanisms of NAFLD development and therapeutic strategies. Nat Med. 2018;24(7):908–922. doi: 10.1038/s41591-018-0104-9. Epub 2018 Jul 2. Review.

[13] Singh DK, Rastogi A, Sakhuja P, et al. Comparison of clinical, biochemical and histological features of alcoholic steatohepatitis and non-alcoholic steatohepatitis in Asian Indian patients. Indian J Pathol Microbiol. 2010;53(3):408–413.

[14] Lackner C, Tiniakos D. Fibrosis and alcohol-related liver disease. J Hepatol. 2019;70(2):294–304. doi: 10.1016/j.jhep.2018.12.003.

[15] Krenkel O, Tacke F. Liver macrophages in tissue homeostasis and disease. Nat Rev Immunol. 2017;17(5):306–321. doi: 10.1038/nri.2017.11. Epub 2017 Mar 20.

[16] Szabo G, Bala S. MicroRNAs in liver disease. Nat Rev Gastroenterol Hepatol. 2013;10(9):542–552. doi: 10.1038/nrgastro.2013.87. Epub 2013 May 21. Review,

[17] Nagy LE, Ding WX, Cresci G, et al. Linking Pathogenic Mechanisms of Alcoholic Liver Disease with Clinical Phenotypes. Gastroenterology. 2016;150(8):1756–68. doi: 10.1053/j.gastro.2016.02.035. Epub 2016 Feb 23. Review.

[18] Kwon HJ, Won YS, Park O, et al. Aldehyde dehydrogenase 2 deficiency ameliorates alcoholic fatty liver but worsens liver inflammation and fibrosis in mice. Hepatology. 2014;60(1):146–157.

[19] Setshedi M, Wands JR, Monte SM. Acetaldehyde adducts in alcoholic liver disease. Oxid Med Cell Longev. 2010;3(3):178–185.

[20] Mello T, Ceni E, Surrenti C, Galli A. Alcohol induced hepatic fibrosis: role of acetaldehyde. Mol Aspects Med. 2008;29(1–2):17–21.

[21] Michalopoulos GK, DeFrances MC. Liver regeneration. Science. 1997;276(5309):60–66. Review. PMID: 9082986.

[22] Meyer C, Liebe R, Breitkopf-Heinlein K, et al. Hepatocyte fate upon TGF-β challenge is determined by the matrix environment. Differentiation. 2015;89(5):105–116. doi: 10.1016/j.diff.2015.04.001. Epub 2015 May 14. PMID: 25982745.

[23] Ciuclan L, Ehnert S, Ilkavets I, et al. TGF-beta enhances alcohol dependent hepatocyte damage via down-regulation of alcohol dehydrogenase I. J Hepatol. 2010;52(3):407–16. doi: 10.1016/j.jhep.2009.12.003. Epub 2010 Jan 6. PMID: 20129692.

[24] Gaitantzi H, Meyer C, Rakoczy P, et al. Ethanol sensitizes hepatocytes for TGF-β-triggered apoptosis.. Cell Death Dis. 2018;9(2):51. doi: 10.1038/s41419-017-0071-y. PMID: 29352207.

[25] Rao RK, Samak G. Bile duct epithelial tight junctions and barrier function. Tissue Barriers. 2013;1(4):e25718. doi: 10.4161/tisb.25718. Epub 2013 Aug 9. Review. PMID: 24665411.

[26] Pinzani M, Luong TV. Pathogenesis of biliary fibrosis. Biochim Biophys Acta Mol Basis Dis. 2018;1864(4 Pt B):1279–1283. doi: 10.1016/j.bbadis.2017.07.026.

[27] Friedman SL. Hepatic stellate cells: protean, multifunctional, and enigmatic cells of the liver. Physiol Rev. 2008;88(1):125–172.

[28] Mederacke I, Hsu CC, Troeger JS, et al. Fate tracing reveals hepatic stellate cells as dominant contributors to liver fibrosis independent of its aetiology. Nat Commun. 2013;4:2823.

[29] Hernandez-Gea V, Friedman SL. Pathogenesis of liver fibrosis. Annu Rev Pathol. 2011;6:425–456.

[30] Bataller R, Brenner DA. Liver fibrosis. J Clin Invest. 2005;115(2): 209–218.

[31] Tsuchida T, Friedman SL. Mechanisms of hepatic stellate cell activation. Nat Rev Gastroenterol Hepatol. 2017;14(7):397–411. doi: 10.1038/nrgastro.2017.38. Epub 2017 May 10. Review.

[32] Dropmann A, Dediulia T, Breitkopf-Heinlein K, et al. TGF-β1 and TGF-β2 abundance in liver diseases of mice and men. Oncotarget. 2016;7(15):19499–518. doi: 10.18632/oncotarget.6967.

[33] Breitkopf-Heinlein K, Meyer C, König C, et al. BMP-9 interferes with liver regeneration and promotes liver fibrosis. Gut. 2017;66(5):939–954. doi: 10.1136/gutjnl-2016-313314.

[34] Hellerbrand C. Hepatic stellate cells – the pericytes in the liver. Pflüglers Archiv. 2013;465(6):775–8. doi: 10.1007/s00424-012-1209-5. Epub 2013 Jan 5.

[35] Page A, Paoli PP, Hill SJ, et al. Alcohol directly stimulates epigenetic modifications in hepatic stellate cells. J Hepatol. 2015 Feb;62(2):388–397. doi: 10.1016/j.jhep.2014.09.033. Epub 2014 Oct 20.

[36] Svegliati-Baroni G, Ridolfi F, Di Sario A, et al. Intracellular signaling pathways involved in acetaldehyde-induced collagen and fibronectin gene expression in human hepatic stellate cells. Hepatology. 2001;33(5):1130–1140, PMID 11343241.

[37] Poisson J, Lemoinne S, Boulanger C, et al. Liver sinusoidal endothelial cells: Physiology and role in liver diseases. J Hepatol. 2017;66(1):212–227. doi: 10.1016/j.jhep.2016.07.009. Epub 2016 Jul 14. Review. PMID: 27423426.

[38] Wang BY, Ju XH, Fu BY, et al. Effects of ethanol on liver sinusoidal endothelial cells-fenestrae of rats. Hepatobiliary Pancreat Dis Int. 2005 Aug;4(3):422–426. PMID:16109529.

[39] Yeligar S, Tsukamoto H, Kalra VK. Ethanol-induced expression of ET-1 and ET-BR in liver sinu-soidal endothelial cells and human endothelial cells involves hypoxia-inducible factor-1alpha and microrNA-199. J Immunol. 2009;183(8):5232–543. doi: 10.4049/jimmunol.0901084. Epub 2009 Sep 25. PMID: 19783678.

[40] Dixon LJ, Barnes M, Tang H, et al. Kupffer cells in the liver. Compr Physiol. 2013;3(2):785–797. doi: 10.1002/cphy.c120026. Review. PMID: 23720329.

[41] Koivisto T, Mishin VM, Mak KM, et al. Induction of cytochrome P-4502E1 by ethanol in rat Kuppfer cells. Alcohol. Clin Res Exp Res. 1996;20:207–212.

[42] Lagos-Quintana M, Rauhut R, Yalcin A, et al. Identification of tissue-specific microRNAs from mouse. Curr Biol. 2002;12(9):735–739, PMID: 12007417.

[43] Momen-Heravi F, Bala S, Kodys K, et al. Exosomes derived from alcohol-treated hepato-cytes horizontally transfer liver specific miRNA-122 and sensitize monocytes to LPS. Sci Rep. 2015;5:9991. doi: 10.1038/srep09991. PMID: 25973575.

[44] Verma VK, Li H, Wang R, et al. Alcohol stimulates macrophage activation through caspase-dependent hepatocyte derived release of CD40L containing extracellular vesicles. J Hepatol. 2016;64(3):651–660. doi: 10.1016/j.jhep.2015.11.020. Epub 2015 Nov 26.

[45] Radaeva S, Sun R, Jaruga B, et al. Natural killer cells ameliorate liver fibrosis by killing ac-tivated stellate cells in NKG2D-dependent and tumor necrosis factor-related apoptosis inducing ligand-dependent manners. Gastroenterology. 2006;130(2):435–452.

[46] Melhem A, Muhanna N, Bishara A, et al. Anti-fibrotic activity of NK cells in experimental liver injury through killing of activated HSC. J Hepatol. 2006;45(1):60–71.

[47] Jeong WI, Park O, Gao B. Abrogation of the antifibrotic effects of natural killer cells/ interferon-gamma contributes to alcohol acceleration of liver fibrosis. Gastroenterology. 2008;134(1):248–258.

[48] Kong X, Feng D, Wang H, et al. Interleukin-22 induces hepatic stellate cell senescence and res-tricts liver fibrosis in mice. Hepatology. 2012;56(3):1150–1159.

[49] Feng D, Kong X, Weng H, et al. Interleukin-22 promotes proliferation of liver stem/proge-nitor cells in mice and patients with chronic hepatitis B virus infection. Gastroenterology. 2012;143(1):188–198.e7.

[50] Ki SH, Park O, Zheng M, et al. Interleukin-22 treatment ameliorates alcoholic liver injury in a murine model of chronic-binge ethanol feeding: role of signal transducer and activator of transcription 3. Hepatology. 2010;52(4):1291–1300.

[51] Michelotti GA, Xie G, Swiderska M, et al. Smoothened is a master regulator of adult liver repair. J Clin Invest. 2013;123(6):2380–94. PMID: 23563311.

[52] Novo E, Cannito S, Paternostro C, et al. Cellular and molecular mechanisms in liver fibroge-
      nesis. Arch Biochem Biophys. 2014;548:20–37. doi: 10.1016/j.abb.2014.02.015. Epub 2014 Mar
      11. Review. PMID: 24631571.
[53] Vaughn BP, Robson SC, Longhi MS. Purinergic signaling in liver disease. Dig
      Dis. 2014;32(5):516–524. doi: 10.1159/000360498. Epub 2014 Jul 14. Review. PMID: 25034284.
[54] Brenner C, Galluzzi L, Kepp O, et al. Decoding cell death signals in liver inflammation. J
      Hepatol. 2013;59(3):583–594. doi: 10.1016/j.jhep.2013.03.033. Epub 2013 Apr 6. Review. PMID:
      23567086.
[55] Galluzzi L, Vitale I, Aaronson SA, et al. Molecular mechanisms of cell death: recommendations
      of the Nomenclature Committee on Cell Death 2018. Cell Death Differ. 2018;25(3):486–541. doi:
      10.1038/s41418-017-0012-4. Epub 2018 Jan 23. Review.
[56] Schwabe RF, Luedde T. Apoptosis and necroptosis in the liver: a matter of life and death. Nat
      Rev Gastroenterol Hepatol. 2018;15(12):738–752. doi: 10.1038/s41575-018-0065-y. Review.
[57] Nagy LE, Ding WX, Cresci G, et al. Linking Pathogenic Mechanisms of Alcoholic Liver
      Disease With Clinical Phenotypes. Gastroenterology 2016;150(8):1756–1768. doi: 10.1053/j.
      gastro.2016.02.035. Epub 2016 Feb 23. Review.
[58] Szabo G. Gut-liver axis in alcoholic liver disease. Gastroenterology. 2015;148(1):30–36. doi:
      10.1053/j.gastro.2014.10.042. Epub 2014 Nov 11. Review.
[59] Tripathi A, Debelius J, Brenner DA, et al. The gut-liver axis and the intersection with
      the microbiome. Nat Rev Gastroenterol Hepatol. 2018;15(7):397–411. doi: 10.1038/
      s41575-018-0011-z. Review.
[60] Schnabl B, Brenner DA. Interactions Between the Intestinal Microbiome and Liver Diseases.
      Gastroenterology. 2014;146(6):1513–1524. doi:10.1053/j.gastro.2014.01.020.
[61] Hartmann P, Seebauer CT, Schnabl B. Alcoholic liver disease: the gut microbiome and liver
      cross talk. Alcohol Clin Exp Res. 2015;39(5):763–775. doi: 10.1111/acer.12704. Review.
[62] Cubero FJ, Urtasun R, Nieto N. Alcohol and liver fibrosis. Semin Liver Dis. 2009;29(2):211–21.
      doi: 10.1055/s-0029-1214376. Epub 2009 Apr 22. Review.
[63] Krenkel O, Tacke F. Liver macrophages in tissue homeostasis and disease. Nat Rev Immunol.
      2017;17(5):306–321. doi: 10.1038/nri.2017.11. Epub 2017 Mar 20. Review.
[64] Seki E, De Minicis S, Osterreicher CH, et al. TLR4 enhances TGF-beta signaling and hepatic
      fibrosis. Nat Med. 2007;13(11):1324–1332. Epub 2007 Oct 21.
[65] Bedossa P, Paradis V. Liver extracellular matrix in health and disease. J Pathol.
      2003;200(4):504–515.
[66] Lin XZ, Horng MH, Sun YN, et al. Computer morphometry for quantitative measurement of liver
      fibrosis: comparison with Knodell's score, colorimetry and conventional description reports. J
      Gastroenterol Hepatol. 1998;13(1):75–80.
[67] Rojkind M, Giambrone MA, Biempica L. Collagen types in normal and cirrhotic liver. Gastro-
      enterology. 1979;76(4): 710–719.
[68] Martinez-Hernandez A. The hepatic extracellular matrix. I. Electron immunohistochemical
      studies in normal rat liver. Lab Invest. 1984;51(1):57–74.
[69] Pick-Kober KH, Munker D, Gressner AM. Fibronectin is synthesized as an acute phase reactant
      in rat hepatocytes. J Clin Chem Clin Biochem. 1986;24(8):521–528.
[70] Cubero FJ, Urtasun R, Nieto N. Alcohol and liver fibrosis. Semin Liver Dis. 2009;29(2):211–221.
      doi: 10.1055/s-0029-1214376. Epub 2009 Apr 22. Review.
[71] Zilberberg L, Todorovic V, Dabovic B, et al. Specificity of latent TGF-β binding protein (LTBP)
      incorporation into matrix: role of fibrillins and fibronectin. J Cell Physiol. 2012;227:3828–3836.
      doi:10.1002/jcp.24094.
[72] Hernandez-Gea V, Friedman SL. Pathogenesis of liver fibrosis. Annu Rev Pathol.
      2011;6:425–456.

[73] Bataller R, Brenner DA. Liver fibrosis. J Clin Invest. 2005;115(2):209–218.

[74] Lefkowitch J. Scheuer's liver biopsy interpretation. 9th ed. Edinbourgh: Elsevier; 2016. p. 11–16.

[75] Chedid A, Arain S, Snyder A, et al. The immunology of fibrogenesis in alcoholic liver disease. Arch Pathol Lab Med. 2004;128(11):1230–1238.

[76] Sakhuja P. Pathology of alcoholic liver disease, can it be differentiated from nonalcoholic steatohepatitis? World J Gastroenterol. 2014;20(44):16474–16479.

[77] Poole LG, Arteel GE. Transitional Remodeling of the Hepatic Extracellular Matrix in Alcohol-Induced Liver Injury. Biomed Res Int. 2016;2016:3162670. Epub 2016 Oct 24. Review.

[78] Beier JI, Arteel GE. Alcoholic liver disease and the potential role of plasminogen activator inhibitor-1 and fibrin metabolism. Exp Biol Med (Maywood). 2012;237(1):1–9. doi: 10.1258/ebm.2011.011255. Review.

[79] Pinzani M, Rombouts K. Liver fibrosis: from the bench to clinical targets. Dig Liver Dis. 2004;36(4):231–242. Review. Erratum in: Dig Liver Dis. 2004;36(8):562–563. PMID: 15115333.

[80] McGuire RF, Bissell DM, Boyles J, et al. Role of extracellular matrix in regulating fenestrations of sinusoidal endothelial cells isolated from normal rat liver. Hepatology. 1992;15(6):989–997.

[81] Somasundaram R, Schuppan D. Type I, II, III, IV, V, and VI collagens serve as extracellular ligands for the isoforms of platelet-derived growth factor (AA, BB, and AB). J Biol Chem. 1996;271(43):26884–26891.

[82] Hammad S, Braeuning A, Meyer C, et al. A frequent misinterpretation in current research on liver fibrosis: the vessel in the center of CCl$_4$-induced pseudolobules is a portal vein. Arch Toxicol. 2017;91(11):3689–3692. doi: 10.1007/s00204-017-2040-8. Epub 2017 Aug 19. PMID: 28825120.

[83] Horn T, Junge J, Christoffersen P. Early alcoholic liver injury: changes of the Disse space in acinar zone 3. Liver. 1985;5:301–310.

[84] Lackner C, Spindelboeck W, Haybaeck J, et al. Histological parameters and alcohol abstinence determine long-term prognosis in patients with alcoholic liver disease. J Hepatol. 2017;66:610–618.

[85] Altamirano J, Miquel R, Katoonizadeh A, et al. A histologic scoring system for prognosis of patients with alcoholic hepatitis. Gastroenterology. 2014;146(5):1231–9.e1, 6.

[86] Benyon RC, Arthur MJ. Extracellular matrix degradation and the role of hepatic stellate cells. Semin Liver Dis. 2001;21(3):373–384.

[87] Roeb E. Matrix metalloproteinases and liver fibrosis (translational aspects). Matrix Biol. 2018;68–69:463–473. doi: 10.1016/j.matbio.2017.12.012. Epub 2017 Dec 28. Review.

[88] Hemmann S, Graf J, Roderfeld M, et al. Expression of MMPs and TIMPs in liver fibrosis – a systematic review with special emphasis on anti-fibrotic strategies. J Hepatol. 2007;46(5):955–975.

[89] Bertola A, Mathews S, Ki SH, et al. Mouse model of chronic and binge ethanol feeding (the NIAAA model). Nat Protoc. 2013;8(3):627–637. doi: 10.1038/nprot.2013.032. Epub 2013 Feb 28.

[90] Ghosh Dastidar S, Warner JB, Warner DR, et al. Rodent Models of Alcoholic Liver Disease: Role of Binge Ethanol Administration. Biomolecules. 2018;8(1). pii: E3. doi: 10.3390/biom8010003. Review. PMID: 29342874;

[91] Lieber CS, De Carli LM. Ethanol dependence and tolerance: a nutritionally controlled experimental model in the rat. Res Commun Chem Pathol Pharmacol. 1973;6(3):983–991. PMID: 4796840.

[92] French SW, Tsukamoto H. Animal models for alcoholic liver disease. Hepatology 1989;10(5):898–899. No abstract available. PMID: 2807174.

[93] Kisseleva T, Cong M, Paik Y, et al. Myofibroblasts revert to an inactive phenotype during regression of liver fibrosis. Proc Natl Acad Sci U S A. 2012;109(24):9448–9453.

[94] Lazaro R, Wu R, Lee S, et al. Osteopontin deficiency does not prevent but promotes alcoholic neutrophilic hepatitis in mice. Hepatology. 2015;61(1):129–140.

[95] Jeong WI, Park O, Gao B. Abrogation of the antifibrotic effects of natural killer cells/interferon-gamma contributes to alcohol acceleration of liver fibrosis. Gastroenterology. 2008;134(1):248–258.

[96] Gao B, Xu MJ, Bertola A, et al. Animal Models of Alcoholic Liver Disease: Pathogenesis and Clinical Relevance. Gene Expr. 2017;17(3):173–186. doi: 10.3727/105221617X695519.

[97] Karatayli E, Hall RA, Weber SN, et al. Effect of alcohol on the interleukin 6-mediated inflammatory response in a new mouse model of acute-on-chronic liver injury. Biochim Biophys Acta Mol Basis Dis. 2018;1865(2):298–307. doi: 10.1016/j.bbadis.2018.11.008. [Epub ahead of print] PMID: 30447270.

[98] Chiang DJ, Roychowdhury S, Bush K, et al. Adenosine 2 A receptor antagonist prevented and reversed liver fibrosis in a mouse model of ethanol-exacerbated liver fibrosis. PLoS ONE. 2013;8(7):e69114.

[99] Karaca G, Xie G, Moylan C, et al. Role of Fn14 in acute alcoholic steatohepatitis in mice. Am J Physiol Gastrointest Liver Physiol. 2015;308(4):G325–G334.

[100] Li JP, Gao Y, Chu SF, et al. Nrf2 pathway activation contributes to anti-fibrosis effects of ginsenoside Rg1 in a rat model of alcohol and CCl4-induced hepatic fibrosis. Acta Pharmacol Sin. 2014;35(8):1031–1044.

[101] Sutti S, Bruzzì S, Albano E. The role of immune mechanisms in alcoholic and nonalcoholic steatohepatitis: a 2015 update. Expert Rev Gastroenterol Hepatol. 2016;10(2):243–253. doi: 10.1586/17474124.2016.1111758. Epub 2015 Dec 3. Review. PMID: 26634783.

[102] Rehm J, Taylor B, Mohapatra S, et al. Alcohol as a risk factor for liver cirrhosis: a systematic review and meta-analysis. Drug Alcohol Rev. 2010;29:437–445.

[103] Bellentani S, Saccoccio G, Costa G, et al. Drinking habits as cofactors of risk for alcohol induced liver damage. The Dionysos Study Group. Gut. 1997;41:845–850.

[104] Teli MR, Day CP, Burt AD, Bennett MK, James OF. Determinants of progression to cirrhosis or fibrosis in pure alcoholic fatty liver. Lancet. 1995;346:987–990.

[105] Mathurin P, Beuzin F, Louvet A, et al. Fibrosis progression occurs in a subgroup of heavy drinkers with typical histological features. Aliment Pharmacol Ther. 2007;25:1047–1054.

[106] Seitz HK, Bataller R, Cortez-Pinto H, et al. Alcoholic liver disease. Nat Rev Dis Primers. 2018;4(1):16.

[107] Syn WK, Teaberry V, Choi SS, et al. Similarities and differences in the pathogenesis of alcoholic and nonalcoholic steatohepatitis. Semin Liver Dis. 2009;29(2):200–210. doi: 10.1055/s-0029-1214375. Epub 2009 Apr 22. Review.

[108] Edmondson HA, Peters RL, Reynolds TB, Kuzma OT. Sclerosing hyaline necrosis of the liver in the chronic alcoholic. A recognizable clinical syndrome. Ann Intern Med. 1963;59:646–673.

[109] Clemens DL. Effects of ethanol on hepatic cellular replication and cell cycle progression. World J Gastroenterol. 2007;13:4955–4959.

[110] Askgaard G, Grønbæk M, Kjær MS, et al. Alcohol drinking pattern and risk of alcoholic liver cirrhosis: a prospective cohort study. J Hepatol. 2015;62(5):1061–1067. doi: 10.1016/j.jhep.2014.12.005. Epub 2015 Jan 26.

[111] Corrao G, Bagnardi V, Zambon A, et al. Meta-analysis of alcohol intake in relation to risk of liver cirrhosis. Alcohol Alcohol. 1998;33(4):381–392.

[112] Lucey MR, Mathurin P, Morgan TR. Alcoholic hepatitis. N Engl J Med. 2009;360(26):2758–2769.

[113] Bataller R, Gao B. Liver Fibrosis in Alcoholic Liver Disease. Semin Liver Dis. 2015;35:146–156.

[114] Koyama Y, Xu J, Liu X, et al. New Developments on the Treatment of Liver Fibrosis. Dig Dis. 2016;34(5):589–596. doi: 10.1159/000445269. Epub 2016 Jun 22.

[115] Lee YA, Wallace MC, Friedman SL. Pathobiology of liver fibrosis: a translational success story. Gut. 2015;64:830–841. doi:10.1136/gutjnl-2014-306842.

[116] Marcellin P, Gane E, Buti M, et al. Regression of cirrhosis during treatment with tenofovir disoproxil fumarate for chronic hepatitis B: a 5-year open-label follow-up study. Lancet. 2013;381(9865):468–475. doi: 10.1016/S0140-6736(12)61425-1.

[117] D'Ambrosio R, Aghemo A, Rumi MG, et al. A morphometric and immunohistochemical study to assess the benefi t of a sustained virological response in hepatitis C virus patients with cirrhosis. Hepatology. 2012;56(2):532–543. doi: 10.1002/hep.25606.

[118] Ramachandran P, Pellicoro A, Vernon MA, et al. Differential Ly-6C expression identifies the recruited macrophage phenotype, which orchestrates the regression of murine liver fibrosis. Proc Natl Acad Sci USA. 2012;109(46):E3186–E3195. doi:1119964109 [pii] 10.1073/pnas.1119964109.

[119] Kisseleva, NRGH *in press*.

[120] Jiao J, Sastre D, Fiel MI, et al. Dendritic cell regulation of carbon tetrachloride-induced murine liver fibrosis regression. Hepatology. 2012;55(1):244–255. doi: 10.1002/hep.24621.

[121] Friedman SL. Clarity and Challenges in Tissue Fibrosis. In K. Nakao, et al. (eds.), Innovative Medicine. doi: 10.1007/978-4-431-55651-0_16; Springer Verlag 2015.

[122] Mueller S, Seitz HK, Rausch V. Non-invasive diagnosis of alcoholic liver disease. World J Gastroenterol. 2014;20(40):14626–14641.

[123] Chrostek L, Panasiuk A. Liver fibrosis markers in alcoholic liver disease. World J Gastroenterol. 2014;20(25):8018–8023.

[124] Mueller S, Millonig G, Sarovska L, et al. Increased liver stiffness in alcoholic liver disease: differentiating fibrosis from steatohepatitis. World J Gastroenterol. 2010;16(8):966–972.

[125] Penny SM. Alcoholic liver disease. Radiol Technol. 2013;84(6):577–592, quiz 593–595.

[126] d'Assignies G, Fontés G, Kauffmann C, et al. Early detection of liver steatosis by magnetic resonance imaging in rats infused with glucose and intralipid solutions and correlation to insulin levels. Metabolism. 2013;62(12):1850–1857.

[127] Manning DS, Afdhal NH. Diagnosis and quantitation of fibrosis. Gastroenterology. 2008;134(6):1670–1681.

[128] Kim MY, Cho MY, Baik SK, et al. Histological subclassification of cirrhosis using the Laennec fibrosis scoring system correlates with clinical stage and grade of portal hypertension. J Hepatol. 2011;55:1004–1009.

[129] Nagula S, Jain D, Groszmann RJ, Garcia-Tsao G. Histological-hemodynamic correlation in cirrhosis-a histological classification of the severity of cirrhosis. J Hepatol. 2006;44:111–117.

[130] Kim SU, Oh HJ, Wanless IR, et al. The Laennec staging system for histological sub-classification of cirrhosis is useful for stratification of prognosis in patients with liver cirrhosis. J Hepatol. 2012;57:556–563.

[131] Calvaruso V, Burroughs AK, Standish R, et al. Computer-assisted image analysis of liver collagen: relationship to Ishak scoring and hepatic venous pressure gradient. Hepatology. 2009;49:1236–1244.

[132] Hagstrom H. Alcohol, smoking and the liver disease patient. Best Pract Res Clin Gastroenterol. 2017;31:537–543.

[133] European Association for the Study of Liver. EASL clinical practical guidelines: management of alcoholic liver disease. J Hepatol. 2012;57:399–420.

[134] Buch S, Stickel F, Trepo E, et al. A genome-wide association study confirms PNPLA3 and identifies TM6SF2 and MBOAT7 as risk loci for alcohol-related cirrhosis. Nat Genet. 2015;47:1443–1448.

[135] Weber SN, Lammert F. Genetics of liver injury and fibrosis. Alcohol Clin Exp Res. 2011 May;35(5):800–803. doi: 10.1111/j.1530-0277.2010.01401.x. Epub 2011 Feb 1. Review.

[136] Chen P, Schnabl B. Host-microbiome interactions in alcoholic liver disease. Gut Liver. 2014;8(3):237–241.

[137] Bataller R, Gao B. Liver fibrosis in alcoholic liver disease. Semin Liver Dis. 2015;35(2):146–156. doi: 10.1055/s-0035-1550054. Epub 2015 May 14.

[138] Lin CW, Lin CC, Mo LR, et al. Heavy alcohol consumption increases the incidence of hepato-cellular carcinoma in hepatitis B virus related cirrhosis. J Hepatol. 2013;58(4):730–735.

[139] Innes HA, Hutchinson SJ, Barclay S, et al. Hepatitis C Clinical Database Monitoring Committee. Quantifying the fraction of cirrhosis attributable to alcohol among chronic hepatitis C virus patients: implications for treatment cost-effectiveness. Hepatology. 2013;57(2):451–460.

[140] Hagstrom H. Alcohol consumption in concomitant liver disease: how much is too much? Curr Hepatol Rep. 2017;16:152–157.

[141] Fuster D, Samet JH. Alcohol use in patients with chronic liver disease. N Engl J Med. 2018;379:1251–1261.

[142] Greenfield JR, Samaras K, Hayward CS, et al. Beneficial postprandial effect of a small amount of alcohol on diabetes and cardiovascular risk factors: modification by insulin resistance. J Clin Endocrinol Metab. 2005;90(2):661–672.

[143] Bataller R, Rombouts K, Altamirano J, et al. Fibrosis in alcoholic and nonalcoholic steatohepa-titis. Best Pract Res Clin Gastroenterol. 2011;25(2):231–244.

[144] Wood MJ, Powell LW, Ramm GA. Environmental and genetic modifiers of the progression to fibrosis and cirrhosis in hemochromatosis. Blood. 2008;111(9):4456–4462.

[145] Bunchorntavakul C, Reddy KR. Acetaminophen-related hepatotoxicity. Clin Liver Dis. 2013;17(4):587–607, viii. doi: 10.1016/j.cld.2013.07.005. Epub 2013 Sep 4.

[146] Sorrentino P, Terracciano L, D'Angelo S, et al. Oxidative stress and steatosis are cofactors of liver injury in primary biliary cirrhosis. J Gastroenterol. 2010;45(10):1053–1062.

8 Die Pathophysiologie des alkoholinduzierten hepatozellulären Karzinoms

Christoph Roderburg, Christian Trautwein

8.1 Einleitung

Weltweit erkranken jährlich über 500.000 Menschen neu an einem hepatozellulären Karzinom (HCC) [1]. Damit ist das HCC global die fünfthäufigste Tumorerkrankung und stellt die dritthäufigste Ursache für krebsbedingte Sterblichkeit dar [2]. Die Häufigkeit des hepatozellulären Karzinom ist regional sehr unterschiedlich verteilt. Etwa 4 von 5 globalen Erkrankungsfällen werden aus südostasiatischen Ländern und Ländern des afrikanischen Kontinents südlich der Sahara berichtet. In der westlichen Welt und insbesondere in Deutschland ist das HCC deutlich seltener. Die altersstandardisierte Inzidenz hierzulande beträgt etwa 10/100.000 Einwohnern für Männer und 2,5/100.000 Einwohnern für Frauen [3]. Die unterschiedliche Häufigkeit liegt wesentlich in der global sehr unterschiedlichen Verteilung der Risikofaktoren für das HCC bedingt: während in den afrikanischen und asiatischen Hochrisikogebieten die meisten Fälle durch die sehr hohe Durchseuchung mit Hepatitis B hervorgerufen werden, sind in Deutschland (derzeit) die chronische Hepatitis-C-Virus (HCV)-Infektion und der Alkoholkonsum die wichtigsten Risikofaktoren für ein HCC (Tab. 8.1) [4,5]. Während die durch schädlichen Alkoholkonsum verursachte Leberzirrhose einen gesicherten Risikofaktor für die Entstehung eines HCCs darstellt, ist die Rolle des Alkoholkonsums als Risikofaktor bei Patienten ohne Leberzirrhose deutlich schlechter untersucht. Die diesbezüglichen Daten stammen ausschließlich aus Kohortenstudien und deuten auf ein lediglich leicht erhöhtes HCC-Risiko bei schädlichem Alkoholkonsum bei Patienten ohne Zirrhose hin. Dementgegen ist die Bedeutung von Alkohol als schädigender Kofaktor, etwa im Kontext viraler Hepatitiden oder der NAFLD gesichert [6,7]. Beispielsweise weisen Patienten mit einer viralen Hepatitis ein 19,1-fach gesteigertes Risiko für ein HCC auf (verglichen zu einer 2,4-fach erhöhten Risiko für schädlichen Alkoholkonsum alleine), bei der Kombination beider Risikofaktoren steigt das relative Risiko auf den Faktor 53,9 an [8–11]. Donato et al. berichteten in diesem Zusammenhang von einem dosisabhängigen Zusammenhang und einem stärkeren Risiko bei HCV-positiven Patienten verglichen mit HBV- positiven Patienten [12]. Insgesamt kann etwa ein Drittel aller HCC-Erkrankungen auf schädlichen Alkoholkonsum zurückgeführt werden. Epidemiologische Studien haben in diesem Kontext gezeigt, dass bei Männern ein Konsum von 80 g Alkohol/Tag über 10 Jahre einen unabhängigen Risikofaktor für die Entwicklung eines HCC darstellt [13,14]. Im Folgenden soll dieses Kapitel die Mechanismen der ethanolabhängigen Hepatokarzinogenese darstellen.

https://doi.org/10.1515/9783110583984-008

Tab. 8.1: Risikofaktoren für das HCC.

Demographie	Alter > 50, männliches Geschlecht, asiatische Herkunft
Infektionen	Hepatitis B, Hepatitis C- Virus
Vorerkrankungen	Leberzirrhose, Diabetes mellitus, Adipositas, Hämochromatose
Toxine	Aflatoxine
Lifestyle	Rauchen, Alkoholismus
Medikamente	Orale Antikozeptiva

8.2 Ethanolabbau und schädigende Mechanismen für Hepatozyten

Ethanol wird nahezu ausschließlich in den Hepatozyten der Leber verstoffwechselt. Der erste Schritt im Abbau von Alkohol besteht in einer oxidativen Reaktion, die sowohl durch die Katalase als auch durch das Enzym Alkoholdehydrogenase vermittelt wird und zur intrazellulären Bildung von Acetaldehyd führt [15]. Beim Acetaldehyd handelt es sich um eine toxische Substanz, die sowohl mutagene als auch karzinogene Eigenschaften besitzt [16–18]. Bei extremem Alkoholkonsum wird darüber hinaus CYP2E1 induziert, ein Enzym das Ethanol ebenfalls zu Acetaldehyd abbaut, wodurch extrem hohe Konzentrationen dieser Substanz entstehen können. Hierdurch resultiert eine dramatische Steigerung des HCC-Risikos [19]. Auf molekularer Ebene führt Acetaldehyd zur Ausbildung sogenannter DNS-Addukte (z. B. N2-Ethyl-20-deoxyguanosine [N2-Et-dG] und N2-Propano-20-deoxyguanosine [PdG]), welche die strukturelle Integrität der DNS zerstören [20]. Außerdem hemmt Acetaldehyd die Aktivität der 06-Methylguanine-methyltransferase (MGMT), ein Enzym das für die DNS Reparatur nach Schädigung durch Alkylantien verantwortlich ist [21]. Über diese Mechanismen hinaus führt Acetaldehyd zu gesteigertem oxidativem Stress wodurch es zu weiterer Zytotoxizität kommt. Letzterer Effekt wird durch einen Mangel an mitochondrialem Glutathion, einem wichtigen Bestandteil des hepatischen antioxidativen Systems begünstigt [22]. Acetaldehyd ist schließlich ein potenter Aktivator hepatischer Sternzellen [23]. Hierdurch wird die Entstehung einer Leberzirrhose begünstigt, die den wichtigsten Risikofaktor für die Entstehung eines HCC darstellt [23].

Wie oben erwähnt führt chronischer, exzessiver Alkoholkonsum zu einer dramatischen (10–20-fach) Induktion des Enzyms CYP2E1 [5]. Dieses Zytochrom ist in die Aktivierung einer Reihe von prokarzinogenen Substanzen wie etwa Aflatoxinen und Nitrosaminen involviert [24]. CYP2E1 hat ein enormes Redoxpotenzial und vermittelt chemische Reaktionen, die Hydroxyl-Radikale in der Leber generieren [25]. In menschlichen Hepatozyten führt die Induktion von CYP2E1 in Folge von chronischem Alkoholkonsum somit zur gesteigertern Bildung von sogenannten *reactive oxygen species* (ROS), gesteigerter Lipidperoxidation sowie erhöhten Konzentrationen von

4-Hydroxynonenol (4-HNE) [26]. Diese wiederum induziert Mutationen im Codon 249 des Tumorsuppressorgens p53 wodurch verminderte Apoptose und gesteigerte Zellproliferation resultieren [27], wodurch es zu Zellentartung und Entstehung eines HCC kommen kann.

8.3 Effekte von Alkohol auf antioxidative Mechanismen im Kontext des HCC

Die gesteigerte Bildung von ROS im Rahmen des Alkoholkatabolismus führt zu einem erhöhten Verbrauch von Antioxidantien wie etwa Glutathion und α-Tocopherol [28,29]. Hierdurch kommt es zu verminderten intrahepatischen Konzentrationen dieser Substanzen [28,29] bei chronischem Alkoholkonsum und somit zu mitochondrialer Dysfunktion und, wie erwähnt, zu gesteigerter Lipidperoxidation [29]. Darüber hinaus wird in alkoholtoxisch geschädigten Lebern eine verminderte Expression und Aktivität der Superoxid-Dismutase, Katalase und Glutathionreduktase gefunden [30], was unweigerlich zur chronischen Leberschädigung und somit zur Hepatokarzinogenese führt [31].

8.4 Genetische und epigenetische Mechanismen der HCC-Entstehung im Kontext der Alkoholkrankheit

Wie oben erwähnt liegt überwältigende Evidenz für die Rolle oxidativer Stressmechanismen in der Hepatokarzinogenese vor. Dementsprechend liegt es nahe, dass Mutationen in Enzymen, die eine Rolle im Alkoholmetabolismus spielen, das karzinogene Potenzial von Alkohol beeinflussen können [32].

Die humane Alkoholdehydrogenase ist ein Zink-Metalloenzym, das aus 5 verschiedenen Isoformen (ADH1-5) besteht [33,34]. Sogenannte *single nucleotide polymorphisms* (SNPs) wurden bislang in 3 Genloci identifiziert (ADH1–ADH3) und führen zu einer gesteigerten Enzymaktivität [35]. Wenngleich diese Polymorphismen mit dem Auftreten unterschiedlicher Karzinome (u. a. Magenkrebs, Darmkrebs) assoziiert werden konnten, ist ein Zusammenhang mit dem Auftreten eines HCC bislang nicht gesichert [36]. Ähnlich der ADH bilden Aldehyddehydrogenasen unterschiedliche Isoformen und werden im Menschen durch 19 funktionell unterschiedliche Gene kodiert [37]. Die *ALDH2* ist die mitochondriale Isoform und in der Leber und im Magen wesentlich für die Oxidation von Acetaldehyd verantwortlich. In der Vergangenheit konnten mehrere Polymorphismen identifiziert werden, die mit einer reduzierten Aktivität der ALDH2 und in der Folge mit einer gesteigerten Akkumulation von Acetaldehyd assoziiert sind [38]. Interessanterweise konnte in einer japanischen Kohorte nachgewiesen werden, dass bestimmte SNP im ALDH2-Gen in Patienten die ebenfalls bestimmte ADH2-SNP aufweisen mit einem gesteigerten Auftreten von HCC im Kontext von schädlichem Alkoholkonsum einhergehen [39]. Gleichermaßen wurde auch der Einfluss von Polymorphismen im *CYP2E1* auf die Hepatokarzinogenese untersucht. Eine kürzlich veröffentlichte Metaanalyse aus der Arbeitsgruppe von Liu et al. konnte nachweisen, dass der sogenannte PstI/RsaI Polymorphismus im *CYP2E1* Gen mit einem signifikant erhöhten HCC-Risiko bei Patienten mit chronischem Alkoholismus einhergeht [40].

PNPLA3 (*Patatin-like phospholipase 3 domain containing 3*) ist ein überwiegend im Fettgewebe und Hepatozyten exprimiertes Protein und gehört zur Familie der *patatin-like phospholipase family of proteins* [32]. PNPLAs sind in unterschiedliche biologische Prozesse wie etwa der Aufrechterhaltung der Zellmembran, dem Fettstoffwechsel und der Energiehomöostase involviert [41]. Eine kürzlich durchgeführte genomweite Assoziationsstudie, konnte in Europäischen Patienten ein bislang unbekanntes SNP im PNPLA3 Gen, bezeichnet als rs738409, nachweisen [42]. Dieser Polymorphismus erwies sich als ein bedeutsamer Risikofaktor für die Entwicklung eines HCC in Patienten mit alkoholtoxischer Leberzirrhose. Interessanterweise war die Assoziation besonders stark, wenn der Polymorphismus kombiniert mit dem rs58542926 Polymorphismus im TM6SF2 Gen auftrat [43]. Ein weiterer im Kontext des Ethanols wichtiger Polymorphismus ist der rs2228603 im Neurocan (NCAN) Gen. Die Häufigkeit dieser Mutation korreliert bei Patienten mit alkoholischer Leberzirrhose nicht aber bei Patienten mit einer HCV-assoziierten Zirrhose mit dem Auftreten eines hepatozellulären Karzinoms [44].

Chronischer Alkoholabusus hat ebenfalls Effekte auf epigenetische Regulationsmechanismen. Wie bereits erwähnt kommt es durch Ethanol zu einer Depletion des intrahepatischen Methionins und somit zu einer geringeren Aktivität der S-Adenosylmethioninsynthetase und somit zu Veränderungen der DNS Methylierung. Eine verminderte Methylierung von Genpromotoren zahlreicher Tumorsuppressorgene wurde in HCC von Patienten mit alkoholtoxischer Leberzirrhose beschrieben [45]. In Übereinstimmung mit diesen Resultaten zeigte sich auch in unterschiedlichen Tiermodellen zur Untersuchung alkoholinduzierter HCC eine Hypomethylierung und gesteigerte Expression von c-myc [46]. Neben einer veränderten Methylierung wurde auch eine veränderte Acetylierung im Kontext des alkoholinduzierten HCC beschrieben [47,48], so dass zusammenfassend epigenetische Mechanismen als wichtiges Element in der Pathophysiologie des HCC bei Patienten mit chronischem Alkoholabusus angesehen werden müssen.

8.5 Rolle von Alkohol im Eisenstoffwechsel im Kontext der Hepatokarzinogenese

Die Arbeitsgruppe von Lauret et al. konnte kürzlich zeigen, dass HCC-Patienten mit alkoholinduzierter Leberzirrhose eine höhere Frequenz (20,9 %) für eine Heterozygotie für das Hämochromatosegen (C282Y Allel) als HCC-Patienten mit einer nicht-alkoholinduzierten Zirrhose aufweisen (4,4 %) [49]. Heterozygotie für C282Y führt an sich bereits zu (geringfügig) erhöhten Bluteisenkonzentrationen. Darüber hinaus ist schädlicher Alkoholkonsum mit einer gesteigerten intestinalen Eisenabsorption und gesteigerten Eisenspeicherung in der Leber assoziiert, was durch unterschiedliche Autoren in Zusammenhang mit DNS-Strangbrüchen, p53-Mutationen und der Formation von DNS-Addukten gebracht wurde [50]. Darüber hinaus kommt es durch freies Eisen zu vermehrtem Zellstress und über die oben geschilderten Mechanismen somit zur Karzinogenese. Zusammenfassend erscheint es wahrscheinlich, dass der Eisenmetabolismus in die alkoholinduzierte Hepatokarzinogenese funktionell involviert ist.

8.6 Rolle von Alkohol im Stoffwechsel der Retinsäuren im Kontext der Hepatokarzinogenese

Neben den o. g. Resultaten legen neuere Daten eine Rolle von Alkohol im Stoffwechsel der Retinsäuren (RS) im Kontext der Hepatokarzinogenese nahe. Retinsäuren bzw. das Vitamin A beeinflussen zahlreiche im Zusammenhang mit malignen Erkrankung kritische Prozesse wie etwa Zellwachstum und -differenzierung [51]. Chronischer Alkoholkonsum wiederum führt einerseits zu einer gesteigerten Mobilisation von intrahepatischem Retinol in andere Gewebe und andererseits zu verminderter Produktion der Retinsäuren [52], so dass es insgesamt zu verminderter Konzentration von Vitamin A in der Leber kommt. Schließlich führt Ethanol zu einer funktionellen „Runterregulation" von RS-Rezeptoren und zu einer gesteigerten Aktivität von c-fos and c-jun [53]. Diese Veränderungen führen in der Summe zu einer gesteigerten Proliferation von Hepatozyten und begünstigen somit die Hepatokarzinogenese.

8.6.1 Zellzyklus

Die oben beschriebenen zytotoxischen Effekte des Alkohols induzieren ganz wesentlich apoptotischen Zelltod. Die alkoholinduzierte Apoptose wiederum stellt einen komplexen, mehrschrittigen Prozess dar, der mit mitochondrialer Dysfunktion, erhöhtem oxidativem Stress und verminderter Autophagie einhergeht [54,55]. Darüber hinaus kommt es zu einer Dysfunktion des Endoplasmatischen Retikulums mit der Folge einer gestörten Proteintranslation, -konfiguration und eines gestörten Proteinabbaus. Auf molekularer Ebene wird dies durch eine signifikante Mehrexpression von Markern für eine Dysfunktion/Stress des Endoplasmatischen Retikulums wie etwa dem C/EBP *homologous protein* (CHOP), dem *glucose regulated protein* 78 (GRP78) und dem *activating transcription factor*-4 (ATF-4) in alkoholtoxisch geschädigten Lebern reflektiert [56]. Im Rahmen der alkoholinduzierten Leberschädigung kommt es darüber hinaus zur Produktion und Sekretion pro-inflammatorischer Zytokine wie etwa

TNF und FasL. Diese binden und aktivieren sogenannte *death receptors* an der Zell-membran von Hepatozyten und lösen somit Apoptose aus, die über die extrinsische Caspase-Kaskade exekutiert wird. Sekundär kommt es hierdurch zu einer kompensatorischen Hyperproliferation der Hepatozyten mit der Folge des Auftretens von Mutationen im Erbgut der Zellen. In diesem Kontext haben zahlreiche Autoren die direkten Effekte von Alkohol auf den Zellzyklus und die Zellproliferation von Leberzellen untersucht. *In vitro* Studien ergaben Hinweise, dass Alkohol Zellzyklusarrest von Hepatozyten in der G2/M Phase begünstigt [57] und zur Seneszenz über eine Akkumulation der inaktivierten Form der *cyclin-dependent kinase*, und des *cyclin dependent kinase inhibitor*, p21 führt, was die Entstehung eines HCC begünstigen kann. Im Kontext der oben beschriebenen Mechanismen könnte eine Veränderung der Zellzykluskaskade einen wichtigen Mechanismus in der Entstehung hepatozellulärer Karzinome im Kontext des Alkohols darstellen [32].

8.7 Die Rolle der Darm-Leber-Achse in der Entstehung des alkoholinduzierten HCC

Das Fortschreiten der alkoholischen Lebererkrankung wird durch die Kommunikation mit anderen Organen wie etwa dem Darm beeinflusst. In den letzten Jahren konnte gezeigt werden, dass chronischer Alkoholabusus zu einer qualitativen und quantitativen Veränderung des sogenannten Darmmikrobioms führt. Darüber hinaus kommt es im Kontext des Alkoholismus zu einer Veränderung der Darmbarriere wodurch vermehrt Bakterien und bakterielle Abbauprodukte über die Pfortader die Leber erreichen. Dies wiederum führt zu einer Verstärkung intrahepatischen Entzündungsmechanismen. Auf molekularer Ebene kann dies durch eine verstärkte Bindung von Lipopolysacchariden (LPS) an sogenannte *toll like* Rezeptoren (TLRs), die an der Zellmembran von hepatischen Makrophagen (Kupfferzellen) exprimiert werden, erklärt werden [58]. Die Bedeutung dieses Mechanismus wurde in Tierexperimenten anhand von TLR-4$^{-/-}$-Mäusen nachgewiesen. Diese Mäuse waren vor der Entwicklung einer Steatohepatitis durch Alkoholzufuhr geschützt. Darüber hinaus bot der TLR-4 *knockout* auch einen wirksamen Schutz gegen die Entwicklung eines HCC im Rahmen einer chronischen Leberschädigung [59]. Diese Erkenntnisse werden durch kürzlich veröffentliche Studien, die eine Prävention bzw. Behandlung einer alkoholtoxischen Lebererkrankung im Tiermodell zeigten, unterstützt [60,61]. Über die Rolle des Darmmikrobioms hinaus scheint auch das Darmmykobiom eine Rolle in der Entstehung von HCC im Kontext des chronischen Alkoholabusus zu spielen. Zusammenfassend stellt die Untersuchung des Zusammenhangs zwischen Leber und Darm einen interessanten Forschungsansatz im Kontext des alkoholinduzierten HCCs dar.

8.8 Zusammenfassung

Aktuelle epidemiologische Daten legen nahe, dass etwa 6 % aller krebsbedingten Sterbefälle auf übermäßigen Alkoholkonsum zurückgeführt werden können. In der westlichen Welt stellt schädlicher Alkoholkonsum gemeinsam mit der chronischen Hepatitis C-Infektion die wichtigsten Risikofaktoren für die Entwicklung eines HCC dar. Nachdem die Hepatitis C in nahezu allen Patienten heilbar erscheint, konzentrieren sich zunehmende Anstrengungen auf die Untersuchung der Mechanismen der alkoholinduzierten Hepatokarzinogenese.

Die Pathophysiologie des alkoholinduzierten hepatozellulären Karzinom ist sowohl multifaktoriell als auch sehr komplex (Abb. 8.1). Eine wichtige Rolle kommt dem Alkoholmetabolismus zu, der über verschiedene Abbaumechanismen und -produkte zu einer Schädigung von Hepatozyten und somit zur Leberentzündung führt. Diese wird über extrahepatische Effekte des Alkohols verstärkt und führt über Zelltod und Proliferationsmechanismen aber auch über sogenannte DNA-Schädigung (*DNA-damage*) zur Hepatokarzinogenese. Ein tieferes Verständnis der genannten Faktoren könnte es in Zukunft erlauben neue Strategien in der Prävention und zielgenauen Therapie des alkoholinduzierten HCC zu entwickeln.

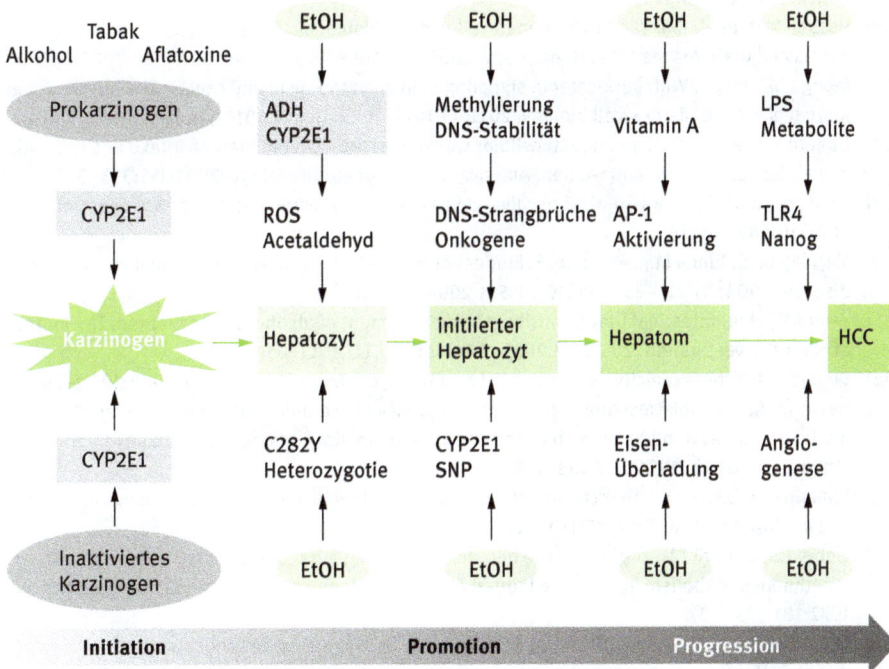

Abb. 8.1: Zusammenfassende Darstellung der Pathophysiologie des alkoholtoxischen HCC (adaptiert nach [5]).

Literatur

[1] Bruix J, Sherman M, American Association for the Study of Liver Deseases. Management of hepatocellular carcinoma: an update. Hepatology. 2011;53:1020–1022. doi:10.1002/hep.24199.

[2] Jemal A, et al. Global cancer statistics. CA: a cancer journal for clinicians. 2011;61:69–90. doi:10.3322/caac.20107 (2011).

[3] Ferlay J, et al. Estimates of worldwide burden of cancer in 2008: GLOBOCAN 2008. International journal of cancer. 2010;127:2893–2917. doi:10.1002/ijc.25516.

[4] El-Serag HB, Davila JA, Petersen NJ, McGlynn KA. The continuing increase in the incidence of hepatocellular carcinoma in the United States: an update. Annals of internal medicine. 2003;139:817–823.

[5] Sidharthan S, Kottilil S. Mechanisms of alcohol-induced hepatocellular carcinoma. Hepatology international. 2014;8:452–457. doi:10.1007/s12072-013-9494-4.

[6] O'Shea RS, Dasarathy S, McCullough AJ. Practice Guideline Committee of the American Association for the Study of Liver Deseases, Practice Parameters Committee of the American College of G. Alcoholic liver disease. Hepatology. 2010;51:307–328. doi:10.1002/hep.23258.

[7] Fattovich G, Stroffolini T, Zagni I, Donato F. Hepatocellular carcinoma in cirrhosis: incidence and risk factors. Gastroenterology. 2004;127:35–50.

[8] Ko WH, Chiu SY, Yang KC, Chen HH. Diabetes, hepatitis virus infection and hepatocellular carcinoma: A case-control study in hepatitis endemic area. Hepatology research : the official journal of the Japan Society of Hepatology. 2012;42:774–781. doi:10.1111/j.1872-034X.2012.00979.x.

[9] Loomba R, et al. Synergism between obesity and alcohol in increasing the risk of hepatocellular carcinoma: a prospective cohort study. American journal of epidemiology. 2013;177:333–342. doi:10.1093/aje/kws252.

[10] Hassan MM, et al. Risk factors for hepatocellular carcinoma: synergism of alcohol with viral hepatitis and diabetes mellitus. Hepatology. 2002;36:1206–1213. doi:10.1053/jhep.2002.36780.

[11] Monga SP. Role of Wnt/beta-catenin signaling in liver metabolism and cancer. The international journal of biochemistry & cell biology. 2011;43:1021–1029. doi:10.1016/j.biocel.2009.09.001.

[12] Donato F, et al. Alcohol and hepatocellular carcinoma: the effect of lifetime intake and hepatitis virus infections in men and women. American journal of epidemiology. 2002;155:323–331.

[13] Lu XL, et al. Risk factors for alcoholic liver disease in China. World journal of gastroenterology. 2004;10:2423–2426.

[14] Mandayam S, Jamal MM, Morgan TR. Epidemiology of alcoholic liver disease. Seminars in liver disease- 2004;24:217–232. doi:10.1055/s-2004-832936.

[15] Yang AM, et al. Intestinal fungi contribute to development of alcoholic liver disease. The Journal of clinical investigation. 2017;127:2829–2841. doi:10.1172/JCI90562.

[16] Dellarco VLA. mutagenicity assessment of acetaldehyde. Mutation research. 1988;195:1–20.

[17] Helander A, Lindahl-Kiessling K. Increased frequency of acetaldehyde-induced sister-chromatid exchanges in human lymphocytes treated with an aldehyde dehydrogenase inhibitor. Mutation research. 1991;264:103–107.

[18] Simanowski UA, et al. Enhancement of ethanol induced rectal mucosal hyper regeneration with age in F344 rats. Gut. 1994;35:1102–1106.

[19] Lieber CS, DeCarli LM. The role of the hepatic microsomal ethanol oxidizing system (MEOS) for ethanol metabolism in vivo. The Journal of pharmacology and experimental therapeutics. 1972;181:279–287.

[20] Matsuda T, et al. Effective utilization of N2-ethyl-2'-deoxyguanosine triphosphate during DNA synthesis catalyzed by mammalian replicative DNA polymerases. Biochemistry1999;38:929–935. doi:10.1021/bi982134j.

[21] Espina N, Lima V, Lieber CS, Garro AJ. In vitro and in vivo inhibitory effect of ethanol and acetaldehyde on O6-methylguanine transferase. Carcinogenesis. 1988;9:761–766.

[22] Lluis JM, Colell A, Garcia-Ruiz C, et al. Acetaldehyde impairs mitochondrial glutathione transport in HepG2 cells through endoplasmic reticulum stress. Gastroenterology. 2003;124:708–724. doi:10.1053/gast.2003.50089.

[23] Friedman SL. Seminars in medicine of the Beth Israel Hospital, Boston. The cellular basis of hepatic fibrosis. Mechanisms and treatment strategies. The New England journal of medicine. 1993;328:1828–1835. doi:10.1056/NEJM199306243282508.

[24] McKillop IH, Schrum LW, Thompson KJ. Role of alcohol in the development and progression of hepatocellular carcinoma. Hepatic oncology. 2016;3:29–43. doi:10.2217/hep.15.40.

[25] Lu Y, Cederbaum AI. CYP2E1 and oxidative liver injury by alcohol. Free radical biology & medicine. 2008;44:723–738. doi:10.1016/j.freeradbiomed.2007.11.004.

[26] Aleynik SI, Leo MA, Aleynik MK, Lieber CS. Increased circulating products of lipid peroxidation in patients with alcoholic liver disease. Alcoholism, clinical and experimental research. 1998;22:192–196.

[27] Hu W, et al. The major lipid peroxidation product, trans-4-hydroxy-2-nonenal, preferentially forms DNA adducts at codon 249 of human p53 gene, a unique mutational hotspot in hepatocellular carcinoma. Carcinogenesis. 2002;23:1781–1789.

[28] Kato S, Kawase T, Alderman J, Inatomi N, Lieber CS. Role of xanthine oxidase in ethanol-induced lipid peroxidation in rats. Gastroenterology. 1990;98:203–210..

[29] Fernandez-Checa JC, Kaplowitz N. Hepatic mitochondrial glutathione: transport and role in disease and toxicity. Toxicology and applied pharmacology. 2005;204:263–273. doi:10.1016/j.taap.2004.10.001.

[30] Rouach H, et al. Effect of chronic ethanol feeding on lipid peroxidation and protein oxidation in relation to liver pathology. Hepatology. 1997;25:351–355. doi:10.1002/hep.510250216.

[31] Polavarapu R, et al. Increased lipid peroxidation and impaired antioxidant enzyme function is associated with pathological liver injury in experimental alcoholic liver disease in rats fed diets high in corn oil and fish oil. Hepatology. 1998;27:1317–1323. doi:10.1002/hep.510270518.

[32] Ramadori P, Cubero FJ, Liedtke C, Trautwein C, Nevzorova YA. Alcohol and Hepatocellular Carcinoma: Adding Fuel to the Flame. Cancers. 2017;9. doi:10.3390/cancers9100130.

[33] Lieber CS. Metabolism of alcohol. Clinics in liver disease. 2005;9:1–35. doi:10.1016/j.cld.2004.10.005.

[34] Maly IP, Toranelli M, Sasse D. Distribution of alcohol dehydrogenase isoenzymes in the human liver acinus. Histochemistry and cell biology. 1999;111:391–397.

[35] Borras E, et al. Genetic polymorphism of alcohol dehydrogenase in europeans: the ADH2*2 allele decreases the risk for alcoholism and is associated with ADH3*1. Hepatology. 2000;31:984–989. doi:10.1053/he.2000.5978.

[36] Zhou D, et al. Genetic polymorphisms of ALDH2 and ADH2 are not associated with risk of hepatocellular carcinoma among East Asians. Tumour biology : the journal of the International Society for Oncodevelopmental Biology and Medicine. 2012;33:841–846. doi:10.1007/s13277-011-0309-8.

[37] Jackson B, et al. Update on the aldehyde dehydrogenase gene (ALDH) superfamily. Human genomics. 2011;5:283–303.

[38] Jin S, et al. ALDH2(E487K) mutation increases protein turnover and promotes murine hepatocarcinogenesis. Proceedings of the National Academy of Sciences of the United States of America. 2015;112:9088–9093. doi:10.1073/pnas.1510757112.

[39] Sakamoto T, et al. Influence of alcohol consumption and gene polymorphisms of ADH2 and ALDH2 on hepatocellular carcinoma in a Japanese population. International journal of cancer. 2006;118:1501–1507. doi:10.1002/ijc.21505.

[40] Liu C, Wang H, Pan C, Shen J, Liang Y. CYP2E1 PstI/RsaI polymorphism and interaction with alcohol consumption in hepatocellular carcinoma susceptibility: evidence from 1,661 cases and 2,317 controls. Tumour biology : the journal of the International Society for Oncodevelopmental Biology and Medicine. 2012;33:979–984. doi:10.1007/s13277-012-0326-2.

[41] Kienesberger PC, Oberer M, Lass A, Zechner R. Mammalian patatin domain containing proteins: a family with diverse lipolytic activities involved in multiple biological functions. Journal of lipid research. 2009;50 Suppl:63–68. doi:10.1194/jlr.R800082-JLR200.

[42] Falleti E, Cussigh A, Cmet S, Fabris C, Toniutto P. PNPLA3 rs738409 and TM6SF2 rs58542926 variants increase the risk of hepatocellular carcinoma in alcoholic cirrhosis. Digestive and liver disease : official journal of the Italian Society of Gastroenterology and the Italian Association for the Study of the Liver. 2016;48:69–75. doi:10.1016/j.dld.2015.09.009.

[43] Guyot E, et al. PNPLA3 rs738409, hepatocellular carcinoma occurrence and risk model prediction in patients with cirrhosis. Journal of hepatology. 2013;58:312–318. doi:10.1016/j.jhep.2012.09.036.

[44] Nischalke HD, et al. A common polymorphism in the NCAN gene is associated with hepatocellular carcinoma in alcoholic liver disease. Journal of hepatology. 2014;61:1073–1079. doi:10.1016/j.jhep.2014.06.006.

[45] Hlady RA, et al. Epigenetic signatures of alcohol abuse and hepatitis infection during human hepatocarcinogenesis. Oncotarget. 2014;5:9425–9443. doi:10.18632/oncotarget.2444.

[46] Tsuchishima M, et al. Chronic ingestion of ethanol induces hepatocellular carcinoma in mice without additional hepatic insult. Digestive diseases and sciences. 2013;58:1923–1933. doi:10.1007/s10620-013-2574-4.

[47] Shepard BD, Tuma DJ, Tuma PL. Lysine acetylation induced by chronic ethanol consumption impairs dynamin-mediated clathrin-coated vesicle release. Hepatology. 2012;55:1260–1270. doi:10.1002/hep.24785.

[48] Kim SJ, Kwon OK, Ki SH, Jeong TC, Lee S. Characterization of novel mechanisms for steatosis from global protein hyperacetylation in ethanol-induced mouse hepatocytes. Biochemical and biophysical research communications. 2015;463:832–838. doi:10.1016/j.bbrc.2015.04.154.

[49] Lauret E, et al. HFE gene mutations in alcoholic and virus-related cirrhotic patients with hepatocellular carcinoma. The American journal of gastroenterology. 2002;97:1016–1021. doi:10.1111/j.1572-0241.2002.05553.x.

[50] Marrogi AJ, et al. Oxidative stress and p53 mutations in the carcinogenesis of iron overload-associated hepatocellular carcinoma. Journal of the National Cancer Institute. 2001;93:1652–1655.

[51] Chambon P. A decade of molecular biology of retinoic acid receptors. FASEB journal : official publication of the Federation of American Societies for Experimental Biology. 1996;10:940–954.

[52] Wang XD, et al. Chronic alcohol intake reduces retinoic acid concentration and enhances AP-1 (c-Jun and c-Fos) expression in rat liver. Hepatology. 1998;28:744–750. doi:10.1002/hep.510280321.

[53] Chung J, et al. Restoration of retinoic acid concentration suppresses ethanol-enhanced c-Jun expression and hepatocyte proliferation in rat liver. Carcinogenesis. 2001;22:1213–1219.

[54] Wang LR, Zhu GQ, Shi KQ, Braddock M, Zheng MH. Autophagy in ethanol-exposed liver disease. Expert review of gastroenterology & hepatology. 2015;9:1031–1037. doi:10.1586/17474124.2015.1052065.

[55] Liu LQ, Fan ZQ, Tang YF, Ke ZJ. The resveratrol attenuates ethanol-induced hepatocyte apoptosis via inhibiting ER-related caspase-12 activation and PDE activity in vitro. Alcoholism, clinical and experimental research. 2014;38:683–693. doi:10.1111/acer.12311.

[56] Longato L, et al. Insulin resistance, ceramide accumulation, and endoplasmic reticulum stress in human chronic alcohol-related liver disease. Oxidative medicine and cellular longevity 2012, 479348, doi:10.1155/2012/479348.

[57] Scheer MA, et al. The Involvement of Acetaldehyde in Ethanol-Induced Cell Cycle Impairment. Biomolecules. 2016;6. doi:10.3390/biom6020017.

[58] Mandrekar P, Szabo G. Signalling pathways in alcohol-induced liver inflammation. Journal of hepatology. 2009;50:1258–1266. doi:10.1016/j.jhep.2009.03.007.

[59] Uesugi T, Froh M, Arteel GE, Bradford BU, Thurman RG. Toll-like receptor 4 is involved in the mechanism of early alcohol-induced liver injury in mice. Hepatology. 2001;34:101–108. doi:10.1053/jhep.2001.25350.

[60] Ferrere G, et al. Fecal microbiota manipulation prevents dysbiosis and alcohol-induced liver injury in mice. Journal of hepatology. 2017;66:806–815. doi:10.1016/j.jhep.2016.11.008.

[61] Chen P, et al. Supplementation of saturated long-chain fatty acids maintains intestinal eubiosis and reduces ethanol-induced liver injury in mice. Gastroenterology. 2015;148:203–214, e216. doi:10.1053/j.gastro.2014.09.014.

9 Prävention und Screening

Ulrich John, Helmut Seitz

9.1 Einleitung

Prävention und Screening sind auf das Ziel der Verringerung von Alkoholkonsum in Bevölkerungen fokussiert, um alkoholische Leber- und Krebserkrankungen seltener und im Idealfall obsolet zu machen. Screenings helfen in der Bevölkerung Alkoholkonsum und alkoholbezogene Leberschäden zu reduzieren und Screenings helfen Ärztinnen und Ärzten den fachlichen Blick auf Alkoholkonsum als Risikofaktor zu richten.

Im Folgenden sind einzelne Möglichkeiten von Prävention und Screening in fünf Abschnitten dargestellt: 1. Was spricht für Prävention? 2. Was sind Ziele von Prävention und welchen Entwicklungsstatus hat ihre Realisierung im deutschsprachigen Raum? 3. Was umfasst Prävention? 4. Welche Möglichkeiten bieten Screenings? 5. Fazit.

9.2 Was spricht für Prävention?

Prävention ist attraktiv. Während der gesamten Lebensspanne steht viel Zeit zur Verfügung, um die Menschen zu Reduktionen ihres Alkoholkonsums zu motivieren. Therapie dagegen hat in der Regel wenig Zeit vor dem Tod [1]. Prävention muss im Fall alkoholischer Leber- und Krebserkrankungen nicht näher begründet werden. Sie würden ohne Alkoholkonsum nicht entstehen. Jedoch bleibt die Frage, ob es eine unterste Konsumdosis gibt, für die sich Risiken alkoholischer Leber- oder Krebserkrankungen nachweisen lassen. Diese Frage ist nur theoretisch für einzelne Organstörungen isoliert zu beantworten. Für die Praxis ist sinnvoll, Risiken für alle alkohol-attributablen Krankheiten einzubeziehen und dasjenige Organ zur Grundlage für Empfehlungen oder Richtlinien zu nehmen, das am stärksten auf Alkoholkonsum reagiert. Eine aktuelle Empfehlung, die auf der internationalen Evidenz zu Erkrankungsrisiken bei unterschiedlichen Alkoholkonsumdosen basiert, beinhaltet als Verhaltensoptimum die Abstinenz von Alkohol [2]. Aufgrund neuerer Befunde über Risiken alkohol-attributabler Krankheiten einschließlich von Krebserkrankungen sowie über methodische Mängel an Präzision in älteren Studien und Metaanalysen [2] ist davon auszugehen, dass Alkoholkonsum keine protektive Funktion hat [2]. Auch für sehr geringe Trinkmengen und -häufigkeiten zeigen Bevölkerungsdaten stetige Dosisbeziehungen mit Erkrankungsrisiken. Das führte zur Abkehr von zu empfehlenden Trinkmengen risikoarmen Konsums und zur Empfehlung genereller Reduktion des Konsums mit dem Optimum der Abstinenz von Alkohol [2].

https://doi.org/10.1515/9783110583984-009

Über alkoholische Leber- oder Krebserkrankungen hinaus ist Prävention grundsätzlich durch alkohol-attributable Krankheiten begründet. Epidemiologische Befunde zeigen umso größere Krankheitswahrscheinlichkeiten, je höher der Alkoholkonsum ist. Schätzungen erstrecken sich von ca. 30 % der Krebserkrankungen als vermeidbar bis zu 70 % der Krebserkrankungen als vermeid- oder verzögerbar durch Verhaltensänderung [3]. Für Deutschland wurde geschätzt, dass ca. einer von 50 Krebsfällen durch hohen Alkoholkonsum entsteht [4].

Ein zweites Argument für die Sinnhaftigkeit von Prävention sind die internationalen Erfahrungen mit Leistungen der Prävention, die von Reduktionen der Morbidität und Mortalität gefolgt waren [5]. Präventionsleistungen lassen eine Erhöhung der Lebensqualität bei Verlängerung der Lebensdauer erwarten. In Deutschland ist die durchschnittliche Lebensdauer von Männern von 2004 bis 2015 um ein Lebensjahr in 3,3 Kalenderjahren angestiegen. Bei Frauen betrug in dem gleichen Zeitraum der Anstieg ein Lebensjahr in 8 Kalenderjahren [6]. Solch Zuwachs wurde dem medizinischen Fortschritt zugeschrieben [7], wenn Präventionsleistungen ausbleiben. Das ist in Deutschland weitgehend der Fall. Die konsequente Realisierung von Präventionsleistungen, die als wirksam beschrieben sind, lässt eine Verdoppelung des Fortschrittes in der Zahl gewonnener Lebensjahre erwarten [7]. Kosten und Nutzen von Präventionsleistungen stehen in einem sehr günstigen Verhältnis zueinander. Schädliche Nebenwirkungen sind nicht zu befürchten.

9.3 Was sind Ziele von Prävention und welchen Entwicklungsstatus hat ihre Realisierung im deutschsprachigen Raum?

Naheliegend erscheint zunächst, dann zu intervenieren, wenn Frühzeichen einer Erkrankung wahrnehmbar sind. Präventionsleistungen ließen sich demzufolge bei den Personen erbringen, die durch Besonderheiten auffallen, etwa Missbrauch oder Abhängigkeit von Alkohol oder Anzeichen wie auffälligen Lebertransaminasen. Besonders in der medizinischen Versorgung liegt nahe, bei denjenigen Patienten zu intervenieren, die durch Laborparameter oder Krankheitszeichen auffallen. Ein solch beschränktes Vorgehen konnte jedoch nicht als ausreichend wirksam belegt werden. Vielmehr muss Prävention den Konsum in der gesamten Bevölkerung reduzieren helfen. Denn mit der gesamten Alkoholverbrauchsmenge einer Nation variieren auch die Krankheitsinzidenzen [5]. Daraus folgt das Ziel, für Prävention den Alkoholverbrauch einer Nation zu senken und alle Menschen in der Bevölkerung anzusprechen mit dem Ziel der Reduktion von Alkoholkonsum oder der Aufrechterhaltung von Abstinenz. Evidenz zu Screening-Diagnostik und zu Assoziationen zwischen Trinkmenge und möglichen Organschäden in der Bevölkerung ergab, dass eine Adressierung der gesamten Bevölkerung mit dem Ziel der Reduktion von Alkoholkonsum nicht zu umgehen ist. In der medizinischen Versorgung zeigte sich in Allgemeinarztpraxen, dass Patienten mit Alkoholproblemen sich in ganzen Spektren an Konsultationsanlässen und Diagnosen finden [8,9]. Es reicht nicht, erst bei Hinweisen auf Leberschädigungen tätig zu werden [10]. Das gilt auch für die stationäre Versorgung. In einer Region Deutschlands wurden in allen beteiligten vier Krankenhäusern auf insgesamt 29 Stationen jede Patientin und jeder Patient auf auffälligen Alkoholkonsum gescreent [11]. Unter 14.332 Patienten im Alter von 18 bis 64 Jahren fanden sich 20 % (2.924) positive Screening-Diagnosen [11]. Auch Sucht ist kein sinnvolles Kriterium für Präventionsleistungen. Sucht ist nicht international verbindlich operational definiert wie Abhängigkeit und Missbrauch. Sucht bezeichnet u. a. psychische Prozesse der Gewöhnung an einen Stimulus mit einer Verstärkerwirkung [12].

Ein weiteres Argument, das auf den ersten Blick für Interventionen spricht, wenn Frühzeichen einer alkoholbezogenen Erkrankung eingetreten sind, ist die scheinbar freie Entscheidung des Individuums über Alkoholkonsum. Tatsächlich aber sind unsere Konsumgewohnheiten durch soziale Normen des Alkoholkonsums geprägt, die von zwei großen widerstreitenden Interessen maßgeblich beeinflusst werden: Interessen der Alkoholvermarktung und Interessen öffentlicher Gesundheit. Ein Instrument der Einwirkung auf soziale Normen ist über Bildung hinaus insbesondere Werbung. Die öffentliche Gesundheit verfügt über keine hinreichenden Ressourcen, um Interessen eines Lebensstils mit Reduktion oder Freiheit von Alkoholkonsum zu bewerben. Dagegen investierten Alkoholproduzenten eigenen Angaben zufolge 557 Millionen Euro im Jahr 2016 in die Bewerbung von alkoholischen Getränken [13]. Diese Diskrepanz deutet darauf hin, dass Prävention im Spannungsfeld von Interessen stets auf der vermeintlich schwächeren Seite steht. Das begründet aber nicht eine Abkehr von Prävention. Die Erfahrungen der Prävention tabak-attributabler Krankheit zeigen, dass u. a. mit internationalen Zusammenschlüssen unter den Bedingungen des Spannungsfeldes Fortschritte zur Konsumsenkung erzielbar sind. Die von der Weltgesundheitsorganisation initiierte Rahmenvereinbarung zur weltweiten Reduktion von Tabakrauchen geht mit Fortschritten der Verringerung tabak-attributabler Krankheiten und Todesfälle einher [14].

9.4 Was umfasst Prävention?

Prävention bildet ein Versorgungssystem, das an die Bevölkerung gerichtet ist, vergleichbar mit der medizinischen Versorgung. Prävention ist sinnvoll als eine Struktur von drei Elementen zu verstehen, ähnlich der medizinischen Versorgung [15]: Erreichung der Bevölkerung, Leistungen und Ergebnisse. Entscheidend für die erwünschten Senkungen der Morbidität und Mortalität und die Erhöhungen von Lebensqualität und -erwartung ist, dass die drei Elemente der Prävention in optimaler Weise zusammenwirken.

9.4.1 Erreichung der Bevölkerung

Die Bevölkerung ist zu adressieren, zu kontaktieren und zur Teilnahme an der Maßnahme zu motivieren. Bei einer Steuererhöhung z. B. werden automatisch alle Konsumenten dadurch erreicht, dass sie zwangsläufig den höheren Preis als zuvor zahlen müssen. Die Kontaktierung fällt mit der Adressierung zusammen. Sinnvoll ist in diesem Schritt aber die Begründung der Preiserhöhung. Vorstellbar sind dazu Informationskampagnen. Entscheidend ist, dass die Mehrheit der adressierten Bevölkerung zur Teilnahme an der Präventionsleistung motiviert wird. Auch für Screenings und Kurzinterventionen lassen sich ganze Bevölkerungen adressieren und kontaktieren. Die Wirksamkeit ist – anders als in der klinischen Forschung – mittels *Public Health-Impact* zu messen [16]. *Public-Health-Impact* zeigt, wie hoch der Anteil einer definierten Bevölkerung ist, der durch die Maßnahme Alkoholkonsum reduzierte. Zuzüglich sind Ressourcen erforderlich, um die Leistungen zu erbringen.

9.4.2 Leistungen

Um *Public-Health-Impact* zu erzeugen, sollten die Leistungen *sozialen Impact* aufweisen. Die Leistungen müssen bei Bevölkerungsteilen mit geringerer Bildung oder geringerem Einkommen mindestens ebenso wirksam sein wie in Bevölkerungsteilen mit höherer Bildung oder höherem Einkommen. Diese Notwendigkeit zeigt sich z. B. in den Erfahrungen eines Landes, das in den letzten Jahren Einbußen an Präventionsleistungen in Form von Preissenkungen für Alkohol hinnehmen musste. Nach den Preissenkungen wuchs die Prävalenz alkohol-attributabler Todesfälle am stärksten in Bevölkerungsteilen mit niedriger Bildung oder niedrigem Einkommen und am stärksten bei Lebererkrankungen [17].

Public-Health-Impact ist von umfassenden Präventionsleistungen in ganzen Bevölkerungen zu erwarten. Dazu zählen insbesondere fünf Leistungsbereiche: erstens Steuererhöhungen und Mindestpreise, zweitens Regelungen der Verfügbarkeit von Alkohol, d. h. an welchen Orten und zu welchen Zeiten Alkohol erwerbbar ist, drittens Regelungen zur maximal zulässigen Blut-Alkohol-Konzentration bei Lenken eines Kraftfahrzeuges, viertens Schutz dritter Personen und Jugendlicher sowie fünftens Screenings und Kurzintervention. [18,19].

Zu Steuererhöhungen bietet die internationale Evidenz ein einheitliches Bild der Wirksamkeit. Je unattraktiver Alkohol durch hohe Preise gemacht wird, desto geringer fallen Nachfrage und Konsum aus [20]. Zur Verfügbarkeit legen empirische Untersuchungen einen Rückgang alkoholbezogener Probleme bei Begrenzungen der Erhältlichkeit von Alkohol zu Orten oder Zeiten nahe [21]. Demgegenüber erscheint in Deutschland aus der Präventionsperspektive absurd, dass in Tankstellen Alkohol leicht erwerbbar ist. Dabei finden Lernprozesse statt, denen zufolge das Lenken eines Kraftfahrzeuges mit Alkoholkonsum verknüpft wird. Regelungen zur maximal zulässigen Blut-Alkohol-Konzentration wurden in Deutschland im Laufe der Jahre in Richtung immer niedrigerer Grenzen durchgesetzt [22]. Diese Regelungen lassen erwarten, dass sowohl alkoholisierte Kraftfahrer als auch Beifahrer und Personen in anderen Fahrzeugen oder als Fußgänger geschützt werden. Darüber hinaus sind aber weitere Schutzmaßnahmen analog zum Nichtraucherschutzgesetz sinnvoll, etwa bei Bedrohung durch alkoholisierte Personen [23]. Jugendschutz umfasst vor allem die Heraufsetzung des Alters, ab dem Konsum und Erwerb alkoholhaltiger Getränke erlaubt ist, auf 18 Jahre.

Kurzinterventionen umfassen Ratschläge, Kurzberatungen von ca. unter einer Stunde Dauer und Feedback-Systeme, etwa Computer-Expertensysteme, die insofern interaktiv arbeiten, als sie Informationen von den Personen registrieren und daraufhin Feedbacks geben [24]. Ganze Bevölkerungen müssen adressiert und kontaktiert werden. Sie lassen sich im persönlichen Kontakt oder via Computer-Expertensystem anwenden. Im persönlichen Kontakt hat sich die Motivierende Gesprächsführung als erfolgreich erwiesen [24]. Besonders vielversprechend bezüglich des *Public-Health-Impacts* erwiesen sich Computer-Expertensysteme. Weil sie Screenings voraussetzen, sind sie im entsprechenden Abschnitt am Ende dieses Beitrags dargestellt. Information ist begleitend zu den einzelnen Präventionsleistungen erforderlich. So ist zu erwarten, dass die Majorität der Bevölkerung den Zusammenhang zwischen Alkoholkonsum und Krebserkrankungen nicht kennt. Selbst in England, einer Nation mit erheblichen Präventionsleistungen im Vergleich zu deutschsprachigen Ländern, war in einer Bevölkerungsstichprobe der Mehrheit der Befragten nicht klar, dass Alkoholkonsum zu Krebserkrankungen führen kann [25].

9.4.3 Ergebnisse

Präventionsleistungen tragen über Reduktionen des Alkoholkonsums zur Senkung von Morbidität und Mortalität alkoholischer Lebererkrankungen bei. Island, Norwegen und Schweden, alle drei Nationen mit vielen Präventionsleistungen, befinden sich hinsichtlich des Alkoholverbrauches pro Bevölkerung im Alter ab 15 Jahren deutlich unter dem Durchschnitt der Länder der europäischen Region [26]. In den Jahren 1990 bis 2014 betrug er in Island und Norwegen überwiegend weniger als 8, in Schweden in dieser Zeit überwiegend weniger als 10 Liter. Der Durchschnitt in der europäischen Region lag zwischen 10 und 12, in Deutschland überwiegend zwischen 12 und 14 Litern.

Länder mit vielen Präventionsleistungen bezüglich der Alkoholreduktion, u. a. Norwegen und Schweden, haben eine besonders geringe, Bulgarien, Rumänien und die Slowakei haben eine hohe Mortalität an Lebererkrankungen [27]. Der Zusammenhang zeigt sich auch für einzelne Präventionsleistungen. Hohe Steuern auf Alkohol gehen mit geringer Sterblichkeit durch alkoholische Lebererkrankungen einher [28]. Hinsichtlich der Mortalität bei alkoholbezogener Leberzirrhose gehören Island,

Norwegen und Schweden zu den 5 % der Länder in der europäischen Region mit der niedrigsten Mortalität alkoholbezogener Leberzirrhose, in Island 6,6, in Norwegen 20,3, in Schweden 31,3 verstorbene Personen pro 1 Million Einwohner im Jahr 2015. In Deutschland waren es 73,6 [26].

9.5 Welche Möglichkeiten bieten Screenings?

Screenings sind systematische Erhebungen des Alkoholkonsums oder alkoholbezogener Merkmale in ganzen Bevölkerungen. Für Screenings lassen sich u. a. Settings nutzen. Als Settings bieten sich die ambulante und die stationäre medizinische Versorgung besonders an neben anderen öffentlichen Einrichtungen [29]. Screenings sind hinsichtlich Gegenstand und Informationsmedium zu unterscheiden. Gegenstand können der Alkoholkonsum selbst oder alkoholbezogene Veränderungen sein. In beiden Fällen lassen sich als Informationsmedium sowohl Selbstaussagen der Person, Laborparameter oder klinische Zeichen nutzen. Alkoholbezogene Veränderungen schließen körperliche Prozesse, etwa Veränderungen der Leber, soziale Prozesse, etwa Klagen Angehöriger der Person und psychische Veränderungen ein, wie wachsende Schuldgefühle wegen des Alkoholkonsums. Ziel der Screenings ist, die Person möglichst vor alkohol-attributabler Krankheit zu bewahren oder, ist sie eingetreten, weitere Pathologie zu reduzieren. Screenings werden bei allen neuen sowie bei allen Patienten im Abstand von 12 Monaten empfohlen [30].

Auf Fragen nach Alkoholkonsum antworten Patienten erfahrungsgemäß bereitwillig. Dabei geht es nicht primär darum, den Alkoholkonsum der Realität so getreu wie möglich, sondern die Motivation zur Reduktion des Alkoholkonsums bis hin zur Abstinenz zu bewerten. Grundsätzlich ist davon auszugehen, dass Selbstaussagen den Alkoholkonsum der Bevölkerung unterschätzen lassen [22]. Dafür jedoch einzelne Alkoholkonsumenten zu sanktionieren erscheint kontraproduktiv im Sinne der Prävention. Forschung hat gezeigt, dass z. B. in Deutschland allzu alkoholfreundliche soziale Normen herrschen. Sie belegen Alkoholkonsum mit positiven Attributen. Gleichzeitig werden Menschen stigmatisiert, wenn sie den Normen konsequent folgen und alkohol-attributable pathologische Prozesse entwickeln.

Screening-Information soll einfach zu erheben und bedeutsam für die Änderungsbereitschaft von Patienten sein. Aus den Informationen werden Rückmeldungen an die Patienten generiert. Jede Person kann dann aufgrund der Information in ihrer Motivation zur Reduktion bestärkt werden. Laborparameter, etwa Lebertransaminasen, können als Parameter für Reduktionsziele dienen, verstärkt durch die ärztliche Kompetenz mit dem Hinweis, einen Zielwert durch Abstinenz zu erreichen. Fragen zu Menge und Häufigkeit des Konsums bieten eine Einschätzung dessen, was die Person bereit ist als Alkoholkonsum anzugeben. Es stehen kurze Fragebögen oder Interviewfragen zur Verfügung, die sich international bewährten [31]. Sie können von Ärzten oder medizinischem Assistenzpersonal angewendet werden. Zentral ist, dass nicht die exakte Information, sondern die Motivierung der Person zur Konsumreduktion im Auge behalten wird. Es sollte keine Atmosphäre des Misstrauens und Überprüfens von Angaben der Patientin oder des Patienten geschaffen werden.

Selbstaussagen zum Alkoholkonsum lassen sich mit dem Mengen-Frequenz-Index oder international standardisiert mit dem *Alcohol Use Disorders Identification Test* in seiner Kurzform (AUDIT-C) erheben [32]. Bei dem Mengen-Frequenz-Index werden die durchschnittliche Trinkmenge pro Wochen- und Wochenendtag als Gläser zu je 10 Gramm Reinalkohol sowie die Häufigkeit des Alkoholkonsums pro Woche, Monat oder Jahr erfragt und als durchschnittliche Trinkmenge pro Tag oder anderer Zeiteinheit angeben. Stets sollte auch die Häufigkeit von Rauschkonsum erhoben werden: bei Frauen vier oder mehr, bei Männern fünf oder mehr Gläser zu je 10 Gramm Reinalkohol pro Trinkgelegenheit [33,34]. Der AUDIT-C umfasst die ersten drei Fragen des international besonders gebräuchlichen *Alcohol Use Disorders Identification Test* (AUDIT) [35]. In Anlehnung an den AUDIT-C lässt sich fragen:

1. Wie oft nehmen Sie ein alkoholisches Getränk zu sich?
2. Wenn Sie alkoholische Getränke zu sich nehmen, wie viele Gläser trinken Sie dann üblicherweise an einem Tag? Ein Glas Alkohol entspricht dabei u. a. einem viertel Liter Bier oder einem achtel Liter Wein.
3. Wie oft trinken Sie vier oder mehr Gläser (Frauen) / Wie oft trinken Sie fünf oder mehr Gläser (Männer) Alkohol bei einer Gelegenheit, z. B. beim Abendessen, bei einer Party usw.?

Für das Screening von Alkoholabhängigkeit oder -missbrauch nach der Internationalen Klassifikation der Erkrankungen haben sich standardisierte Fragebögen als brauchbar erwiesen, die zudem kurz sind [30,31]. In Frage kommen der Lübecker Alkoholabhängigkeits- und -missbrauchs-Screening-Test (LAST) [36] mit sieben sowie das *Brief Alcohol Screening Instrument* (BASIC) mit sechs Fragen [37]. Das BASIC ist ein besonders ökonomisch anwendbarer Fragebogen. Er wurde für geringstmöglichen Erhebungs- und Auswertungsaufwand entwickelt [31]. Auf jede Frage ist nur eine von zwei möglichen Antworten zu geben. Erfragt werden:

1. Häufigkeit
2. Menge von Alkoholkonsum
3. Häufigkeit des Konsums von 6 oder mehr Gläsern
4. ob die Person das Gefühl hatte, sie sollte den Konsum verringern
5. Schuldgefühle wegen des Konsums
6. ob Angehörige sich Sorgen gemacht oder beklagt haben wegen des Alkoholkonsums [30].

Laborparameter, einschließlich des carbohydrat-defizienten Transferrins und Äthylglucuronid [38], können einen ersten Hinweis auf problematischen Alkoholkonsum liefern, bevor klinische Zeichen, etwa Druckdolenz der Leber, auftreten.

Screenings bieten in Kombination mit Rückmeldungen der gewonnenen Information an die Person präventive Leistungen. Evidenz zeigt, dass diese Kombination sinnvoll in ganzen Bevölkerungen geleistet werden kann. Erforderlich ist die persönliche Ansprache jeder einzelnen Person einer Zielbevölkerung. Kurzinterventionen lassen sich individuell an die unterschiedliche Ausprägung der Bereitschaft zur Alkoholreduktionen anpassen. Dadurch wird Motivierung zur Alkoholreduktion in ganzen Bevölkerungen möglich. Das ist eine Stärke von Screenings kombiniert mit Kurzintervention [39].

Die Stärke bedeutet im Einzelnen:

1. Laborparameter bieten Hinweise auf das Erfordernis einer Intervention. Bevölkerungsdaten zeigen, dass die Gamma-Glutamyltransferase bereits mit geringem Alkoholkonsum laut Selbstaussagen assoziiert ist [40]. Aber sie ist wenig spezifisch und über Alkoholkonsum hinaus mit Tabakrauchen, Übergewicht, Bewegungsmangel und Lebensalter assoziiert [41].
2. Eine Stärke von Laborparametern ist die Möglichkeit von Feedback zu potenziellen Auswirkungen des Alkoholkonsums auf körperliche Prozesse.
3. In dem Zuge können Laborparameter sinnvoll sein für Zielwerte der Alkoholreduktion. So wurde in einer randomisierten Kontrollgruppenstudie mit einer Stichprobe aus der männlichen Allgemeinbevölkerung neben einer Kurzberatung die Empfehlung gegeben, erhöhte Gamma-GT-Werte durch Reduktion von Alkoholkonsum zu senken. Effekte waren bis hin zur geringeren Mortalität im Vergleich zur unbehandelten Kontrollgruppe nachweisbar [42,43].
4. Selbstaussagen haben den Vorteil unmittelbarer Verfügbarkeit für die Kurzintervention.
5. Selbstaussagen sind für Screening und Kurzintervention Laborparametern nicht unterlegen [30].
6. Selbstaussagen sind der Kurzberatung insofern besonders angemessen, als diese stets nur bei dem ansetzen kann, was der Patient zu äußern bereit ist.

Screening und Kurzintervention sind wenig aufwändig, wenn standardisierte Erhebungen von Selbstaussagen der Probanden eingesetzt werden [31]. Erforderlich ist aber die persönliche Ansprache jeder einzelnen Person einer Zielbevölkerung.

Zu Kurzinterventionen zählen Feedback-Systeme mit Unterstützung durch Computer. Dabei werden in einem ersten Schritt Screening-Informationen zu Alkoholkonsum, möglicherweise Alkoholproblemen sowie Änderungsbereitschaft des individuellen Patienten standardisiert erhoben und in den Computer eingegeben [15,44]. Diese Aufgaben lassen sich u. a. durch medizinische Fachangestellte erbringen. Im zweiten Schritt leistet das Computer-Expertensystem einen Abgleich der Information z. B. zum Stadium der Änderungsmotivation des Individuums mit Daten zur Änderungsmotivation aus Bevölkerungsstichproben. Drittens produziert das System automatisch einen Feedbackbrief. Er beinhaltet den querschnittlichen Vergleich. Das Individuum lernt, wo es im Vergleich zur Änderungsmotivation einzelner Teile der Bevölkerung steht. Diese Interaktion lässt sich mehrfach wiederholen. Bewährt sind bisher nach der ersten zwei weitere Interaktionen, bei denen jeweils erneut die Änderungsmotivation erfragt wird. Das macht den ipsativen Vergleich möglich. D. h. Unterschiede z. B. zwischen Interaktion 1 und 2 lassen sich abbilden. Der Computer hat den Vorteil auch gegenüber einem extrem exzellenten Gedächtnis eines Beraters, dass jegliche Detailinformation nach Genehmigung gespeichert werden kann. Das beinhaltet die Chance, dem Probanden Fortschritte in der Erzielung von Motivation zur Reduktion des Alkoholkonsums rückzumelden. Darin steckt die Stärke dieser Systeme. Sie entlasten den Arzt, „holen den Patienten dort ab, wo er steht" hinsichtlich seiner Änderungsmotivation, sind kostengünstig und als wirksam belegt.

9.6 Fazit

Prävention und Screening sind erstens plausibel und zweitens wirksam auf Bevölkerungsebene: Sie haben *Public-Health-Impact*. Drittens tragen sie zur Erhöhung der Lebenserwartung bei, sind viertens nebenwirkungsfrei oder -arm. Sie erfordern Organisierung von Interessen, um Handlungsforderungen Nachdruck zu verleihen. Prävention und Screening mit Kurzintervention lassen einen erheblichen Teil der Lebererkrankungen vermeiden.

Literatur

[1] Vogelstein B, Papadopoulos N, Velculescu VE, et al. Cancer genome landscapes. Science. 2013;339:1546–1558.

[2] John U, Seitz H. Konsum bedeutet immer Risiko. Deutsches Ärzteblatt. 2018;115:A640–A644, A4–A5.

[3] Colditz GA, Wolin KY, Gehlert S. Applying what we know to accelerate cancer prevention. Sci Transl Med. 2012;4:127rv4.

[4] Mons U, Gredner T, Behrens G, Stock C, Brenner H. Krebs durch Rauchen und hohen Alkoholkonsum. Deutsches Ärzteblatt. 2018;115:571–577.

[5] Babor T, Caetano R, Casswell S, et al. Alkohol – Kein gewöhnliches Konsumgut. Göttingen, Hogrefe, 2005.

[6] Statistisches Bundesamt. Todesursachenstatistik: Durchschnittliches Alter der Gestorbenen in Lebensjahren (ab 1980) 2018. http://www.gbe-bund.de. Zugriffsdatum: 11.10.2018.

[7] Perk J, De Backer G, Gohlke H, et al. European Guidelines on cardiovascular disease prevention in clinical practice (version 2012). The Fifth Joint Task Force of the European Society of Cardiology and Other Societies on Cardiovascular Disease Prevention in Clinical Practice (constituted by representatives of nine societies and by invited experts). Developed with the special contribution of the European Association for Cardiovascular Prevention & Rehabilitation (EACPR). Eur Heart J. 2012;33:1635–1701.

[8] Hill A, Rumpf H-J, Hapke U, Driessen M, John U. Prevalence of alcohol dependence and abuse in general practice. Alcoholism: Clinical and Experimental Research. 1998;22:935–940.

[9] Hill A, Hapke U, Rumpf H-J, John U. Patienten mit Alkoholproblemen in der ambulanten primär-medizinischen Versorgung. In: John U, Deutsche Hauptstelle gegen die Suchtgefahren, editors. Regionale Suchtkrankenversorgung Konzepte und Kooperationen. Freiburg: Lambertus; 1997, p. 81–92.

[10] Hapke U, Rumpf H-J, John U. Differences between hospital patients with alcohol problems referred for counselling by physicians´ routine clinical practice versus screening questionaires. Addiction. 1998;93:1777–1786.

[11] Freyer-Adam J, Coder B, Baumeister S, et al. Brief alcohol intervention for general hospital inpatients: A randomized controlled trial. Drug and Alcohol Dependence. 2008;93:233–243.

[12] John U. Addictions: General considerations. In: Wright JD, editor. International Encyclopedia of the Social & Behavioral Sciences. Oxford: Elsevier; 2015, p. 97–102.

[13] Rummel C, Lehnert B, Kepp J. Daten, Zahlen und Fakten. In: Deutsche Hauptstelle für Sucht-fragen, editor. Jahrbuch Sucht 2018. Lengerich: Pabst; 2018, p. 9–33.

[14] Levy DT, Yuan Z, Luo Y, Mays D. Seven years of progress in tobacco control: an evaluation of the effect of nations meeting the highest level MPOWER measures between 2007 and 2014. Tob Control. 2018;27:50–57.

[15] John U, Meyer C, Ulbricht S, et al. Reduktion von Tabak- und Alkoholkonsum. In: Hoefert W, Klauer T, editors. Krankheitsprävention in der Kontroverse. Lengerich: Pabst; 2014, p. 307–325.

[16] Glasgow RE, Vogt TM, Boles SM. Evaluating the public health impact of health promotion interventions: the RE-AIM framework. Am J Public Health. 1999;89:1322–1327.

[17] Makela P, Herttua K, Martikainen P. The Socioeconomic Differences in Alcohol-Related Harm and the Effects of Alcohol Prices on Them: A Summary of Evidence from Finland. Alcohol Alcohol. 2015;50:661–669.

[18] Martineau F, Tyner E, Lorenc T, Petticrew M, Lock K. Population-level interventions to reduce alcohol-related harm: an overview of systematic reviews. Prev Med. 2013;57:278–296.

[19] Beyer F, Lynch E, Kaner E. Brief Interventions in Primary Care: an Evidence Overview of Prac-titioner and Digital Intervention Programmes. Curr Addict Rep. 2018;5:265–273.

[20] Wagenaar AC, Tobler AL, Komro KA. Effects of alcohol tax and price policies on morbidity and mortality: a systematic review. Am J Public Health. 2010;100:2270–2278.

[21] Sanchez-Ramirez DC, Voaklander D. The impact of policies regulating alcohol trading hours and days on specific alcohol-related harms: a systematic review. Inj Prev. 2018;24:94–100.

[22] John U, Hanke M. Trends des Tabak- und Alkoholkonsums über 65 Jahre in Deutschland. Das Gesundheitswesen. 2018;80:160–171.

[23] Karriker-Jaffe KJ, Room R, Giesbrecht N, Greenfield TK. Alcohol's Harm to Others: Opportunities and Challenges in a Public Health Framework. J Stud Alcohol Drugs. 2018;79:239–243.

[24] Bischof G, Freyer-Adam J, Reinhardt S, et al. Neue Interventionsansätze zur Sekundärpräven-tion alkoholbezogener Störungen im Allgemeinkrankenhaus. Psychosomatik und Konsiliarpsy-chiatrie. 2008;2:15–20.

[25] Bates S, Holmes J, Gavens L, et al. Awareness of alcohol as a risk factor for cancer is associated with public support for alcohol policies. BMC Public Health. 2018;18:688.

[26] Shield K, Rylett M, Rehm J. Public health successes and missed opportunities. Trends in alcohol consumption and attributable mortality in teh WHO European region, 1990–2014. Kopenhagen, World Health Organizatio Regional Office for Europe, 2016.

[27] Sheron N. Alcohol and liver disease in Europe--Simple measures have the potential to prevent tens of thousands of premature deaths. J Hepatol. 2016;64:957–967.

[28] Nelson JP, McNall AD. Alcohol prices, taxes, and alcohol-related harms: A critical review of na-tural experiments in alcohol policy for nine countries. Health Policy. 2016;120:264–272.

[29] McKnight-Eily LR, Henley SJ, Green PP, Odom EC, Hungerford DW. Alcohol Screening and Brief Intervention: A Potenzial Role in Cancer Prevention for Young Adults. Am J Prev Med. 2017;53:55-62.

[30] Rumpf HJ, Bischof G, Freyer-Adam J, Coder B. Erfassung problematischen Alkoholkonsums. Deutsche Medizinische Wochenschrift. 2009;134:2392–2393.

[31] Rumpf HJ, Bischof G, John U. Screeningdiagnostik alkoholbezogener Störungen mittels Selbstaussagen. In: Singer M, Batra A, Mann K, editors. Alkohol und Tabak. Stuttgart – New York: Georg Thieme Verlag; 2011, p. 515–519.

[32] Bush K, Kivlahan DR, McDonell MB, Fihn SD, Bradley KA. The AUDIT alcohol consumption questions (AUDIT-C): an effective brief screening test for problem drinking. Ambulatory Care Quality Improvement Project (ACQUIP). Alcohol Use Disorders Identification Test. Arch Intern Med. 1998;158:1789–1795.

[33] Kuntsche E, Kuntsche S, Thrul J, Gmel G. Binge drinking: Health impact, prevalence, correlates and interventions. Psychol Health. 2017;32:976–1017.

[34] National Institutes of Alcohol Abuse and Alcoholism. Drinking levels defined. 2018 [June 25, 2018]; Available from: https://www.niaaa.nih.gov/alcohol-health/overview-alcohol-consumption/moderate-binge-drinking.

[35] Saunders JB, Aasland OG, Babor TF, de la Fuente JR, Grant M. Development of the Alcohol Use Disorders Identification Test (AUDIT): WHO Collaborative Project on Early Detection of Persons with Harmful Alcohol Consumption--II. Addiction. 1993;88:791–804.

[36] Rumpf H-J, Hapke U, John U. Der Lübecker Alkoholabhängigkeits- und -missbrauchs-Screening-Test (LAST). Göttingen, Hogrefe, 2001.

[37] Bischof G, Reinhardt S, Grothues J, John U, Rumpf H-J. BASIC: Brief Alcohol Screening Instrument for medical Care. In: Bengel J, Wirtz M, Zwingmann C, editors. Diagnostische Verfahren in der Rehabilitation. Göttingen: Hogrefe; 2008, p. 202–205.

[38] Morini L, Varango C, Filippi C, et al. Chronic excessive alcohol consumption diagnosis: comparison between traditional biomarkers and ethyl glucuronide in hair, a study on a real population. Ther Drug Monit. 2011;33:654–657.

[39] Freyer-Adam J, Coder B, Lau K, Bischof G, John U. Kurzinterventionen bei Alkoholproblemen im Allgemeinkrankenhaus: Eine Übersicht. Psychosomatik und Konsiliarpsychiatrie. 2008;2:8–14.

[40] Tynjala J, Kangastupa P, Laatikainen T, Aalto M, Niemela O. Effect of age and gender on the relationship between alcohol consumption and serum GGT: time to recalibrate goals for normal ranges. Alcohol Alcohol. 2012;47:558–562.

[41] Niemela O, Niemela M, Bloigu R, Aalto M, Laatikainen T. Where should the safe limits of alcohol consumption stand in light of liver enzyme abnormalities in alcohol consumers? PLoS One. 2017;12:e0188574.

[42] Kristenson H, Osterling A, Nilsson JA, Lindgarde F. Prevention of alcohol-related deaths in middle-aged heavy drinkers. Alcohol Clin Exp Res. 2002;26:478–484.

[43] Kristenson H, Hood B, Peterson B, Trell E. Prevention of alcohol-related problems in urban middle-aged males. Alcohol. 1985;2:545–549.

[44] Bischof G, Haug S, Reinhardt S, et al. Nutzung neuer Technologien zur bevölkerungswirksamen Prävention riskanten Alkoholkonsums. Prävention und Gesundheitsförderung. 2008;3:19–23.

10 Diagnose, Klinik, nichtinvasive Methoden, Leberbiopsie der alkoholischen Lebererkrankung

Sebastian Mueller, Carolin Lackner

10.1 Einleitung

Die alkoholische Lebererkrankung (ALE) ist die häufigste Ursache einer schweren Lebererkrankung in den USA, Europa und auch in Deutschland [1]. Basierend auf der WHO Datenbank sind mehr als 40 % aller leberbedingten Todesfälle auf Alkohol zurückzuführen. Die Zahl der Lebertransplantationen an Patienten mit alkoholbedingter Leberzirrhose hat ebenfalls in den letzten zwei Jahren sowohl in Europa als auch in den USA zugenommen. Es ist bedauerlich, dass trotz dieses großen gesellschaftlichen Problems die meisten Patienten mit ALE erst im Stadium der Dekompensation diagnostiziert werden, also wenn sie einen Ikterus oder einen Aszites entwickelt haben oder an einer der lebensgefährlichen Komplikationen wie Leberkrebs, Ösophagusvarizenblutung oder einer spontan bakteriellen Peritonitis erkrankt sind. Interessanterweise hatte eine Mehrzahl Patienten mit neu diagnostizierter Leberzirrhose erst kürzlich eine Konsultation beim Hausarzt oder in der Notaufnahme, ohne dass Interventionen erfolgt wären oder das Leberproblem aufgefallen wäre [2]. Ein weiteres Problem der sog. kompensierten Leberzirrhose ist die relative Symptomfreiheit. Es ist gerade diese Beschwerdefreiheit, die dazu führt, dass das Organ Leber im klinischen Alltag oft übersehen wird. Hoffnungsvoll sind hier die neuen Entwicklungen der neuen elastographischen Methoden, die es inzwischen erlauben, Fibrose schon im frühen Stadium, also zehn bis fünfzehn Jahre vor der klinischen Manifestation nichtinvasiv zu erkennen. Da die Methoden aber noch teuer sind und von den gesetzlichen Krankenkassen oft nicht getragen werden, ist allerdings ein flächendeckendes Screening der Bevölkerung derzeit noch nicht möglich. Erfreulich ist auch, dass durch diese neuen nichtinvasiven Methoden eine Leberbiopsie in der Regel nicht mehr erforderlich ist. Des Weiteren gibt es neue Bedside-Methoden zur frühen Diagnose einer Fettleber, die ebenfalls ein schnelles und einfaches Feedback für den Patienten über seine Leberpathologie erlauben. Obwohl die neuen elastographischen Techniken den Schwerpunkt in diesem Kapitel einnehmen werden, soll trotzdem noch einmal im Detail auf die klassischen Laborwerte im Routinelabor eingegangen werden, da auch hier erste Hinweise auf eine ALE oft übersehen oder falsch eingeordnet werden. Die alkoholische Steatohepatitis wird nicht im Detail besprochen, da sie in einem eigenen Kapitel behandelt wird.

https://doi.org/10.1515/9783110583984-010

10.2 Allgemeine diagnostische Aspekte zur alkoholischen Lebererkrankung

Die frühe Diagnose der alkoholischen Lebererkrankung ist von besonderer Bedeutung, da der Patient ein objektives Feedback erhält und ggf. zur Abstinenz/Trinkreduktion motiviert wird. Außerdem ist es nicht selten, dass die Lebensweise auf den Prüfstand kommt und z. B. auch Komorbiditäten wie Übergewicht angegangen werden [2]. Die frühe Diagnostik der verschiedenen in Abb. 10.1 aufgezeigten Krankheitsstadien der ALE, ausgehend von der Fettleber bis zur Leberzirrhose, ist vor allem deswegen wichtig, weil so der Patient rechtzeitig auf die gefährlichen Komplikationen wie ein HCC oder Ösophagusvarizen untersucht bzw. in ein Überwachungsprogramm eingeschlossen werden kann. Insgesamt ist die Diagnose der alkoholischen Lebererkrankung nicht immer einfach, da es nach wie vor keine sicheren und preiswerten Biomarker für den Alkoholkonsum gibt und man im Wesentlichen auf die Angaben des Patienten angewiesen ist. Das erklärt auch, warum die alkoholische Lebererkrankung nach wie vor sowohl von den Ärzten als auch von den Gesundheitsstatistiken chronisch unterschätzt wird. Die Diagnostik erfordert daher eine besondere Sensibilität in der ärztlichen Betreuung und muss die Ergebnisse verschiedener diagnostischer Methoden wie anamnestische Informationen, Bildgebung, Labor, klinische Befunde, Elastographie und ggfs. auch der Histologie zusammenführen. Entscheidend bei der Diagnostik der ALE ist die Früherkennung der alkoholischen Leberzirrhose, da 95 % aller leberbedingten Todesfälle auf sie und ihre Komplikationen zurückzuführen sind. Die seltene (< 5 %) alkoholische Hepatitis oder ASH1 ist ein häufig lebensbedrohliches Krankheitsbild und wird in einem gesonderten Kapitel behandelt, wird

Test	Stadium		
	Fettleber $\longrightarrow$	Steatohepatitis $\longrightarrow$	Zirrhose
Alkohol-nachweis	Alkoholkonsum (Anamnese), Blutalkohol (< 20 h), Ethylglucuronid < 1–20 Tage (Haar), CDT < 3 Wo, > 50 g/d		
Labor		GGT, GOT/GPT, MCV, Ferritin	
		Bilirubin, Thrombozyten, Hyaluronsäure, M30, M65, andere	
Bildgebung	Ultraschall		
Leber-steifigkeit		CT, MRT für Komplikationen	
		TE, ARFI, MRE, SWE	
else	CAP		Endoskopie, AFP

Abb. 10.1: Verschiedene Methoden zur Diagnostik der alkoholischen Lebererkrankung und in Abhängigkeit von Krankheitsstadium. CAP *controlled attenuation parameter*, CT Computertomographie, MRT Magnetresonanztomographie, TE transiente Elastographie, ARFI *acoustic radiation force imaging*, MRE Magnetresonanztomographie SWE Scherwellenelastographie, AFP Alphafetoprotein.

aber i. d. R. schnell diagnostiziert, da sich die Patienten trotz Abstinenz mit einem zunehmenden Ikterus rasch vorstellen bzw. einem spezialisierten Zentrum zugeführt werden. Die entsprechenden klinischen und histologischen Prognose Scores werden in diesem ASH Kapitel ebenfalls getrennt behandelt und diskutiert.

10.3 Klinische Aspekte der alkoholischen Lebererkrankung

Wie in Abb. 10.1 gezeigt, gehört zur Etablierung der Diagnose auch die Feststellung des täglichen Alkoholkonsums. Neben der direkten Bestimmung des Blutalkohols, der immerhin in den letzten zwanzig Stunden nach Konsum nachgewiesen werden kann, gibt es bisher leider immer noch keine sicheren Biomarker für den Nachweis von chronischem Alkoholkonsum. Ethylglukoronid im Urin kann den Alkoholkonsum bis zu drei Tagen nachweisen. Zwar erlaubt die Haaranalyse einen Nachweis bis zu mehreren Wochen, ist aber aufgrund der hohen Kosten bisher eher der Transplantationsmedizin vorbehalten. In der Praxis wird die Rolle des *Carbohydrate-Deficient-Transferrins* (CDT) oft überschätzt. Zwar kann Alkoholkonsum der letzten 4 bis 21 Tage nachgewiesen werden, aber die Sensitivität ist nicht hoch und setzt einen täglichen Alkoholkonsum von mindestens 50 g voraus. Außerdem ist CDT nicht spezifisch und vor allem bei dekompensierten Zirrhotikern nicht aussagekräftig. Abb. 10.1 gibt zudem einen Überblick mit welchen Methoden wichtige Stadien der Lebererkrankung erfasst werden können. Es sei an dieser Stelle noch einmal darauf verwiesen, dass klassische konventionelle mit Alkohol verbundene Symptome sehr mannigfaltig sein können, den weiten klinischen Blick erfordern und von der Dupuytren-Kontraktur über die Polyneuropathie bis zur alkoholischen Kardiomyopathie hinreichen können. Bezüglich der Leber gibt es vor allem in Frühstadien kaum klinische Hinweise. Klinische Befunde, die mit chronischem Alkoholkonsum häufig assoziiert sind, z. B. Nachweis von Rippenfrakturen beim Röntgen Thorax, die Vergrößerung der Glandula parotis und die Dupuytren-Kontraktur.

10.4 Leberhistologie bei der alkoholischen Lebererkrankung

Die morphologischen Formen der ALE umfassen ein breites Spektrum, das von der Fettleber über die Fettleberentzündung (Steatohepatitis) bis zur Fibrose/Zirrhose reicht. Die meisten Personen mit einem riskantem Alkoholkonsum entwickeln eine Fettleber (Steatose), die durch Lipidvakuolen in Hepatozyten gekennzeichnet ist [3]. Von dieser Verfettung sind zunächst hauptsächlich die Hepatozyten der zentralen Läppchenabschnitte betroffen. Bei anhaltendem Alkoholkonsum sind dann auch zunehmend Hepatozyten der intermediären und periportalen Abschnitte verfettet. Die Lipidvakuolen nehmen häufig einen Großteil des Zytoplasmas der Leberzellen ein, wodurch der Zellkern in submembranöse Zellabschnitte verlagert wird (makrovesikuläre Steatose). Makrovesikuläre Steatose ist zumeist mit milden entzündlichen Veränderungen in den Leberläppchen in Form von Mikrogranulomen, bestehend aus herdförmig aggregierten Kupferzellen und Entzündungszellen und von Lipogranulomen, bestehend aus Fettvakuolen, herdförmig aggregierten Makrophagen und Entzündungszellen assoziiert. Lipogranulome können auch in den Portalfeldern nachweisbar sein [4–6]. Die Leberverfettung stellt wahrscheinlich ein frühes Stadium der ALE dar und geht nur mit einem geringen Risiko der Progression mit Entwicklung einer Fibrose und Zirrhose einher [3]. Bei einem Teil der Fälle von alkoholischer Fettleber lässt sich aber eine sogenannte perivenuläre Fibrose, gekennzeichnet durch ringförmige Ablagerungen von Kollagenfasern und Verdickung der Zentralvenenwand (Abb. 10.2a) nachweisen, die als wichtiger früher morphologischer Risikofaktor für die Entwicklung einer Zirrhose gilt [7,8]. Neben makrovesikulärer kann es auch seltener zu sogenannter mikrovesikulärer Steatose der Hepatozyten kommen. Mikrovesikuläre Steatose ist auf eine alkoholmediierte mitochondriale Schädigung zurückzuführen. Morphologisch ist das Zytoplasma der Hepatozyten von kleinsten Fetttropfen ausgefüllt und verbreitert, der zentral im Zytoplasma befindliche Zellkern ist pyknotisch verändert. Makro- und mikrovesikuläre Steatose kommen häufig gemeinsam vor („*mixed type steatosis*") (Abb. 10.2b). Der gemischte Steatosetyp ist im Vergleich zu reiner makrovesikulärer Steatose bei anhaltender alkoholischer Leberschädigung mit einem höheren Progressions- und Fibroserisiko assoziiert [6,9]. Die reine mikrovesikuläre Verfettung ist hingegen selten und wird als alkoholische schaumige Degeneration („*alcoholic foamy degeneration*") bezeichnet. Diese Form der Steatose kann mit dekompensierter Lebererkrankung einhergehen [10] aber auch asymptomatisch sein [6].

Bei einem kleinen Teil der Personen trägt der anhaltende Alkoholkonsum zur Entwicklung einer Fettleberentzündung, der alkoholischen Steatohepatitis (ASH) bei. ASH ist die progressive Form der ALE und der wichtigste Motor und Risikofaktor für die Entwicklung einer Zirrhose [11]. Es besteht nur eine schwache Korrelation zwischen klinischen und biochemischen Kennzeichen einer alkoholischen Hepatitis und histologischer ASH [12], deren definitive Diagnose deshalb nur durch eine histologische Untersuchung möglich ist.

Die wesentlichen morphologischen Kennzeichen der Steatohepatitis, makrovesikuläre Steatose, degenerativ veränderte „ballonierte" Hepatozyten, lobuläre Entzündung (Abb. 10.2c), perisinusoidale und perizelluläre Fibrose sind in den zentrolobulären Läppchenabschnitten am stärksten ausgeprägt. Ballonierte Hepatozyten sind durch ein verbreitertes abgerundetes und schwach angefärbtes Zytoplasma gekennzeichnet und etwa 2–3-mal so groß wie normale Hepatozyten. Häufig enthalten sie unregelmäßige, girlandenförmig geformte hyaline Proteinaggregate, sogenannte Mallory-Denk Körper, die vor allem aus den Intermediärfilamentkeratinen 8 und 18, p62 und Ubiquitin bestehen [13]. Die lobuläre Entzündung ist oftmals durch neutrophile Granulozyten dominiert, die herdförmig betont zwischen oder um Hepatozyten gelagert sind (Satellitose) (Abb. 10.2d). Bei schwerer ASH finden sich auch Areale mit hepatozellulären Nekrosen und Zeichen der Cholestase mit Gallepigment in erweiterten Gallekanalikuli (Abb. 10.2e). Bei schwerer ASH kann die makrovesikuläre Steatose sehr gering ausgeprägt sein und fallweise auch weniger als 5 % der Hepatozyten betreffen. Die diagnostischen Minimalkriterien für die histologische Diagnose einer ASH beschränken sich deshalb auf den morphologischen Nachweis von hepato-

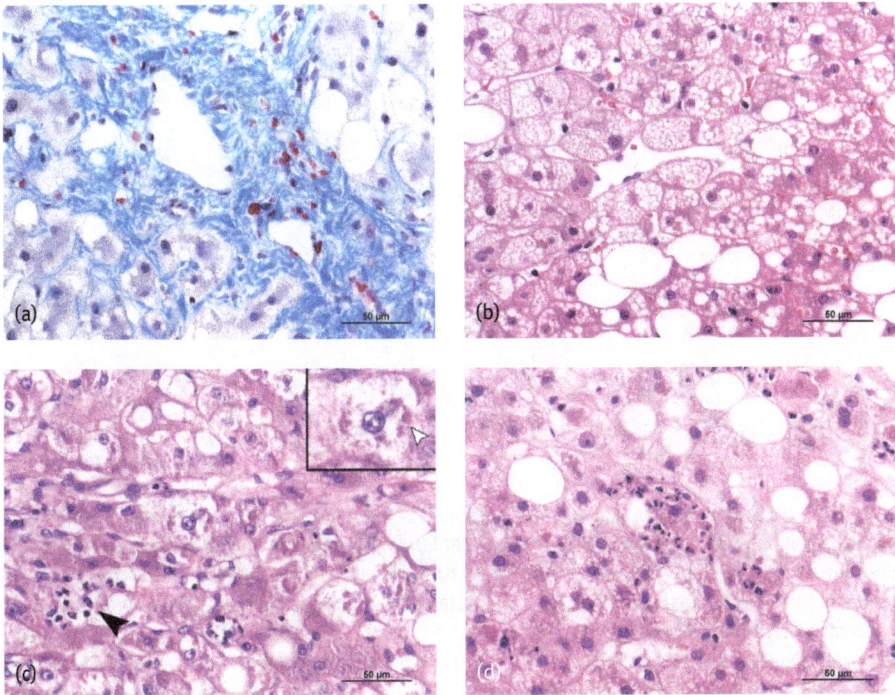

Abb. 10.2: Histologie der alkoholischen Lebererkrankung. (a) Perivenuläre Fibrose: In manchen Fällen mit alkoholischer Fettleber finden sich eine zirkuläre Verbreiterung der Zentralvenenwand und perivenuläre Kollagenfaserablagerungen. Diese charakteristische Veränderung im Frühstadium der ALD ist ein Risikofaktor für die Entwicklung einer Leberzirrhose (Chromotropanilinblau). (b) Steatosetypen der alkoholischen Fettleber: In der unteren Bildhälfte zeigen manche Hepatozyten große Lipidvesikel, die einen Großteil des Zytoplasmas einnehmen. Der Zellkern ist an die Zellperipherie verlagert (makrovesikuläre Steatose). In den Hepatozyten der oberen Bildhälfte ist das Zytoplasma durch kleinste Fetttröpfchen ausgefüllt. Der Zellkern ist jedoch nicht verlagert (mikrovesikuläre Steatose). Makro- und mikrovesikuläre Steatose treten häufig gemeinsam auf. Der „gemischte" Steatosetyp ist mit einem höheren Risiko der Krankheitsprogression und Entwicklung einer Fibrose assoziiert als die reine makrovesikuläre Steatose (Hämatoxylin & Eosin). (c) Steatohepatitis: Kardinalveränderungen der Steatohepatitis umfassen makrovesikuläre Steatose, Ballonierung der Hepatozyten und lobuläre Entzündung an der sich auch neutrophile Granulozyten (schwarze Pfeilspitze) beteiligen können. Ballonierte Leberzellen (Insert) zeigen ein verbreitertes, hell gefärbtes Zytoplasma, runde Zellkontur und enthalten häufig unregelmäßig geformte Proteininklusionen, die als Mallory-Denk Körper (weiße Pfeilspitze) bezeichnet werden (Hämatoxylin & Eosin). (d) Satellitose: Ballonierter Hepatozyt mit Mallory-Denk Körper, umgeben von neutrophilen Granulozyten (Hämatoxylin & Eosin).

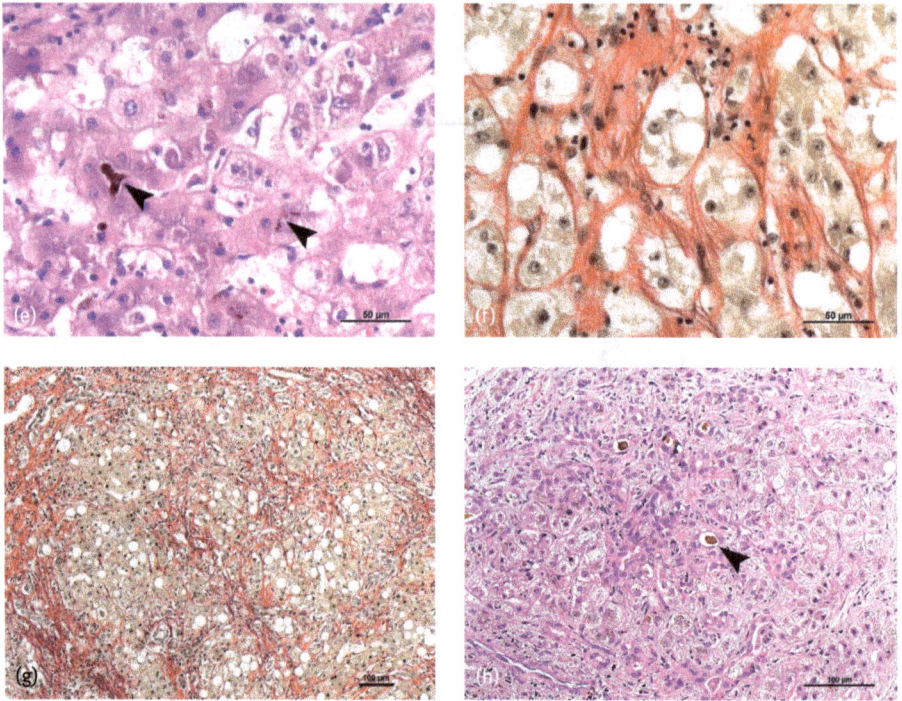

Abb. 10.2: (Fortsetzung) (e) Kanalikuläre Cholestase: Schwere alkoholische Steatohepatitis mit Gallepigment in erweiterten Kanalikuli (Pfeilspitzen) (Hämatoxylin & Eosin). (f) Perizelluläre Fibrose: Einzelne und kleine Gruppen von Hepatozyten sind von Kollagenfasern umgeben (Siriusrot). (g) Mikronoduläre Zirrhose: Kleine Parenchymknoten sind von Bindegewebesepten umgeben und zusätzlich durch perizelluläre Fibrose zerschichtet (Siriusrot). (h) Duktulare Cholestase: Kleine Gallengänge (Duktuli) an der parenchymatösen Grenzplatte mit Gallepigment im Lumen bei schwerer alkoholischer Steatohepatitis (Hämatoxylin & Eosin).

zellulärer Ballonierung und lobulärer Entzündung [4–6]. Kanalikuläre Cholestase ist bei schwerer ASH mit schlechter Prognose assoziiert [14,15]. Ballonierte Hepatozyten exprimieren *sonic hedgehog* sowie *hedgehog* Liganden, die mesenchymale Zellen in der Umgebung ballonierter Hepatozyten zur Bildung von Kollagenfasern anregen und so zur Entwicklung einer perizellulären Fibrose beitragen [16] (Abb. 10.2f). Dieser Fibrosetyp ist für die Fettlebererkrankung (alkoholischer wie nicht-alkoholischer Ursache) typisch. In früheren Stadien der ALE zentrolobulär akzentuiert, führt fortdauernde alkoholische Schädigung zur septalen Ausdehnung der perizellulären Fibrose auf benachbarte zentrilobuläre und periphere Läppchenabschnitte und später durch Verlust von Hepatozyten zu dichten Fibrosesepten und zum zirrhotischen Umbau, der typischerweise durch kleine Parenchymknoten charakterisiert ist (mikronoduläre Zirrhose) (Abb. 10.2g). In den Fibrosesepten präzirrhotischer und zirrhotischer Stadien sind ebenfalls entzündliche Infiltrate nachweisbar, jedoch sind sie im Vergleich zum

Parenchym oftmals nicht so kräftig ausgeprägt. Histologisch sichtbares Gallepigment im Lumen kleiner Gallengänge an der parenchymatösen Grenzplatte (sogenannte duktulare Cholestase)(Abb. 10.2h) ist ein früher morphologischer Indikator einer Sepsis [14,17,18], der häufigsten Todesursache von Patienten mit dekompensierter Zirrhose und schwerer alkoholischer Hepatitis.

10.5 Diagnose der Alkoholischen Fettleber

Die Fettleber entsteht durch die exzessive Ablagerung v. a. von Triglyceriden im Zytoplasma von Hepatozyten in Form von Fetttropfen. Über 90 % aller Patienten mit schwerem Alkoholkonsum weisen eine Fettleber auf, welche i. d. R. asymptomatisch ist und sich auch unter Abstinenz rasch zurückbildet. Allerdings wurde gezeigt, dass bis zu 10 % aller Patienten mit einfacher Fettleber innerhalb von fünf Jahre eine Zirrhose entwickeln können. Ebenfalls ist die Fettleber als unabhängiger prädiktiver Faktor für die Fibroseprogression erkannt worden. Andererseits muss allerdings auch festgehalten werden, dass die Mehrzahl aller Patienten mit Fettleber nie eine Zirrhose entwickeln werden. Gerade aber weil der Fettgehalt der Leber neben dem Ernährungsverhalten auch stark und dynamisch durch den Alkoholkonsum gesteuert wird, erlauben insbesondere die neuen nichtinvasiven Bedside-Methoden wie CAP (*Controlled Attenuation Parameter*) ein gutes Feedback über kürzer zurückliegende Änderungen des Alkoholkonsums.

Prinzipiell lässt sich die Fettleber gut über den abdominellen Ultraschall feststellen, zumal dieser flächendeckend verfügbar ist. Im Ultraschallbild erscheint die Fettleber echoreich. Es ist allerdings zu beachten, dass neben dem Fettgehalt auch die Tröpfchenform und Größe das Ultraschallsignal beeinflusst. Das erklärt auch die Sensitivität von 60–94 % und die Spezifität von 88 %–95 %. Zudem hängt die Sensitivität des Ultraschalls für die Fettleber vom Fettgrad selbst ab. Sie sinkt deutlich auf 55 % wenn der Fettgehalt nur 10–20 % beträgt. Des Weiteren bleibt die Einschätzung subjektiv und ist etwas geräteabhängig. Eine grobe Einteilung von mild, moderat bis schwer bei der Fettleber hat sich durchgesetzt. Aus diesen Gründen ist der Ultraschall auch nicht geeignet die Patienten im Verlauf beurteilen zu können.

Viel besser, aber auch teurer ist hier die Magnetresonanztomographie (MRT) und Magnetresonanzspektroskopie (MRS). Diese Methoden werden kaum durch Patientenfaktoren, noch die Leberäthiologie, Komorbiditäten, Eisenüberladung und begleitende Entzündung beeinflusst. Bei idealen Bedingungen werden daher durchaus niedrige Steatosen von > 5 % mit einer Sensitivität und Spezifität bis fast 90 % erkannt. Darüber hinaus erlaubt das MRT Verlaufsmessungen. Klarer Nachteil sind die hohen Kosten, die verhältnismäßig lange Untersuchungszeit, sowie patientenbedingte Kontraindikationen wie Metallimplantate. Sehr vielversprechend hat sich in den letzten Jahren auf Basis der Fibroscan-Plattform der schon oben erwähnte CAP gezeigt, bei der der Fettgehalt der Leber über die Abschwächung einer Schehrwelle ermittelt wird. CAP kann inzwischen mit der M und XL-Sonde bestimmt werden. In individuellen Metaanalysen konnte die moderate und schwere Steatose mit einer diagnostischen Genauigkeit zwischen 0,85 und 0,9 bestimmt werden. In einer multizentrischen europäischen Studie [19], die sich auf Patienten mit alkoholischer Lebererkrankung konzentrierte, fanden sich für milde, moderate und schwere Steatose AUROCs von 0,77, 0,78 und 0,82. Ein CAP Wert von über 290 dB/m schloss jede Form von Steatose mit 88 %iger Spezifität aus. Diese Studie zeigte auch, dass CAP der konventionellen Sonographien überlegen war. Interessant war auch, dass kurze Interventionen wie z. B. eine Alkoholabstinenz von fünf Tagen bereits zu einem Abfall der Steatose von 30 dB/m führten. Zusammenfassend kann also gesagt werden, dass mittels Ultraschall die überwiegende Mehrheit der Patienten mit alkoholischer Lebererkrankung im Screening erkannt wird, allerdings Verlaufsbeurteilungen schwer sind und diese Untersuchungsmethode untersucherabhängig bleibt. Ein exzellenter Nachweis ist mittels MRT- basierender Methoden möglich, aber hier gegenwärtig noch viel zu teuer. Zukünftig werden daher quantitative Bedside-Methoden wie z. B. der neue CAP Parameter eine zunehmende Rolle spielen, zumal damit auf sehr einfache Weise genaue Verlaufsbeurteilungen möglich sind und darüber hinaus dem Patienten ein objektives Feedback über das Trinkverhalten geben kann.

10.6 Die alkoholische Lebererkrankung im Routinelabor: Abschätzung der Entzündungsaktivität

Interessanterweise weisen viele Patienten mit alkoholischer Lebererkrankung typische Laborkonstellationen auf. Die Schwierigkeit besteht darin, dass sie sich mit dem Fibrosestadium verändern. Die Gamma GT ist einer der besten Routinemarker für die alkoholische Lebererkrankung mit einer kombinierten Sensitivität und Spezifität von über 70 %. Bei der Gamma GT bleibt allerdings zu beachten, dass Änderung nicht durch eine Schädigung, sondern Enzyminduktion bedingt sind. Es ist außerdem nicht sehr spezifisch für Alkoholintoxikation und kann durch sehr viele Krankheiten, insbesondere cholestatische Lebererkrankungen, aber auch Herzinsuffizienz, Medikamente und vieles andere induziert werden. Die Gamma GT verliert außerdem die Alkoholspezifität bei fortgeschrittenem Krankheitsstadium.

Tab. 10.1 gibt typische durchschnittliche Laborkonstellationen von Routinelaborparametern an einem Krankenkollektiv schwerer Trinker wieder. In der ersten Spalte wird der Normalwert gezeigt, und in den darauffolgenden Spalten prozentuale Häufigkeit abnormaler Werte, jeweils für Fibrosestadien 0–2 und 3–4. Rechts außen stehen die korrespondierenden Mittelwerte. Man sieht daran, wie viele Parameter bei einem derartigen Kollektiv verändert sind. Beispielsweise sind die Transaminasen in 50 % aller Fälle erhöht, i. d. R. aber nur leicht. Transaminasenlevel über 300 U/l sind sehr selten. Das GOT zur GPT Verhältnis, der sog. DeRitis Quotient ist ein sehr zuverlässiger Hinweis für das Vorliegen einer alkoholischen Lebererkrankung. Differentialdiagnostisch muss an eine Leberischämie z. B. im Rahmen einer Herzinsuffizienz oder einen medikamentös toxischen Leberschaden gedacht werden. Wichtig ist auch, dass mit zunehmender Leberzirrhose eine Normalisierung der Transaminasen auftritt und dann unabhängig vom Alkoholkonsum oder der Ätiologie die GOT i. d. R. immer höher ist als die GPT. Ein sehr häufiger, wenn auch nicht beweisender Befund ist ein erhöhtes mittleres korpuskuläres Volumen (MCV), welches wahrscheinlich auf eine sog. maskierte Hämolyse zurückzuführen ist. In früheren Studien konnte z. B. gezeigt werden, dass die Kombination von GGT/ MCV/IgA Spiegeln und CDT verbunden mit einem erhöhten GOT zu GPT Verhältnis, eine Sensitivität und Spezifität bei einer alkoholischen Lebererkrankung von über 90 % aufwies. Viele andere Laborparameter, wie z. B. Bilirubinlevel oder die Thrombozyten sind nicht alkoholspezifisch und eher Ausdruck einer fortgeschrittenen Lebererkrankung. Auf zwei neuere Aspekte soll an dieser Stelle noch einmal besonders hingewiesen werden.

Oft wird übersehen, dass Patienten mit einer alkoholischen Lebererkrankung typische Veränderungen des Eisenstoffwechsels aufweisen. In unserer Heidelberger Kohorte schwerer Trinker war z. B. in über 15 % (s. Tab. 10.1) Ferritin vor Entgiftung über 1000 ng/ml und ebenfalls war die Transferinsättigung in sogar 32 % erhöht [2,20]. Es sollte also unbedingt an die ALE gedacht werden, bevor die teuren HFE-Mutationsanalysen veranlasst werden, um eine Hämochromatose auszuschließen. Des Weiteren haben neue Studien gezeigt, dass der neue auch in der Breite verfügbare M30 Spiegel einen sehr frühen und genauen Nachweis der Leberapoptose, einer besonderen Form der Leberschädigung, ermöglicht. Interessant war in diesem Zusammenhang auch, dass die Alkoholentgiftung sogar zu einer Erhöhung von M30 führen kann, welches also ein Hinweis darauf ist, dass der physiologische Vorgang der Apoptose nach Entgiftung erst einmal zunehmen kann [21]. Ist man sich nicht sicher, ob ein Wert alkoholbedingt ist, sollte man den Patienten um mindestens 2 Wochen, besser noch 4 Wochen, Abstinenz bitten und dann wichtige Parameter, wie z. B. Ferritin und Transaminasen noch einmal bestimmen. Marker wie das MCV können allerdings über Monate trotz Abstinenz erhöht bleiben. Zusammenfassend kann also festgehalten werden, dass selbst im Routinelabor die ALE gut festgestellt werden kann, wenn man berücksichtigt, dass die Laborveränderungen zirrhoseabhängig sind.

Tab. 10.1: Häufigkeit und Mittelwerte für verschiede Routineparameter bei schweren Trinkern mit gesicherter fortgeschrittener Leberfibrosierung (F3–F4 Stadium) (aus Mueller et al., World Journal of Gastroenterology, 2014).

Parameter	pathologisch	Häufigkeit (%)	Typische Mittelwerte
GOT (U/L)	> 50 U/L	78,4 %	135,4
GPT (U/L)	> 50 U/L	48,6 %	70,6
GGT (U/L)	> 60 U/L	97,3 %	792,8
AP (U/l)	> 130 U/L	50,5 %	152,0
Bilirubin total (mg/dl)	> 1,3 mg/dL	43,2 %	2,9
INR	> 1,27	25,9 %	1,1
Thrombozyten (/nl)	< 150 /nl	48,6 %	172,0
Ferritin (ng/ml)	> 1000 ng/ml	35,4 %	830,7
Ferritin (ng/ml)	> 400 ng/ml	60,4 %	830,7
Triglyzeride (mg/dl)	> 200 mg/dL	25,7 %	206,5
Cholesterin (mg/dl)	> 200 mg/dL	52,8 %	202,8
Albumin (g/dl)	< 3,8 g/dL	37,3 %	5,2
Transferrin (g/l)	< 2 g/L	38,6 %	2,2
Transferrinsättigung	> 45 %	45,9 %	48,0
Fettleber (Sonographie)	> 1	82,4 %	2,2
Milzgröße	> 11,5 cm	35,5 %	11,1
Aszites	> 0	20,7 %	0,2
Sonographisch Zeichen der Leberzirrhose	> 0	43,9 %	0,4
Lebersteifigkeit	> 8	89,4 %	37,1
CAP (dB/m)	> 300	64,9 %	308,3

10.7 Nichtinvasive Diagnose der Alkoholischen Leberzirrhose

10.7.1 Allgemeine Bemerkungen

Wie bereits oben angemerkt, ist die frühe Diagnose der alkoholischen Leberzirrhose eine der größten Herausforderungen im heutigen Gesundheitssystem. Es ist doch überraschend, dass in etwa die Hälfte der manifesten Leberzirrhosen im Child A Stadium mit konventionellen Methoden (Laborparameter und Sonographie) übersehen werden. Tab. 10.2 zeigt die Kombination typischer Routineparameter im Vergleich zum neuen Gold Standard, der transienten Elastographie. So ist z. B. eine Erhöhung von Bilirubin und INR in Verbindung mit einer vergrößerten Milz und sonographischen sicheren Zeichen einer Leberzirrhose und verminderten Thrombozyten trotz fortgeschrittener F3 bis F4 Zirrhose in 22,6 % normal. Wenn man nur sichere Zeichen im Ultraschall bewertet, sind diese sogar in fast 60 % normal. Die Diagnose der Leberzirrhose wird jetzt im Einzelnen für bildgebende Verfahren, für Serumtests und die Elastographie behandelt.

Tab. 10.2: In der Praxis finden sich oft normale Werte von Routineuntersuchungen trotz bestehender fortgeschrittener Leberfibrose (F3–4) (Quelle: siehe Tab. 10.1). Die rechte Spalte zeigt die Häufigkeit an, mit der die genannten Parameter trotz gesicherter F3–4 Fibrose (Histologie, Elastographie) normal sind. Selbst die Kombination von Bilirubin, INR und Sonographie übersieht in 43,5 % eine schon manifeste Leberfibrosierung.

Parameter	pathologisch	normal bei Patienten mit fortgeschrittener Leberzirrhose (F3-4) in Prozent
Kombination Bilirubin, INR und Zeichen der Leberzirrhose (Sonographie)	> 1	43,5 %
Bilirubin	> 1,3 mg/dl	58,3 %
INR	> 1,27	74,8 %
Thrombozyten	< 150 /nl	49,6 %
Milzgröße (cm)	> 11,5 cm	70,4 %
sonographisch Zeichen der Leberzirrhose	> 0	59,1 %

10.7.2 Bildgebende Verfahren

Sowohl Ultraschall als auch MRT und CT erlauben die Diagnose einer Leberzirrhose. Es wird allerdings oft übersehen, dass diese Diagnose nur zulässig ist, wenn sog. morphologisch sichere Zeichen einer Leberzirrhose zu sehen sind. Das sind z. B. die noduläre Umwandlung der Leber oder Nachweis von Umgehungskreisläufen. Eine Rarefizierung von Lebervenen, eine Milzvergrößerung oder Aszites sind aber keine sicheren Zeichen einer Leberzirrhose. Im Alltag wird dabei oft übersehen, dass es gerade bei der alkoholischen Lebererkrankung durch die massive Vergrößerung der Leber im Rahmen der alkoholischen Hepatitis glatte Formen der Leberzirrhose gibt, die also keine morphologischen sicheren Zeichen aufweisen, auch wenn histologisch schon eine Zirrhose vorliegt. Oft wird auch übersehen, dass die Bildbeurteilung subjektiv ist. Obwohl viele hämodynamische und duplexsonographische Veränderungen der Leberzirrhose in Studien beschrieben worden sind, wird die Bedeutung der Sonographie für die Zirrhosediagnose oft überschätzt. Der Vorteil der bildgebenden Verfahren ist natürlich, dass zusätzliche Komorbiditäten erkannt werden können, insbesondere auch Komplikationen der Leberzirrhose wie portale Hypertension oder ein primäres Leberzellkarzinom (HCC). Insgesamt zeigen Studien, dass MRT und CT die manifeste Zirrhose in der Sensitivität um die 80 und einer Spezifität um 50 % nachgewiesen werden kann.

10.8 Serummarker zum Nachweis einer alkoholischen Leberzirrhose

In den letzten Jahrzehnten sind viele Serummarker entwickelt und untersucht worden, um auf eine Leberzirrhose zu screenen [2]. Die sog. indirekten Marker korrelieren mit der hepatischen Funktion, aber nicht direkt mit der Ablagerung von extrazellulärer Matrix. Diese indirekten Marker, wie z. B. Thrombozyten oder Synthesemarker wie INR, Albumin oder Cholinesterase bzw. Zellschädigungsmarker wie Transaminasenspiegel sprechen eher bei fortgeschrittenen Leberzirrhosestadien an. Insbesondere Transaminasen sind mit Vorsicht zu betrachten, da diese durch den fortgeschrittenen Zirrhosegrad eher abnehmen und stark moduliert werden durch eine zusätzliche Entzündung. Im Gegensatz dazu sind direkte Marker hochgradig mit der Matrixablagerung an der Fibroseprogression korreliert. Beispiele dafür sind Hyaluronsäure, Procollagen 1 und 3 oder TIMP-1. Der Vorteil von Serummarkern ist natürlich die allgemeine Verfügbarkeit. Serum kann überall abgenommen werden und heutzutage in kurzer Zeit in Laborzentren geschickt werden, wo die Bestimmung unkompliziert und standardisiert möglich ist. Neben den Kosten muss beachtet werden, dass diese Marker keine direkte Aussage über das Fibrosestadium machen, sondern auch stark im Matrixumsatz korrelieren. Erste Daten zeigen auch, dass wenige Tage einer Alkoholentgiftung zu einer deutlichen Reduzierung dieser Fibrosemarker führen, weswegen hier weitere Studien abgewartet werden müssen. Auf der anderen Seite sind einfache Marker oder Scores, wie der APRI-Score (das Verhältnis von Thrombozyten zu GOT) sehr aussagekräftig für die Bestimmung der Zirrhose bei viraler Hepatitis, aber komplett nutzlos bei alkoholischer Lebererkrankung. Insgesamt werden heute verfügbare Marker wie ELF-Test, FibroTest oder Hyaluronsäure empfohlen, wenn eine elastographische Methode entweder nicht zur Verfügung steht oder die Messung nicht durchführbar ist.

10.9 Fibrosediagnostik mittels Transienter Elastographie

Seit der Einführung der Transienten Elastographie (TE) im Jahr 2003, bei der die Lebersteifigkeit bestimmt wird, haben inzwischen die elastographischen Methoden breiten Einzug gehalten und können als neuer nichtinvasiver Gold-Standard für das Zirrhose-Screening betrachtet werden [22,23]. Der Erfolg dieser elastographischen Methoden beruht im Wesentlichen auf drei Gründen:
– Die Untersuchung ist einfach und es ist kein spezielles Training erforderlich.
– Die TE ist nicht invasiv und kann innerhalb von fünf Minuten durchgeführt werden.
– Die TE ist gut reproduzierbar und mit einem zehnfach geringeren Probenfehler belastet als die Leberbiopsie.

Dadurch sind Verlaufsbeobachtungen ohne weiteres möglich. Insbesondere bei verändertem Alkoholkonsum ist sehr vielversprechend, dass die Patienten sofort eine Rückkopplung z. B. nach Abstinenz bekommen können. Es soll an dieser Stelle noch einmal darauf hingewiesen werden, dass zwar die meisten Studien mittels TE durchgeführt worden sind, aber mittlerweile viele andere kompetitive Technologien auf dem Markt sind, wie z. B. *Accustic radiation force impulse* (ARFI) oder Scherwellen Elastographie (SWE). Diese Methoden sind zwar im Wesentlichen vergleichbar, trotzdem können aber erhebliche Unterschiede bestehen. Zwar ermöglichen dreidimensionale Verfahren, wie z. B. Magnetresonanzelastographie oder zweidimensionale Verfahren wie ARFI oder SWE eine 2D-Bildanalyse, allerdings sind hier i. d. R. deutlich bessere Ultraschallkenntnisse erforderlich, insbesondere um die Reproduzierbarkeit zu gewährleisten und Artefaktmessungen zu vermeiden. Nach wie vor gilt, dass einer der Vorteile der TE die hohe Untersucherunabhängigkeit und hohe Standardisierbarkeit ist. Daher soll im Wesentlichen über die Lebersteifigkeit, dem eigentlichen zu messenden Parameter gesprochen werden.

10.9.1 Lebersteifigkeit und Fibrosegrad

Generell haben viele Studien inzwischen gezeigt, dass die Lebersteifigkeit ein exzellenter Surrogatparameter für die fortgeschrittene Fibrose (F3) und Zirrhose (F4) ist und allen anderen Serummarkern und der Bildgebung überlegen ist. Abb. 10.3 zeigt die *cut off* Werte der verschiedenen Fibrosestadien. Mit dem Fibroscan-Gerät kann z. B. die Lebersteifigkeit von 2 kPa bis 75 kPa gemessen werden. Ab 12,5 kPa kann von einer F4 Zirrhose gesprochen werden. Das bedeutet, dass alle möglichen Komplikationen einer Zirrhose auftreten können. Außerdem haben verschiedene Studien gezeigt, dass Ösophagusvarizen oder ein HCC ab einer Steifigkeit von 20 kPa wahrscheinlich werden. Patienten mit diesem Wert sollen dann einer Gastroskopie oder einem HCC-Screeningprogramm zugeführt werden. Interessant ist auch, dass

normale Leber

F0	F1 – F2	F3 Fibrose	F4 Zirrhose
< 6 kPa	6 – 8 kPa	8 – 12,5 kPa	> 12,5 kPa

weich   6   8   12,5   20   75   steif

Ösophagusvarizen?
HCC?

Lebersteifigkeit (kPa)

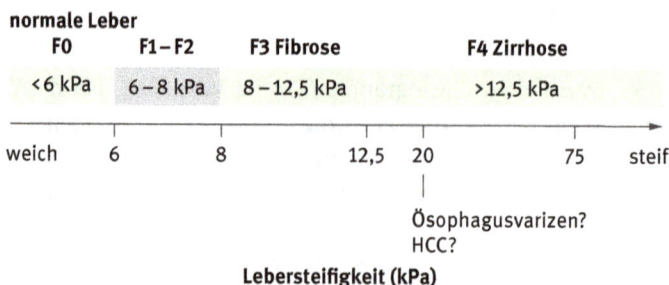

Abb. 10.3: Messbereich der mittels Elastographie bestimmten Lebersteifigkeit. Dargestellt sind auch wichtige *cut off* Werte für die einzelnen Fibrosestadien bzw. für Komplikationen wie hepatozelluläres Karzinom (HCC) und Ösophagusvarizen.

typische im klinischen Alltag auffällige Zirrhotiker i. d. R. schon eine Steifigkeit von über 30 kPa haben. In anderen Worten, die TE erlaubt schon eine zehn Jahre frühere Diagnose der Fibrosierung. Zudem zeigt sich in ersten, noch nicht beendeten Studien, dass Patienten mit regelmäßigem Konsum, die eine erhöhte Lebersteifigkeit entwickeln, später auch eine Leberzirrhose entwickeln werden bzw. eine ungünstige Prognose haben. Eine jüngste Metaanalyse konnte ebenfalls belegen, dass der Nachweis des Zirrhosestadiums F4 zwar mit einer hohen AUROC von 0,91 erbracht werden kann, aber der positive prädiktive Wert (PPV) mit 74 % eher niedrig ist [24]. In anderen Worten, nicht jeder erhöhte LS muss zwangsläufig auf eine histologische Leberzirrhose zurückzuführen sein. Die Ursachen werden im nächsten Abschnitt behandelt. Es deutet sich aber an, dass unabhängig von der Ursache der Lebersteifigkeitserhöhung diese eine ungünstige Prognose zur Folge hat. Es könnte also in Zukunft nach Abschluss der Studien durchaus sein, dass die leichter messbare Lebersteifigkeit per se und unabhängig von der Histologie eine gute Prognosevorhersage erlaubt.

10.9.2 Erhöhte Lebersteifigkeit durch andere Faktoren

Eine der entscheidenden Vorteile der Lebersteifigkeit ist, dass normale Werte eine chronische Lebererkrankung ausschließen. In der letzten Dekade konnte nämlich gezeigt werden (s. Abb. 10.4) dass die Lebersteifigkeit nicht nur durch den Fibrosegrad bestimmt wird, sondern durch ein Vielzahl anderer Faktoren, die im Wesentlichen heute als druckassoziierte Faktoren zusammengefasst werden [25]. So zeigt der rechte Teil der Abbildung, dass wichtige Faktoren wie z. B. eine Entzündung, die Nahrungsaufnahme, Alkoholkonsum selbst oder ein histologisches *Ballooning* die Steifigkeit signifikant erhöhen. Ebenfalls spielt der statische Druck eine große Rolle. So kann vermehrte Wasserretention ebenfalls die Lebersteifigkeit deutlich erhöhen. Auf der Basis mehrerer Untersuchungen ist ein sog. *inflow/outflow* Modell erstellt worden, bei dem der arterielle und Pfortadereinfluss sowie der venöse Ausfluss des Blutes

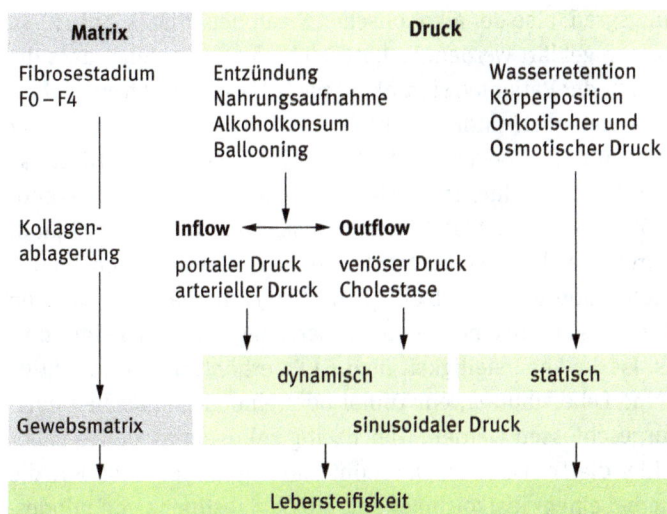

Abb. 10.4: Aktuelles Schema aller Faktoren, die die Lebersteifigkeit beeinflussen. Links finden sich die primär durch die Leberzirrhose bedingten Faktoren (Kollagenablagerung), während rechts alle bekannten druckbedingten Faktoren aufgelistet sind. Nach bisherigem Kenntnisstand ist eine Druckerhöhung im Lebersinus (sinusoidaler Druck) prognostisch ungünstig und ist wahrscheinlich sogar als Ursache einer Leberfibrosierung anzusehen.

und des Gallensaftes die Lebersteifigkeit beeinflussen. So kann sich z. B. bei einer Leberstauung im Rahmen einer terminalen Herzinsuffizienz die Lebersteifigkeit bis zu einem oberen Grenzwert von 75 kPa erhöhen, ohne dass eine Zirrhose vorliegen muss. Ebenfalls kann eine einfache Entzündung im Rahmen einer alkoholischen Lebererkrankung die Lebersteifigkeit ohne Vorliegen einer Fibrosierung auf 30 kPa erhöhen. In Abb. 10.4 sind diese sog. statischen und dynamischen Druckkomponenten ebenfalls aufgelistet und der sinusoidale Druck als ganz wichtige Komponente der Lebersteifigkeit in der Gewebsmatrix herausgestellt.

10.10 Aktuelle elastographische Algorithmen für das Fibrose-Screening

Selbst ohne spezifische Algorithmen lassen sich höhergradige Fibrosestadien F3–4 mittels TE mit einer Genauigkeit von 0,9 bestimmen. In Tab. 10.3 sind einige der wichtigen Studien zur Lebersteifigkeit und alkoholischen Lebererkrankung mit vollständiger Histologie aufgelistet. Während die Korrelation von histologischem Fibrosegrad und Lebersteifigkeit in allen Studien hochsignifikant und über 0,7 lag, zeigten sich allerdings große Unterschiede bez. der *cut off* Werte, welche zwischen 11,5 und 25,8 kPa z. B. für das F4 Zirrhosestadium schwankten. Durch die o. e. Einflussfaktoren, insbesondere dem Entzündungsgrad, also der alkoholischen Steatohepatitis (s. Abb. 10.3), konnte das aber inzwischen geklärt werden. Es hatte sich nämlich gezeigt, dass die Lebersteifigkeit in über 20 % der Patienten signifikant nach Alkoholentgiftung abfällt und dass dieser Abfall der Steifigkeit eindeutig mit der Entzündung insbesondere der GOT korreliert ist [26]. Das führte zu zwei wesentlichen Algorithmen für die Diagnose der Leberzirrhose mittels Elastographie. Der erste Algorithmus, der sog. Interventionsalgorithmus ist in Abb. 10.5 erläutert [2]. Dieser lässt sich gerade in Deutschland, der Schweiz sowie Österreich leicht umsetzen, da hier die Gastroenterologen den Ultraschall i. d. R. selbst durchführen und auch ein Labor (GOT) innerhalb von wenigen Stunden möglich ist. Danach schließt eine normale Lebersteifigkeit < 6 kPa eine chronische Erkrankung aus. Ist die Lebersteifigkeit über 6 kPa erhöht, müssen wichtige Störfaktoren wie z. B. eine Leberstauung, ein Tumor oder eine mechanische Cholestase im Ultraschall ausgeschlossen werden. Gleichzeitig sollte ein aktuelles Labor erhoben werden. Sind hier die Transaminasen erhöht und liegt im insbesondere die GOT über 100 U/l, sollte bei einem Risikotrinker eine Alkoholabstinenz von mindestens zwei Wochen in Erwägung gezogen werden. Bei normalisierten Transaminasen und unter Ausschluss der anderen Störfaktoren mittels Ultraschall kann dann im Anschluss die Verwendung der erwähnten *cut off* Werte von 8, 12,5 und 20 kPa (Abb. 10.3) eine genaue Diagnose des Fibrosestadiums erfolgen bzw. eine Indikation zum Screening auf Varizen oder einem HCC initiiert werden. Es sei hier noch einmal angemerkt, dass aufgrund des besseren Probenfehlers dieser Algorithmus der histologischen Diagnostik überlegen ist.

Sollte eine Abstinenz aus bestimmten Gründen nicht praktikabel sein, können die in einer großen multizentrischen Studie basierten sog. GOT adaptieren *cut off* Werte verwendet werden (Abb. 10.6) [27]. Dabei zeigt die gestrichelte Linie den *cut off* Wert für eine gesunde Leber von weniger als 6 kPa. Mit dem Anstieg von Transaminasen steigen die *cut off* Werte. So ist z. B. bei einer GOT von 100 U/L ein *cut off* Wert für

Tab. 10.3: Wichtige histologiegeprüfte Studien zur Lebersteifigkeit bei alkoholischer Lebererkrankung. Korrelationskoeffizienten und AUROC zeigen eine hohe Assoziation von Lebersteifigkeit und histologischer Fibrose an. Die unterschiedlichen *cut off* Werte für F4-Leberzirrhose sind durch unterschiedliche Entzündungsgrade in den jeweiligen Studienkollektiven bedingt.

Patientenzahl	Korrelation	AUROC F4	cut off F4	Autor
174	0,70, P < 0,0001	0,87	22,6	Nahon P [28]
103	0,72, P < 0,014	0,92	19,5	Nguyen-Khac E [29]
45		0,97	25,8	Kim SG [30]
101	0,72; P < 0,001	0,92	11,5	Mueller S [31]
49		0,86	21,1	Janssens F [32]

Lebersteifigkeit ———→ nicht meßbar

Serummarker
(Hyaluronsäure, FT,
ELF)

< 6 kPa   > 6 kPa ←——→ **Ultraschall** (Stauung,
Tumor, Cholestase?)

←——→ **Labor**
GOT-Erhöhung?

mögliche Intervention
(Alkoholabstinenz)
oder GOT-adaptierte Cut-off
Werte der LS

> 8 kPa = F3 Fibrose
> 12,5 kPa = F4 Zirrhose
> 20 kPa – Varizen, HCC

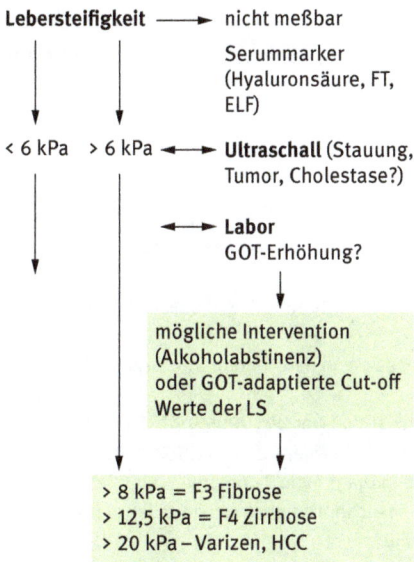

Abb. 10.5: Bestimmung des Fibrosestadiums über die Lebersteifigkeit unter Einbeziehung von Sonographie und aktuellem Labor (GOT Spiegel). Eine normale Lebersteifigkeit schließt eine auch leichte Leberfibrosierung aus. Bei ausgeprägter ASH und entsprechend erhöhten Transaminasen (GOT > 50) sollte eine Alkoholabstinenz für 2–4 Wochen eingehalten und die Lebersteifigkeit erneut bestimmt werden.

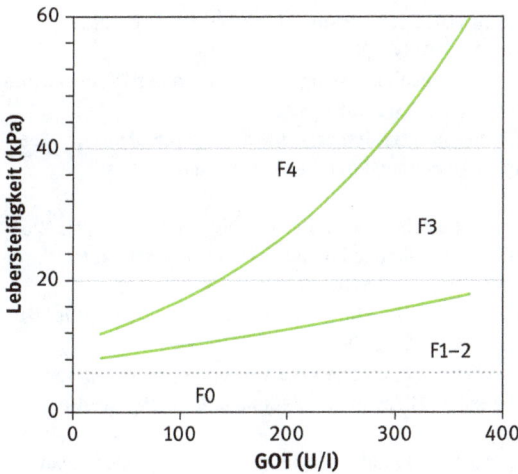

Abb. 10.6: Die *cut off* Werte für die einzelnen Fibrosestadien hängen von den aktuellen Transaminasen ab. Diese Abbildung ist nur für die ALE und NAFLE zulässig, nicht aber für die viralen Lebererkrankungen (siehe auch [27]).

eine F4 Zirrhose schon fast bei 20 kPa. In anderen Worten, sollte ein Patient einen aktuellen GOT Wert von 100 aufweisen, die Lebersteifigkeit beträgt 15 kPa, sollte auf alle Fälle nicht voreilig der Schluss einer manifesten Zirrhose geschlossen werden und tatsächlich kann der Patient sogar eine gesunde Leber haben. Er sollte natürlich auf alle Fälle zur Abstinenz angehalten werden. Es sei an dieser Stelle noch darauf hingewiesen, dass Abb. 10.6 nur für Patienten mit alkoholischer Leberzirrhose bzw. auch für NASH-Patienten verwendet werden darf, nicht aber für Patienten mit viraler Hepatitis. Zusammenfassend kann also gesagt werden, dass heute mit CAP-Parameter, den neuen elastographischen Techniken im Zusammenhang mit der konventionellen

Sonographie und dem Routinelabor eine relativ schnelle, zuverlässige und nicht invasive Diagnose der verschiedenen Stadien der alkoholischen Lebererkrankung gut möglich ist.

Literatur

[1]   Seitz HK, Bataller R, Cortez-Pinto H, et al. Alcoholic liver disease. Nat Rev Dis Primers. 2018;4:16.
[2]   Mueller S, Seitz HK, Rausch V. Non-invasive diagnosis of alcoholic liver disease. World J Gastroenterol. 2014;20:14626–14641.
[3]   Gao B, Bataller R. Alcoholic liver disease: pathogenesis and new therapeutic targets. Gastroenterology. 2011;141:1572–1585.
[4]   Lefkowitch JH. Morphology of alcoholic liver disease. Clin Liver Dis. 2005;9:37–53.
[5]   Brunt EM. Alcoholic and nonalcoholic steatohepatitis. Clin Liver Dis. 2002;6:399–420, vii.
[6]   Yip WW, Burt AD. Alcoholic liver disease. Seminars in Diagnostic Pathology. 2006;23:149–160.
[7]   Van Waes L, Lieber CS. Early perivenular sclerosis in alcoholic fatty liver: an index of progressive liver injury. Gastroenterology. 1977;73:646–650.
[8]   Nakano M, Theresa M, Lieber CS. Perivenular fibrosis in alcholic liver injury: ultrastructure and histologic progression. Gastroenterology. 1982;83:777–85.
[9]   Teli MR, Day CP, Burt AD, Bennett MK, James OF. Determinants of progression to cirrhosis or fibrosis in pure alcoholic fatty liver. Lancet. 1995;346:987–990.
[10] Uchida T, Kao H, Quispe-Sjogren M, Peters RL. Alcoholic foamy degeneration--a pattern of acute alcoholic injury of the liver. Gastroenterology. 1983;84:683–692.
[11] Mathurin P, Beuzin F, Louvet A, et al. Fibrosis progression occurs in a subgroup of heavy drinkers with typical histological features. Alimentary Pharmacology & Therapeutics. 2007;25:1047–1054.
[12] Adachi M, Brenner DA. Clinical syndromes of alcoholic liver disease. Dig Dis. 2005;23:255–263.
[13] Lackner C, Gogg-Kamerer M, Zatloukal K, et al. Ballooned hepatocytes in steatohepatitis: the value of keratin immunohistochemistry for diagnosis. J Hepatol. 2008;48:821–828.
[14] Katoonizadeh A, Laleman W, Verslype C, et al. Early features of acute-on-chronic alcoholic liver failure: a prospective cohort study. Gut. 2010;59:1561–1569.
[15] Spahr L, Rubbia-Brandt L, Genevay M, Hadengue A, Giostra E. Early liver biopsy, intraparenchymal cholestasis, and prognosis in patients with alcoholic steatohepatitis. BMC Gastroenterol. 2011;11:115.
[16] Rangwala F, Guy CD, Lu J, et al. Increased production of sonic hedgehog by ballooned hepatocytes. J Pathol. 2011;224:401–410.
[17] Mookerjee RP, Lackner C, Stauber R, et al. The role of liver biopsy in the diagnosis and prognosis of patients with acute deterioration of alcoholic cirrhosis. J Hepatol. 2011;55:1103–1111.
[18] Altamirano J, Miquel R, Katoonizadeh A, et al. A Histologic Scoring System for Prognosis of Patients With Alcoholic Hepatitis. Gastroenterology. 2014;146: 1231-9.e1-6. doi: 10.1053/j.gastro.2014.01.018. Epub 2014 Jan 15.
[19] Thiele M, Rausch V, Fluhr G, et al. Controlled attenuation parameter and alcoholic hepatic steatosis: Diagnostic accuracy and role of alcohol detoxification. J Hepatol. 2018;68:1025–1032.
[20] Mueller S, Rausch V. The role of iron in alcohol-mediated hepatocarcinogenesis. Adv Exp Med Biol. 2015;815:89–112.

[21] Mueller S, Nahon P, Rausch V, et al. Caspase-cleaved keratin-18 fragments increase during alcohol withdrawal and predict liver-related death in patients with alcoholic liver disease. Hepatology. 2017;66:96–107.

[22] Sandrin L, Fourquet B, Hasquenoph JM, et al. Transient elastography: a new noninvasive method for assessment of hepatic fibrosis. Ultrasound in medicine & biology. 2003;29:1705–1713.

[23] Mueller S, Sandrin L. Liver stiffness: a novel parameter for the diagnosis of liver disease Hepatic Medicine: Evidence and Research. 2010;2:49–67.

[24] Nguyen-Khac E, Thiele M, Voican C, et al. Non-invasive diagnosis of liver fibrosis in patients with alcohol-related liver disease by transient elastography: an individual patient data meta-analysis. Lancet Gastroenterol Hepatol. 2018;3(9):614–625.

[25] Mueller S. Does pressure cause liver cirrhosis? The sinusoidal pressure hypothesis. World journal of gastroenterology. 2016;22:10482.

[26] Mueller S, Millonig G, Sarovska L, et al. Increased liver stiffness in alcoholic liver disease: Differentiating fibrosis from steatohepatitis. World Journal of Gastroenterology. 2010;16:966–972.

[27] Mueller S, Englert S, Seitz HK, et al. Inflammation-adapted liver stiffness values for improved fibrosis staging in patients with hepatitis C virus and alcoholic liver disease. Liver International 2015;35:2514–2521.

[28] Nahon P, Kettaneh A, Tengher-Barna I, et al. Assessment of liver fibrosis using transient elastography in patients with alcoholic liver disease. J Hepatol. 2008;49:1062–1068.

[29] Nguyen-Khac E, Chatelain D, Tramier B, et al. Assessment of asymptomatic liver fibrosis in alcoholic patients using fibroscan: prospective comparison with seven non-invasive laboratory tests. Aliment Pharmacol Ther. 2008;28:1188–1198.

[30] Kim SG, Kim YS, Jung SW, et al. [The usefulness of transient elastography to diagnose cirrhosis in patients with alcoholic liver disease]. Korean J Hepatol. 2009;15:42–51.

[31] Mueller S, Millonig G, Sarovska L, et al. Increased liver stiffness in alcoholic liver disease: differentiating fibrosis from steatohepatitis. World J Gastroenterol. 2010;16:966–972.

[32] Janssens F, de Suray N, Piessevaux H, et al. Can transient elastography replace liver histology for determination of advanced fibrosis in alcoholic patients: a real-life study. J Clin Gastroenterol. 2010;44:575–582.

11 Therapie der alkoholischen Leberzirrhose und des hepatozellulären Karzinoms

Matthias M. Dollinger

Die Therapie jedweder Lebererkrankung lässt sich idealerweise unterteilen in die Elimination der auslösenden Faktoren, Behandlung der pathologischen Leberveränderungen und Vermeidung oder Therapie der hepatischen und extrahepatischen Komplikationen (Abb. 11.1). Unabhängig vom Schweregrad der alkoholischen Lebererkrankung stellt daher die Alkoholabstinenz die bestimmende Einflussgröße auf die langfristige Prognose und damit die Grundlage der Behandlung dar [1]. Dies gilt auch für Alkohol als Kofaktor anderer Lebererkrankungen wie der nicht-alkoholischen Fettleber [2]. Da Alkoholabusus meist nicht nur ein toxisches Problem, sondern eine eigene Erkrankung verkörpert, wird auf die komplexe Therapie in einem eigenen Kapitel dieses Buches eingegangen. Leider wird jedoch auch bei sofortiger Abstinenz die kurzfristige Prognose durch das Ausmaß der Leberschädigung wie Entzündung

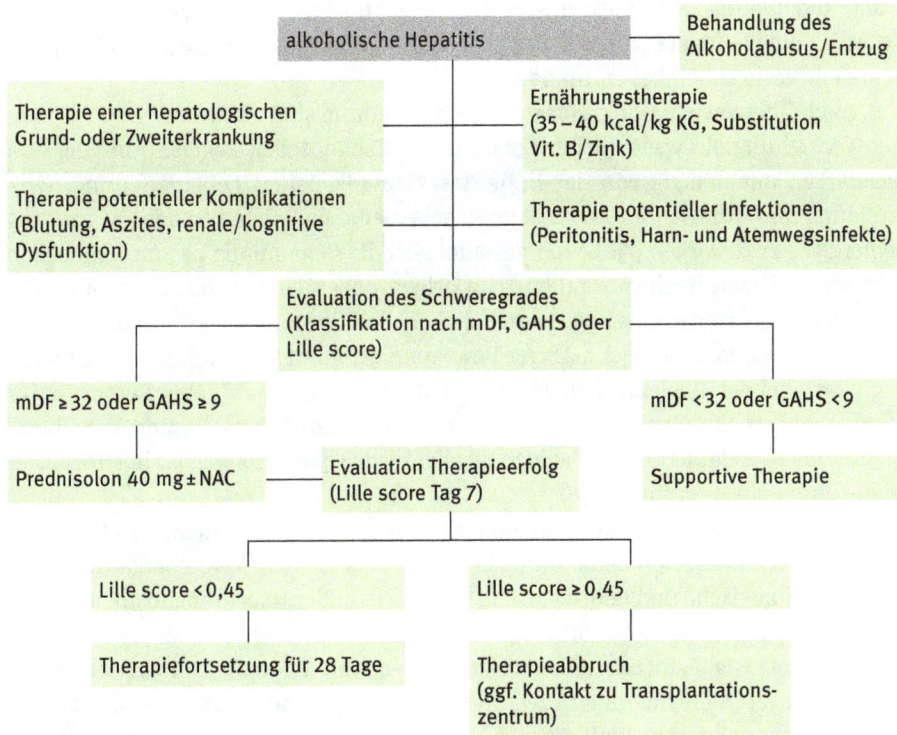

Abb. 11.1: Algorithmus für die Therapie der alkoholischen Hepatitis modifiziert nach [21]. KG: Körpergewicht; mDF: *Maddrey Discriminant Function*; GAHS: *Glasgow Alcoholic Hepatitis Score*; NAC: N-Acetylcystein.

https://doi.org/10.1515/9783110583984-011

und Fibrose bestimmt [1]. Im Folgenden werden daher die allgemeinen und speziellen therapeutischen Ansätze zur Behandlung der hepatischen und extrahepatischen Manifestation der alkoholische Lebererkrankung dargestellt.

11.1 Allgemeine Therapie

11.1.1 Grunderkrankung

Alkohol per se ist ausreichend hepatotoxisch, um dosisabhängig eine akute und/oder chronische Lebererkrankung bis hin zur Zirrhose mit ihren Komplikationen hervorzurufen. In Verbindung mit anderen hepatologischen Erkrankungen verstärkt sich jedoch die schädliche Wirkung des Alkohols, diese sollten also soweit als möglich mitbehandelt werden. Die Prävalenz viraler Infektionen wie Hepatitis C, Hepatitis B oder HIV sind nicht nur häufiger bei Patienten mit Alkoholabusus, sondern beschleunigen auch die Entwicklung einer Leberfibrose [3]. Bei heutzutage exzellenter Verträglichkeit ist daher die antivirale Behandlung indiziert, um den Progress der Lebererkrankung aufzuhalten und Infektionswege zu durchbrechen [4,5]. Ausnahmen bilden lediglich eine fehlende Compliance sowie eine weit fortgeschrittene Erkrankung mit stark eingeschränkter Leberfunktion.

Auch Übergewicht und das metabolische Syndrom sind auf Grund ihrer weltweiten Verbreitung ein wesentlicher Kofaktor der alkoholischen Lebererkrankung und verstärken unabhängig von der Höhe des Alkoholkonsums Leberverfettung, -entzündung und -fibrose [6]. Die Kofaktoren scheinen dabei nicht nur additiv, sondern synergistisch zu wirken [7]. Leider gestaltet sich die Behandlung des metabolischen Syndroms derzeit noch wesentlich schwieriger, neben einer guten Einstellung der metabolischen Stoffwechsellage kann lediglich eine Umstellung der Lebensweise mit Gewichtsabnahme und regelmäßiger Bewegung gefördert werden [2]. Häufig finden sich auch bei der alkoholischen wie der nicht-alkoholischen Fettleber Parameter für einen erhöhten Eisenmetabolismus wie Ferritin und Transferrinsättigung. Eine therapeutische Eisendepletion wird jedoch nur bei homozygoter/*compound* heterozygoter Hämochromatose empfohlen [8].

Schließlich sollten neben hepatologischen auch andere Organ- und Systemerkrankungen und deren Behandlung berücksichtigt werden. Während kardiovaskuläre, nephrologische und neurologische Krankheitsbilder selbst Diagnostik und Therapie insbesondere der Leberzirrhose beeinflussen, kann der Einsatz hepatotoxischer Medikamente wie Methotrexat die Wirkung exzessiven Alkoholkonsums potenzieren [9]. Komplexer ist die Interaktion zwischen Paracetamol und Alkohol, der Einsatz des Medikaments sollte aber limitiert und eine Tagesdosis von 3 g Paracetamol bei fortgeschrittener Leberschädigung nicht überschritten werden [10].

11.1.2 Ernährung

Zwar stellt Übergewicht einen Risikofaktor für die Entwicklung und den Progress einer alkoholischen Lebererkrankung dar, doch führt prolongierter und exzessiver Alkoholkonsum zu einer akuten oder chronischen Mangelernährung [11]. Verantwortlich sind eine mit der Krankheit zunehmende Reduktion der Kalorienaufnahme, katabole Stoffwechsellage und gegebenenfalls der Eiweißverlust über Aszitesbildung bei Leberzirrhose. Für den Patienten besonders relevant ist dabei der Mangel an Proteinen mit daraus resultierender Sarkopenie sowie an Vitaminen und Spurenelementen wie dem Vitamin B-Komplex oder Zink, die bei der Entwicklung neurologischer Störungen von Polyneuropathie über Enzephalopathie bis hin zum Korsakoff-Syndrom beteiligt sind [12,13]. Noch immer gilt auf Grund der Bedeutung des Vitamins B1 für den Glucosestoffwechsel die Regel, bei Alkoholabusus frühzeitig und insbesondere vor Glucosegabe eine Substitution mit Thiamin durchzuführen.

Als Richtwert für Patienten mit alkoholischer Lebererkrankung empfiehlt die *European Society for Clinical Nutrition and Metabolism* (ESPEN) eine tägliche Energieaufnahme von 35–40 kcal/kg Körpergewicht, davon 1,2–1,5 g/kg Körpergewicht in Form von Eiweiß [12,14]. In mehreren Studien konnte durch die Sicherstellung einer ausreichenden Nahrungszufuhr von mindestens 21,5 kcal/kg Körpergewicht eine Reduktion der Infektionsrate und der 1- bzw. 6-Monatsmortalität erreicht werden [15]. Auf Grund der häufig eingeschränkten Nahrungsaufnahme der Patienten kann dies am ehesten über hochkalorische Trinknahrung oder nasogastrale Sondenkost erreicht werden. Unter endoskopischer Kontrolle kann die Anlage einer entsprechenden Sonde auch bei portaler Hypertension und Ösophagusvarizen erfolgen. Ausreichende Daten für eine parenterale Ernährung liegen nicht vor, diese kann aber individuell erwogen werden.

11.1.3 Infektionsrisiko

Eng mit der Malnutrition verbunden ist das erhöhte Infektionsrisiko bei alkoholischer Lebererkrankung mit einer Inzidenz von 20 % innerhalb von 28 Tagen bzw. bis zu 65 % innerhalb von 3 Monaten bei schwerer alkoholischer Hepatitis [16]. Als weitere Faktoren gelten Dysbiose und bakterielle Translokation aus dem Intestinaltrakt sowie ein durch Alkohol und ggf. die Zirrhose kompromittiertes Immunsystem [17]. Bakterielle Infektionen stellen daher auch das weitaus größte Risiko dar, anfangs meist in der Form von spontan bakteriellen Peritonitiden und Harnwegsinfekten, im Verlauf des stationären Aufenthalts auch in der Form von Atemwegsinfekten [18]. Seltener treten virale und opportunistische Infektionen auf, sind aber mit einer besonders schlechten Prognose assoziiert. Die antibakterielle bzw. antiinfektiöse Therapie richtet sich nach dem wahrscheinlichen oder nachgewiesenen Erreger und sollte insbesondere unter immunsuppressiver Therapie aufrechterhalten werden [19,20].

11.2 Spezielle Therapie

11.2.1 Immunsuppressive Therapie

Kortikosteroide stellen die am häufigsten verwendete spezifische Therapie der alkoholischen Hepatitis dar und werden auch als einzige Medikamentengruppe von den derzeitigen Leitlinien empfohlen [21]. In der Regel erhalten die Patienten 40 mg Prednisolon oder 32 mg Methylprednisolon pro Tag für 28 Tage, danach kann das Medikament abgesetzt oder über 3 Wochen ausgeschlichen werden. Trotz der weiterhin gültigen Empfehlung ist der Einsatz der Steroide auf Grund des erhöhten Infektionsrisikos umstritten, insbesondere die mittelfristige Mortalität nach mehr als einem Monat kann durch die Behandlung nicht reduziert werden [22]. Eine sorgfältige Selektion der Patienten und frühzeitige Identifikation eines Therapieversagens durch die Anwendung entsprechender Klassifikationssysteme (*Maddrey Discriminant Function*, Lille Score) ist daher Grundlage der Therapie [23]. Während unkontrollierte Infektionen eine Kontraindikation für den Einsatz der Steroide darstellen, kann die Behandlung unter erfolgreicher antibiotischer Therapie initiiert werden [18]. Diese sollte dann aber unter der Immunsuppression fortgeführt werden.

Einen anderen immunsuppressiven Ansatz stellen Medikamente gegen den Entzündungsmediator Tumornekrosefaktor-α (TNF-α) dar, der eine Hauptrolle in der Pathogenese der alkoholischen Hepatitis einnimmt. Pentoxifyllin hemmt die Freisetzung von TNF-α und zeigte in initialen Studien einen positiven Effekt auf die Entwicklung hepatorenaler Komplikationen, neuere Daten widerlegen jedoch diese Beobachtungen und das Medikament wird nicht mehr empfohlen [22]. Auch Untersuchungen zum Einsatz von Antikörpern gegen TNF-α wie Infliximab oder Etanercept verliefen enttäuschend und waren mit einem hohen Infektionsrisiko behaftet.

11.2.2 Antioxidative Therapie

Oxidativer Stress wird zunehmend als Schlüsselmechanismus der alkoholischen Hepatotoxizität angesehen, hervorgerufen durch eine alkoholbedingte Depletion endogener Antioxidantien [24]. Auf Grund seiner Kapazität die körpereigene Bildung des antioxidativen Glutathions anzuregen wurde intravenös gegebenes N-Acetylcystein (NAC) in mehreren Studien untersucht. Hierbei zeigte sich zwar kein positiver Effekt auf das Überleben bei alleiniger Gabe von NAC, in Kombination mit Prednisolon wurde aber nicht nur die Inzidenz von renalen und infektiösen Komplikationen gesenkt, sondern auch die 1-Monatsmortalität gesenkt [25]. In Ermangelung größerer Studien wird NAC daher noch nicht in den Leitlinien empfohlen, kann aber individuell erwogen werden.

11.2.3 Regenerative Therapie

Neben der direkten Hepatotoxizität von Alkohol wird auch die fehlende Regeneration des Lebergewebes für das zunehmende akute oder chronische Leberversagen verantwortlich gemacht. Während die Applikation Stammzell-basierter Therapien bisher keine überzeugenden Daten lieferten [26], scheint der Einsatz von proregenerativen Hormonen wie dem Granulozyten-Kolonie-stimulierenden Faktor (G-CSF) erfolgversprechender zu sein. G-CSF mobilisiert Granulozyten und hämatopoetische Stammzellen aus dem Knochenmark und führt in einigen Studien zur Proliferation von hepatischen Progenitorzellen [27]. Eine randomisierte europäische Studie konnte die Ergebnisse jedoch nicht wiederholen, ein routinemäßiger Einsatz von G-CSF kann daher noch nicht empfohlen werden [28].

Im weitesten Sinne ebenfalls regenerativ sind antifibrotische Ansätze oder der vorübergehende Leberersatz durch extrakorporale Systeme. Bereits bei alkoholischer Leberzirrhose untersucht wurden auf Grund ihrer putativen antifibrinogenen Wirkung *Angiotensin Converting Enzyme* (ACE)-Hemmer und S-Adenosylmethionin (SAM), jedoch bisher ohne Erfolg [29]. Auch die randomisierten Studien zu verfügbaren Leberersatzverfahren mittels Albumindialyse konnten keinen Überlebensvorteil nachweisen [30]. Alternative antifibrotische oder supportive Verfahren werden derzeit getestet, müssen sich jedoch in klinischen Studien erst noch beweisen.

11.3 Leberzirrhose und portale Hypertension

Die Leberzirrhose bildet das Endstadium einer alkoholischen Lebererkrankung und birgt auf Grund der portalen Hypertension Risiken unabhängig der Alkoholtoxizität. Zwar können auch Patienten mit einer schweren alkoholischen Hepatitis ohne Zirrhose vorübergehend einen Pfortaderhochdruck entwickeln, in der Regel liegt jedoch bereits eine fortgeschrittene Fibrose vor. Typische Komplikationen der portalen Hypertension sind Varizen vor allem im Ösophagus und Magen, Aszites und spontan bakterielle Peritonitiden sowie die hepatische Enzephalopathie [19]. Diskutiert wird weiterhin, ob diese Komplikationen ebenso wie Infektionen anderer Genese häufiger bei alkoholischer Zirrhose und aktivem Alkoholabusus als bei Zirrhosen anderer Genese vorkommen. So zeigte sich in Kohortenstudien durchaus eine höhere Inzidenz von Infekten und hepatischer Dekompensation [31], als unabhängiger Faktor konnte Alkohol jedoch nicht etabliert werden. Patienten mit alkoholischer Lebererkrankung sollten jedoch insbesondere bei stationärer Aufnahme auf das Vorliegen einer Leberzirrhose klinisch, endoskopisch und sonographisch abgeklärt werden. Liegen Varizen, Aszites oder Enzephalopathie vor, erfolgt die Therapie entsprechend der publizierten Leitlinien [19,32,33]. Hierbei muss berücksichtigt werden, dass alkoholassoziierte extrahepatische Organschäden wie die alkoholische Kardiomyopathie (Varizen), die IgA-Nephropathie (Aszites, hepatorenales Syndrom) oder das Korsakoff-Syndrom (Enzephalopathie) die Diagnose einer zirrhotischen Komplikation erschweren. Einen besonderen Stellenwert nimmt auf Grund der schlechten Prognose das hepatorenale Syndrom ein, bei steigenden Retentionsparametern und Oligurie sollten daher frühzeitig Diuretika und auch β-Blocker zur Prophylaxe einer Varizenblutung abgesetzt werden [33] (Tab. 11.1).

Tab. 11.1: Therapie der Komplikationen einer Leberzirrhose im Rahmen einer alkoholischen Hepatitis.

Komplikation	Therapeutische Maßnahmen
Varizen/Varizenblutung	Endoskopische Ligatur, vasoaktive Therapie (Terlipressin/ Somatostatin), ggf. transjugulärer intrahepatischer Shunt (TIPS) Cave: β-Blocker/Nitrate (Risiko hepatorenales Syndrom)
Aszites/spontan bakterielle Peritonitis	Parazentese unter Albumingabe, Antibiose (in der Regel Cephalosporin der 3. Generation oder nach Antibiogramm) Cave: Diuretika (Risiko hepatorenales Syndrom)
hepatorenales Syndrom	Diuretika absetzen, Albumingabe, vasoaktive Therapie (Terlipressin), ggf. transjugulärer intrahepatischer Shunt (TIPS)
Enzephalopathie	Lactulose, ggf. Rifaximin

11.4 Leberzirrhose und hepatozelluläres Karzinom

Das hepatozelluläre Karzinom (HCC) ist als Komplikation der Leberzirrhose unabhängig von dem Vorliegen einer portalen Hypertension, wird aber durch den aktiven Alkoholabusus beeinflusst. So liegt die jährliche Inzidenzrate eines HCC in der alkoholischen Leberzirrhose bei 2,6 %, reduziert sich aber unter Abstinenz um 6–7 % pro Jahr [34]. Eine Überwachung mittels halbjährlicher Sonographie und ggf. Bestimmung des α-Fetoproteins wird daher in den Leitlinien empfohlen [35,36]. Auch die Therapie eines bereits detektierten HCC wird durch den aktiven Alkoholgenuss erschwert (Abb. 11.2 und Abb. 11.3). Zwar können ablative Verfahren auch bei diesen Patienten zum Einsatz kommen, eine operative oder medikamentöse Therapie ist aber nur für die kompensierte Leberzirrhose empfohlen, während die Lebertransplantation zumindest in Deutschland kontraindiziert bleibt [37].

```
                    ┌─────────────────────────┐
                    │     HCC ohne Zirrhose    │
                    └─────────────────────────┘
```

kompensierte Leberfunktion*		dekompensierte Leberfunktion**	
abstinent	nicht abstinent	abstinent	nicht abstinent
Therapie laut Leitlinien	Lokal-ablative Therapie Individualentscheidung über Resektion/ systemische Therapie	Therapie laut Leitlinien	Lokal-ablative Therapie

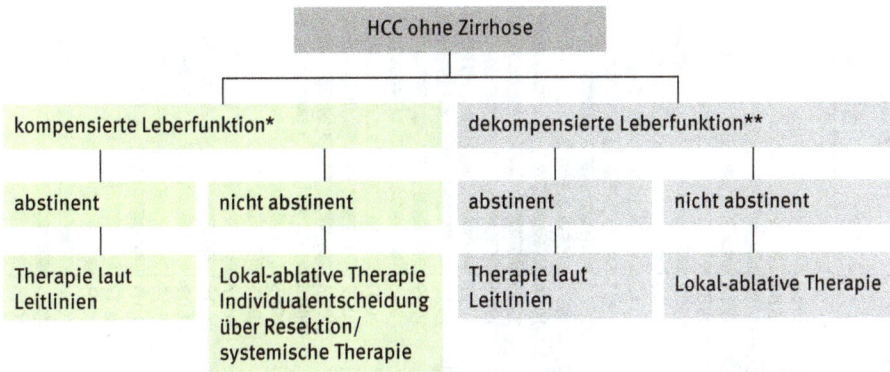

Abb. 11.2: Therapiealgorithmus für hepatozelluläre Karzinome (HCC) ohne Leberzirrhose (* kompensierte Leberfunktion entspricht Child-Pugh A; ** dekompensierte Leberfunktion entspricht Child-Pugh B/C).

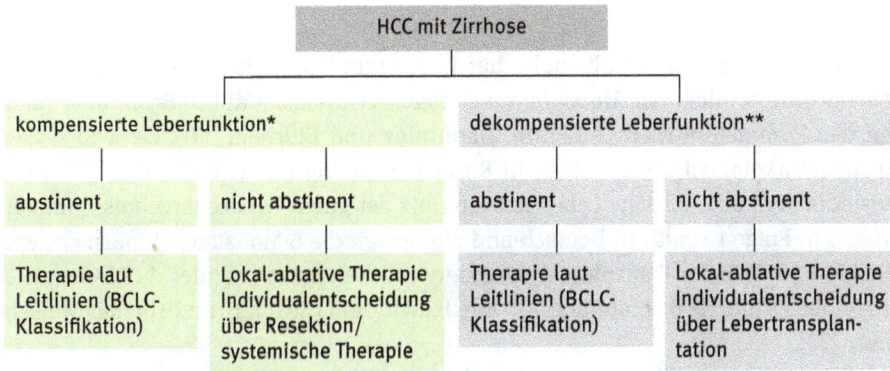

```
                    ┌─────────────────────────┐
                    │      HCC mit Zirrhose    │
                    └─────────────────────────┘
```

kompensierte Leberfunktion*		dekompensierte Leberfunktion**	
abstinent	nicht abstinent	abstinent	nicht abstinent
Therapie laut Leitlinien (BCLC-Klassifikation)	Lokal-ablative Therapie Individualentscheidung über Resektion/ systemische Therapie	Therapie laut Leitlinien (BCLC-Klassifikation)	Lokal-ablative Therapie Individualentscheidung über Lebertransplantation

Abb. 11.3: Therapiealgorithmus für hepatozelluläre Karzinome (HCC) mit Leberzirrhose (* kompensierte Leberfunktion entspricht Child-Pugh A; ** dekompensierte Leberfunktion entspreicht Child-Pugh B/C).

11.5 Lebertransplantation

Die Lebertransplantation bleibt die einzige Therapie der dekompensierten Leberzirrhose unabhängig der Ätiologie und wäre auch für die schwere alkoholische Hepatitis die effektivste Behandlung. Transplantatüberleben und Mortalität in der Indikation alkoholische Lebererkrankung sind dabei vergleichbar mit den Ergebnissen bei Patienten mit einer anderen Lebererkrankung [38]. In den meisten westlichen Ländern einschließlich Deutschlands erfolgt die Allokation der Organe nach Dringlichkeit der Transplantation, nicht nach Wartezeit. Auf Grund der besseren Behandlungsmöglichkeit anderer Ätiologien wie der viralen Hepatitis und dem Vergabeverfahren nach Schweregrad der Leberinsuffizienz steigt in den letzten Jahren der Anteil der trans-

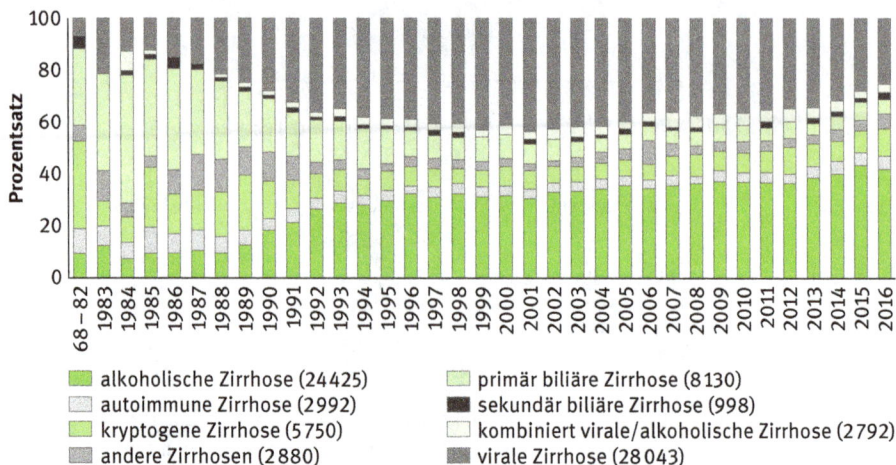

Abb. 11.4: Indikation zur Lebertransplantation in Europa nach Ätiologie [36].

plantierten Patienten mit alkoholischer Lebererkrankung [39] (Abb. 4). Grundlage der Allokation bildet der *Model for end stage liver disease* (MELD)-Score basierend auf den Parametern Nierenfunktion, Gerinnung und Bilirubin [40]. Da jedoch das Spenderaufkommen insbesondere in Europa zu gering ist, wird die Transplantationsindikation alkoholische Leberzirrhose trotz der guten Langzeitergebnisse immer wieder in Frage gestellt. In Deutschland gilt derzeit die 6-Monatsregel, nach der ein Patient 6 Monate vor Transplantation abstinent leben muss und dies durch negative Alkoholtests mittels Bestimmung von Ethylglucuronid (EtG) z. B. im Urin nachweisen muss [37].

Wesentlich komplizierter gestaltet sich die Situation bei Patienten mit aktivem Alkoholabusus und schwerer alkoholischer Hepatitis, obwohl neuere Studien einen klaren Überlebensvorteil bei gleichem Transplantatüberleben in hochselektierten Patienten nachweisen konnten [41]. Ein solches psychosoziales Auswahlverfahren wird auch bei abstinenten Patienten empfohlen und umfasst als wichtigste Risikofaktoren die Dauer der Abstinenz, das soziale Umfeld sowie die Familienanamnese für Alkoholismus [42]. Einige Transplantationsprogramme beginnen daher, die Organallokation auch für diese hochselektierten Patienten mit Abstinenz unter 6 Monaten zu öffnen [21]. Trotz bester Intention bei den Auswahlverfahren wird aber der Anteil der rückfälligen Patienten nach Lebertransplantation auf 30 bis 50 % geschätzt, 10 % davon mit signifikantem Alkoholkonsum [43]. Zwar wird dadurch das kurzfristige Überleben nur geringfügig beeinflusst, Alkohol ist jedoch verantwortlich für bis zu 90 % der Mortalität bei schwerem Abusus [44].

Schließlich sind für das peri- und post-operative Überleben nicht nur psychologische, sondern auch organische Parameter von Bedeutung. Für den peri-operativen Verlauf sind dies neben den Parametern des MELD-Scores vor allem der Ernährungszustand und die mit Alkoholabusus häufig assoziierten kardiovaskulären und pulmonalen Erkrankungen [45]. Nach der Transplantation ist das Karzinomrisiko nach ehemaligem Alkoholabusus relevant, das unter Immunsuppression von 6 % prä-operativ auf 55 % 15 Jahre nach Lebertransplantation steigt [39]. Trotz dieser Hindernisse gilt die Transplantation der alkoholischen Lebererkrankung als Erfolg, entsprechende Patienten integrieren sich ebenso gut wie andere Transplantationspatienten in das Arbeits- und Sozialleben [46].

Literatur

[1]   Louvet A, Labreuche J, Artru F, et al. Main drivers of outcome differ between short term and long term in severe alcoholic hepatitis: A prospective study. Hepatology. 2017;66:1464–1473.
[2]   Roeb E, Steffen HM, Bantel H, et al. S2k-Leitlinie nichtalkoholische Fettlebererkrankungen AWMF Register Nr. 021–025 Version Januar 2015. Z Gastroenterol. 2015;53:668–723.
[3]   Gitto S, Micco L, Conti F, et al. Alcohol and viral hepatitis: A mini-review. Dig Liver Dis. 2009;41:67–70.
[4]   Cornberg M, Protzer U, Petersen J, et al. Aktualisierung der S3-Leitlinie zur Prophylaxe, Diagnostik und Therapie der Hepatitis-B-Virusinfektion AWMF-Register-Nr.: 021/011. Z Gastroenterol. 2011;49:871–930.
[5]   S3-Leitlinie „Prophylaxe, Diagnostik und Therapie der Hepatitis-C-Virus (HCV) -Infektion" AWMF-Register-Nr.: 021/012. Z Gastroenterol. 2018;56:756–838.
[6]   Naveau S, Cascard-Doulcier AM, Njike-Nakseu M, et al. Harmful effect of adipose tissue on liver lesions in patients with alcoholic liver disease. J Hepatol. 2010;52:895–902.
[7]   Hart CL, Morrison DS, Batty GD, et al. Effect of body mass index and alcohol consumption on liver disease: analysis of data from two prospective cohort studies. BMJ. 2010;52:340:c1240.
[8]   Grove J, Daly AK, Burt AD, et al. Heterozygotes for HFE mutations have no increased risk of advanced alcoholic liver disease. Gut. 1998;43:262–266.
[9]   Humphreys JH, Warner A, Costello R, et al. Quantifying the hepatotoxic risk of alcohol consumption in patients with rheumatoid arthritis taking methotrexate. Ann Rheum Dis. 2017;76:1509–1514.
[10] Khalid SK, Lane J, Navarro V, et al. Use of over-the-counter analgesics in is not associated with acute decompensation in patients with cirrhosis. Clin Gastroenterol Hepatol. 2009;7:994–999.
[11] Dasarathy S. Nutrition and alcoholic liver disease. Clin Liv Dis. 2016;20:535–550.
[12] Plauth M, Cabre E, Riggio O, et al. ESPEN guidelines on enteral nutrition: liver disease. Clin Nutr. 2006;25:285–294.
[13] McClain C, Vatsalya V, Cave M. Role of zinc in the development/progression of alcoholic liver disease. Curr Treat Options Gastroenterol. 2017;15:285–295.
[14] EASL Clinical Practice Guidelines on nutrition in chronic liver disease. J Hepatol. 2019;70(1):172–193.
[15] Cabre E, Rodriguez-Iglesias P, Caballeria J, et al. Short- and long-term outcome of severe alcohol-induced hepatitis treated with steroids or enteral nutrition: a multi-center randomized trial. Hepatology. 2000;32:36–42.
[16] Hmoud BS, Patel K, Bataller R, et al. Corticosteroids and occurrence of and mortality from infections in severe alcoholic hepatitis: a meta-analysis of randomized trials. Liver Int. 2016;36:721–728.
[17] Jalan R, Fernandez J, Wiest R, et al. Bacterial infections in cirrhosis: a position statement Bsed on the EASLSpecial Conference 2013. J Hepatol. 2014;60:1310–1324.

[18] Louvet A, Wartel F, Castel H, et al. Infection in patients with severe alcoholic hepatitis treated with steroids: early response to therapy is the key factor: Gastroenterology. 2009;137:541–548.
[19] EASL Clinical Practice Guidelines for the management of patients with decompensated liver cirrhosis. J Hepatol 2018;69(2):406-460.
[20] Vergis N, Atkinson SR, Knapp S, et al. In patients with severe alcoholic hepatitis, prednisolone increase the susceptibility to infection and infection-related mortality, and is associated with high circulating levels of bacterial DNA. Gastroenterology. 2017;152:1068–1077.
[21] EASL Clinical Practice Guidelines: Management of alcohol-related liver disease. J Hepatol. 2018;69:154–181.
[22] Thursz MR, Richardson P, Allison M, et al. Prednisolone or pentoxifylline for alcoholic hepatitis. N Engl J Med. 2015;372:1619–1628.
[23] Louvet A, NaveauS, Abdelnour M, et al. The Lille Model: a new tool for therapeutic strategy in patients with severe alcoholic hepatitis treated with steroids. Hepatology. 2007;45:1348–1354.
[24] Dey A, Cederbaum AI. Alcohol and oxidative liver injury. Hepatology. 2006;43(2 Suppl 1)63–74.
[25] Nguyen-Khac E, Thevenot T, Piquet MA, et al. Glucocorticosteroids plus N-acetylcysteine in severe alcoholiuc hepatitis. New Engl J Med. 2011;365:1781–1789.
[26] Pai M, Zacharoulis D, Milicevic MN, et al. Autologous infusion of of expanded mobilized adult bone marrow-derived CD34 + cells into patients with alcoholic liver cirrhosis. Am j Gastroenterol. 2008;103:1952–1958.
[27] Spahr L, Lambert JF, Rubbia-Brandt L, et al. Granulocyte-colony stimulating factor induces proliferation of hepatic progenitors in alcoholic steatohepatitis: a randomized trial. Hepatology. 2008;48:221–229.
[28] Spahr L, Chalandon Y, Terraz S, et al. Autologous bone marrow mononuclear cell transplantation in patients with decompensated alcoholic liver disease: a randomized controlled trial. PLoS One. 2013;8:e53719.
[29] Ellis EL, Mann DA. Clinical evidence for the regression of liver fibrosis. J Hepatol. 2012;56:1171–1180.
[30] Banares R, Nevens F, Larsen FS, et al. Extracorporal albumin dialysis with the molecular adsorbent recirculating system in acute-on-chronic liver failure: the RELIEF trial. Hepatology. 2013;57:1153–1162.
[31] Gustot T, Fernandez J, Szabo G, et al. Sepsisin alcohol-related liver disease. J Hepatol. 2017;67:1031–1050.
[32] Gerbes AL, Gülberg V, Sauerbruch T, et al. S3-Leitlinie "Aszites, spontan bakterielle Peritonitis, hepatorenales Syndrom". Z Gastroenterol; in press.
[33] Serste T, Njimi H, Degre D, et al. The use of beta-blockers is associated with the occurrence of acute kidney injury in severe alcoholic hepatitis. Liver Int. 2015;35:1974–1982.
[34] Heckley GH, Jarl J, Asamoah BO, et al. How the risk of liver cancer changes after alcohol cessation: a review and meta-analysis of the current literature BMC Cancer. 2011;11:446.
[35] Greten TF, Malek NP, Schmidt S, et al. Diagnosis of and therapy for hepatocellular carcinoma. Z Gastroenterol. 2013;51:1269–1326.
[36] EASL Clinical Practice Guidelines:Management of hepatocellular carcinoma. J Hepatol. 2018;69:182–236.
[37] Tacke F, Kroy DC, Barreiros BC, et al. Liver transplantation in Germany. Liver Transpl. 2016;22:1136–1142.
[38] Adam R, McMaster P, O'Grady JG, et al. Evolution of liver transplantation in Europe: report of the European Liver Transplant Registry. Liver Transpl. 2003;9:1231–1243.
[39] Burra P, Senzolo M, Adam R, et al. Liver transplantation for alcoholic liver disease in Europe: a study from the ELTR. Am J Transplant. 2010;10:138–148.

[40] Kamath PS, Wiesner RH, Malinchoc M, et al. A model to predict survival in patients with end-stage liver disease. Hepatology. 2001;33:464–470.

[41] Mathurin P, Moreno C, Samuel D, et al. Early liver transplantation for severe alcoholic hepatitis. N Engl J Med. 2011;365:1790–1800.

[42] Dew MA, Steel J, De Vito Dabbs AD, et al. Meta-analysis of risk for relapse to substance use after transplantation of the liver or other solid organs. Liver Transpl. 2008;14:159–172.

[43] Tang H, Boulton R, Gunson B, et al. Patterns of alcohol consumption after liver transplantation. Gut. 1998;43:140–145.

[44] Faure S, Herrero A, Jung B, et al. Excessive alcohol consumption after liver transplantation impacts on long-term survival, whatever the primary indication. J Hepatol. 2012;57:306–312.

[45] Addolorato G, Bataller R, Burra P, et al. Liver transplantation for alcoholic liver disease. Transplantation. 2016;100:981–987.

[46] Ruppert KKS, DiMartini A, Balan V. In a 12-year study, substantially of quality of life benefits after liver transplantation varies with pretransplantation diagnosis. Gastrooenterology. 2010;139:1619–1629.

12 Alkohol und Krebs

Helmut K. Seitz, Nils Homann

12.1 Einleitung

Im Jahre 2002 gingen weltweit 3,6 % (5,2 % für Männer und 1,7 % für Frauen) aller Krebse auf das Konto von Alkohol [1]. Im Jahre 2012 erhöhte sich dies auf 5,5 % (7,2 % für Männer und 3,5 % für Frauen), wobei die Todesrate für Alkohol verursachte Karzinome auf 5,8 % stieg [2].

Seit über 100 Jahren ist bekannt, dass Alkohol vor allem zusammen mit Rauchen ein hohes Risiko für das Auftreten eines Ösophaguskarzinoms darstellt. Damals haben französische Pathologen diesen Zusammenhang an Absinthtrinkern aufzeigen können [3]. Es folgten unzählige epidemiologische Studien, die einen Zusammenhang zwischen chronischem Alkoholkonsum und dem Auftreten von Tumoren im oberen Alimentärtrakt, im Pharynx, Larynx und Ösophagus aufzeigen konnten. Aufgrund dieser Daten hatte das Nationale Gesundheitsinstitut der USA (NIH) im Jahre 1978 zu einer ersten Konferenz zum Thema Alkohol und Krebs eingeladen. In den nachfolgenden Jahren wurden große Anstrengungen unternommen, Mechanismen der alkoholmediierten Karzinogenese zu untersuchen, und 2004 wurde dann eine zweite Alkohol- und Krebs-Konferenz des NIH in Bethesda, Maryland, USA, ins Leben gerufen.

Im Jahr 2007 deklarierte die Internationale Agentur für Krebsforschung (IARC) in Lyon, Frankreich, Alkohol zum Karzinogen. Das Abschlusskommuniqué wurde in der Zeitschrift Lancet Oncology publiziert und lautete folgendermaßen [4]:

> Alkoholische Getränke sind für den Menschen krebserregend. Das Auftreten von bösartigen Tumoren der Mundhöhle, des Pharynx, des Larynx, des Ösophagus, der Leber, des Kolorektums und der weiblichen Brust wird durch Alkoholkonsum begünstigt. Substantielle mechanistische Evidenz existiert beim Menschen, die Acetaldehyddehydrogenase (ALDH)-defizient sind, dass Acetaldehyd (AA) aus der Ethanoloxidation maligne Ösophagustumoren verursacht.

In den folgenden Jahren war es vor allem das NIH, das das Thema weiter intensivierte und ein Hearing im Jahre 2010 initiierte. Eine Reihe von Konferenzen in Heidelberg (2010), Breckenridge, Colorado, USA (2013), Heraklion, Griechenland (2015) und Newport, Rhode Island, USA (2019) haben einen wichtigen Beitrag zum Thema geliefert und waren die Voraussetzung, um weitere Mechanismen zu entschlüsseln [5]. Im Folgenden sollen Risikofaktoren, generelle Mechanismen der alkoholverursachten Karzinogenese sowie spezielle am Zielorgan wirkende Mechanismen diskutiert werden und letztendlich Empfehlungen zur Prävention und Früherkennung dieser Tumoren ausgesprochen werden. Bezüglich epidemiologischer Daten zum Thema Alkohol und Krebs wird auf Kap. 2 verwiesen.

https://doi.org/10.1515/9783110583984-012

12.2 Risikofaktoren

Genetische und nicht-genetische Risikofaktoren modulieren das Risiko für die alkoholmediierte Karzinogenese.

Risikofaktoren für die alkoholinduzierte Karzinogenese
- Menge konsumierten Alkohols
- Rauchen
- Mundhygiene (bakterielle Alkoholoxidation)
- Genetik (ADH1C*1; ALDH2*2; PNPLA3), positive Familienanamnese für kolorektales Karzinom oder Mammakarzinom
- Folsäuremangel
- zusätzliche Zufuhr von β-Carotin oder Vitamin A
- gleichzeitige Einnahme von Östrogenen
- präkanzeröse Erkrankungen (gastroösophageale Refluxkrankheit [GERD], kolorektale Polypen, entzündliche Darmerkrankungen, andere Leberererkrankungen [Hepatitis B oder C], Hämochromatose, nichtalkoholische Fettlebererkrankung [NAFLD]).

Bezüglich der Karzinogenese im oberen Alimentär- und Respirationstrakt spielt AA eine bedeutende Rolle. Aus diesem Grunde sind eine vermehrte Produktion von AA via ADH und/oder ein verminderter Abbau via ALDH als ein Risikofaktor einzuschätzen. Wie in Kap. 3 ausgeführt produzieren Individuen, die ADH1C*1,1 homozygot sind, ca. 2,5-fach mehr AA bei der Oxidation von Ethanol im Vergleich zu ADH1C*1,2-Heterozygoten oder ADH1C*2,2-Homozygoten. Weiterhin haben Individuen mit einer verminderten ALDH 2-Aktivität, wie sie bei 40 % der asiatischen Bevölkerung vorkommt, ein erhöhtes Risiko für diese Karzinome [6].

Was das HCC betrifft, so wird in diesem Zusammenhang auch auf Kap. 8 verwiesen. Neben den Genen *Patatin-like Phospholipase domain containing* 3 (PNPLA3) (Adiponutrin, RS738409C/G), *Transmembrane 6-Superfamily member* 2 (TM6SF2; RS58542926C/T) und O-Acetyltransferase *domain containing* 7 (MBOAT7TMC4, RS641738) mit einem erhöhten Risiko für die ALE und damit für die Leberzirrhose, einer wichtigen Voraussetzung für das HCC, scheint auch unabhängig davon ein erhöhtes Risiko für das HCC beim Vorliegen von PNPLA3-Mutation zu existieren.

Eine positive Familienanamnese für die erwähnten Krebsarten mag ebenfalls eine wichtige Rolle spielen. Bei Menschen mit einer genetischen Suszeptibilität gegenüber Krebserkrankungen scheint Alkohol besonders riskant zu sein (Mammakarzinom, kolorektales Karzinom).

Rauchen ist ein äußerst wichtiger Risikofaktor. Dies gilt für alle alkoholassoziierten Tumoren, am stärksten aber für Krebse des oberen Respirations- und Alimentärtraktes. Neben der Tatsache, dass Tabakrauch unzählige Karzinogene beinhaltet, kommt hinzu, dass einige dieser Karzinogene über induziertes Cytochrom P4502E1

(CYP2E1) in der oralen und ösophagealen Mukosa gesteigert zu ultimativen Karzinogenen aktiviert werden [7,8]. Weiterhin beinhaltet Tabakrauch AA und Rauchen verändert zudem das Bakterienmilieu der Mundhöhle mit der Zunahme von Bakterien, die vermehrt Alkohol zu AA oxidieren können. So ist zum Beispiel das Risiko, ein Ösophaguskarzinom zu entwickeln, bei der Zufuhr von mehr als 80 g Alkohol pro Tag und mehr als 20 Zigaretten pro Tag gegenüber Nichtrauchern und Nichttrinkern um einen Faktor 50 bis 100 erhöht [9].

Mangelnde Mundhygiene mit gesteigertem Bakterienwachstum ist ebenfalls ein Risikofaktor, da viele dieser Bakterien AA aus Alkohol generieren [10].

Mangel an Folsäure erhöht das Risiko für alkoholmediiertes kolorektales Karzinom und gesteigerte Zufuhr von β-Carotin oder Vitamin A für Karzinome im Respirationstrakt [11].

Auch gleichzeitige Zufuhr von Östrogenen entweder zur Schwangerschaftsverhütung (gerade junge Frauen und Adoleszente haben bei starkem Alkoholkonsum ein erhöhtes Brustkrebsrisiko später im Leben) oder zur Therapie von menopausalen Beschwerden steigern das Risiko für Brustkrebs [12].

Gleichzeitig vorliegende Erkrankungen, die bereits ein erhöhtes Krebsrisiko aufweisen, sind ebenfalls zu nennen. Hierzu zählt für die Leber die Hepatitis B und C, die Hämochromatose und die nichtalkoholische Steatohepatitis (NASH), für die Speiseröhre die gastroösophageale Refluxkrankheit (GERD) und für das Colon chronisch entzündliche Darmerkrankungen (Colitis ulcerosa, M. Crohn) sowie Polypen [13].

12.3 Generelle Mechanismen der alkoholmediierten Karzinogenese

Weiter unten werden die Mechanismen der alkoholmediierten Karzinogenese zusammengefasst, und Abb. 12.1 gibt einen Überblick über die dabei beeinträchtigten Stoffwechselwege, wobei die karzinogene Wirkung von AA und oxidativem Stress von besonderer Wichtigkeit sind. Chronische Alkoholzufuhr kann auch zur Entzündung führen wie zum Beispiel zur alkoholischen Hepatitis, kann aber auch primär entzündliche Erkrankungen wie zum Beispiel eine chronisch entzündliche Darmerkrankung oder eine Refluxösophagitis durch zusätzlichen oxidativen Stress negativ beeinflussen, was die Karzinogenese verstärkt. Letztendlich wird die Tumorausbreitung aufgrund der alkoholinduzierten Immunsuppression und der Induktion der Angiogenese durch die Expression von vaskulärem epithelialem Wachstumsfaktor (VEGF) beschleunigt.

Wichtig erscheint ferner, dass chronische Alkoholzufuhr im Tierexperiment an Mäusen und Ratten über lange Zeit gegeben zu Tumoren des oberen Alimentärtraktes, der Leber, des Dickdarms und der Brustdrüse führt, auch ohne die gleichzeitige Gabe eines spezifischen Karzinogens. Damit muss Alkohol selbst eher als Karzinogen denn als Co-Karzinogen bezeichnet werden [14].

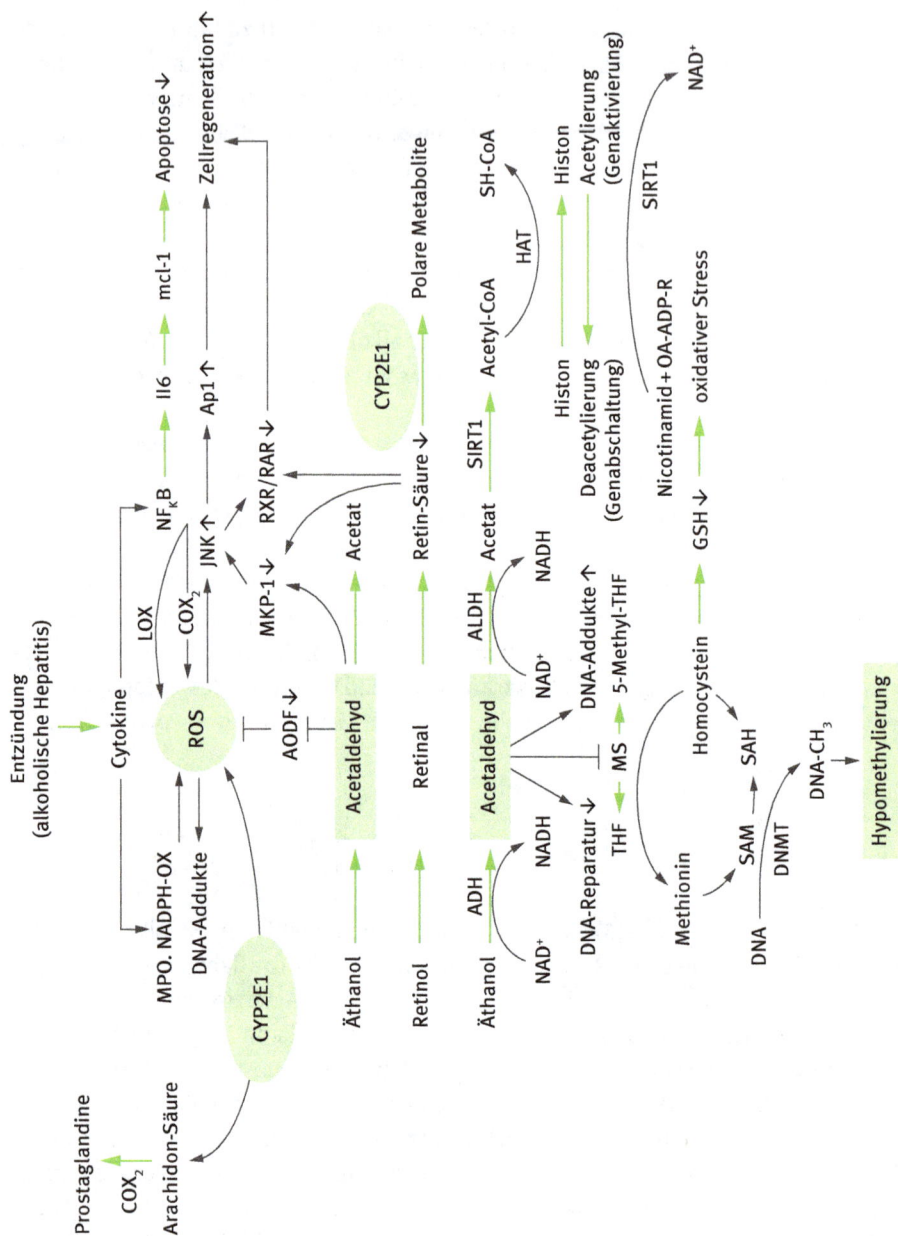

◄ **Abb. 12.1:** Einfluss von Ethanol und Acetaldehyd auf den Intermediärstoffwechsel bei der Karzinogenese. Alkohol wird via ADH und CYP2E1 zu AA oxidiert, welches weiter über ALDH zu Acetat verstoffwechselt wird. Die Induktion von CYP2E1 durch Alkohol wie auch die Freisetzung von Cytokinen aus entzündetem Gewebe führt zu reaktiven Sauerstoffspezies (ROS). AA hemmt das antioxidative Abwehrsystem (AODS) und fördert damit weiter die Akkumulation von ROS. ROS führt zur Lipidperoxidation und letztendlich zur Generierung von etheno-DNA-Addukten. CYP2E1-Induktion vermindert die Retinsäure(RS)-spiegel, was zusammen mit ROS zur zellulären Hyper-regeneration, zu verminderter Apoptose und zur Aktivierung verschiedener Signalwege führt. AA führt zu DNA-Addukten, inhibiert das DNA Repair System und beeinflusst den Methyltransfer mit signifikanten epigenetischen Veränderungen. Die Alkoholoxidation erhöht die NADH-Kon-zentration, verändert das zelluläre Redoxpotential, hemmt SIRT1 und interferiert damit mit der Histonacetylierung. COX2, Cyclooxygenase 2; ROS, reaktive Sauerstoffspezies; CYP2E1,Cytochrom P4502E1; Il6, Interleukin 6; NFkB, *Nuclear Factor kappa-light-chain-enhanced of activated B cells*; NADH, reduziertes Nicotinamid Adenin Dinukleotid; LOX, Lipoxigenase; AP1, aktiviertes Protein 1; MPO, Myeloperoxidase; JNK, c-jun-N-terminale Kinase; MKP-1, mitogenaktivierte Protein-Kinase Phosphatase; RXR, Retinoid-X-Rezeptor; RAR, Retinsäure-Rezeptor; HAT, Histon-Acetylase; SIRT1, *Silent Information Regulator* 1; THF, Tetrahydrofolsäure; MS, Methioninsynthetase; MAT1A, Met-hionin-Adenosyltransferase 1 A; SAH, S-Adenosylhomocystein; SAM, S-Adenosylmethionin; ADH, Alkoholdehydrogenase; ALDH, Acetaldehyddehydrogenase; GSH, Glutathion; AODF, Antioxidatives Abwehrsystem, OA-ADPO-R, O-Acetyl-ADP-Ribose.

Mechanismen der alkoholmediierten Karzinogenese
- Acetaldehyd
- Induktion von Cytochrom P4502E1 (CYP2E1) mit oxidativem Stress, Produktion von reaktiven Sauerstoffspezies (ROS)
- Verlust von Retinoiden (Retinol, Retinsäure)
- Epigenetische Veränderungen mit Störungen der Methylierung und Acetylierung von DNA und Histonen
- Effekte auf Krebsgene und Signalwege (mitogene Signale [MAPK, RAS]), Insen-sitivität gegenüber Anti-Wachstums-Signalen (RB, Zellzykluskontrolle, TGFβ), Apoptose (p53,PTEN), Angiogenese, Metastasen (ECM, Osteopontin, Wnt).
- Entzündung
- Immunsuppression

12.4 Acetaldehyd (AA)

Viele zelltoxische Effekte des Alkohols können durch Inhibition des Metabolismus aufgehoben werden, sodass schon früh postuliert wurde, dass AA der eigentlich mu-tagene Effektor ist. Diese in vitro-Erkenntnisse konnten auch in vivo nachgewiesen werden. So konnte in einem Experiment zur Cokarzinogenität von Alkohol im Tiermo-dell der Nachweis erbracht werden, dass AA und nicht Alkohol der wahrscheinliche kanzerogene Faktor für das Kolorektalkarzinom ist [15]. In Inhalationsstudien mit AA entwickelten normal ernährte Tiere auch ohne Zugabe anderer karzinogener Substanzen maligne Tumore. Dabei zeigten sich sowohl am Hamster als auch an der Ratte neben ausgeprägten metaplastischen und entzündlichen Veränderungen bösartige Larynx- und Nasopharyngealkarzinome [14]. Nach einer Beurteilung der Internationalen Gesellschaft für Krebsforschung (IARC) ist AA in Verbindung mit Alkoholkonsum als Klasse-I-Karzinogen einzustufen [4].

Zahlreiche in vitro- und in vivo-Experimente sowohl in pro- und eukaryotischen Zellkulturen als auch im Tier konnten direkte mutagene und karzinogene Eigenschaften nachweisen. AA erfüllt vier von zehn Schlüsseleigenschaften, die etablierte menschliche Karzinogene im Allgemeinen charakterisieren. Als chemische Substanz ist sie elektrophil, genotoxisch, induziert oxidativen Stress und inhibiert die DNA-Reparatur. So führt AA zu Punktmutationen im Hypoxanthin-Guanin-Phosphoribosyltransferase (HPRT)-Locus an menschlichen Lymphozyten, Micronuclei in eukaryotischen Zellen, zum Geschwister-Chromatid-Austausch, zu DNA-Strangbrüchen, DNA-Protein-Crosslinks und zu verschiedenen chromosomalen Translokationen. Weitere nachweisbare zelltoxische Effekte von AA sind Verlängerung des normalen Zellzyklus und eine Verstärkung des programmierten Zelltodes [6,14].

Auf molekularer Ebene wurde festgestellt, dass sich AA sehr rasch an zelluläre Proteine und an die DNA bindet. Die dadurch entstehenden AA-Addukte (u. a. das stabile $1,N^2$-Propanodeoxyguanosin-Addukt) sind mutagen und können überdies als Neoantigene wirken, was wiederum zur Bildung spezifischer Antikörper mit entsprechender Reaktion des Immunsystems führen kann [16].

Neben diesen mutagenen und karzinogenen Eigenschaften hemmt AA auch DNA-Reparaturmechanismen. So ist für AA ein hemmender Effekt auf die O^6-Methylguanintransferase, einem Enzym zur DNA-Reparatur, welches mutagene Addukte an der O^6-Bindungsstelle entfernt, schon in sehr geringen Konzentrationen beschrieben [14]. In vitro und in vivo wurde für sehr hohe AA-Dosen nachgewiesen, dass die krebsprotektive Folsäure durch AA an ihrer C^9-N^{10}-Bindungsstelle gespalten wird. Durch diese nicht-enzymatische Degradation und Inaktivierung kann es zum Folsäuremangel kommen. Dieser Pathomechanismus ist besonders beim Alkoholiker von Interesse, da dieser durch eine gleichzeitig bestehende Fehlernährung oft über niedrigere Folsäurespiegel verfügt.

Es bleibt festzuhalten, dass alle angeführten zelltoxischen Effekte durch AA-Spiegel von mindestens 10 µM verursacht werden, die damit über den im Blut feststellbaren Spiegeln liegen. Nach dem aktuellen Kenntnisstand können deutlich höhere AA-Spiegel nach Alkoholkonsum im menschlichen Organismus sowohl lokal durch bakterielle Produktion als auch intrazellulär durch die zytosolische Umsetzung entstehen. Die dabei entstehenden AA-Spiegel sind weitaus höher als die z. B. systemisch im Blut messbaren Spiegel, die einen Schwellenwert von 3–5 µM praktisch nie überschreiten. Es ist zurzeit etablierte Hypothese, dass ein Großteil der cokarzinogenen Effekte von Alkohol Folge der hohen lokalen AA-Spiegel ist. Auf die genauen Mechanismen wird insbesondere in den Kapiteln zum oberen Alimentärtrakt eingegangen.

12.5 Cytochrom P4502E1

Die Induktion von Cytochrom P4502E1 (CYP2E1) durch chronische Alkoholzufuhr hat bezüglich der Karzinogenese verschiedene Konsequenzen. CYP2E1 aktiviert eine Reihe von Prokarzinogenen, führt zu einem gesteigerten Abbau von Retinol und Retinsäure (RS), wichtige Faktoren für die Zelldifferenzierung und Zellregeneration und produziert über die Alkoholoxidation reaktive Sauerstoffspezies (ROS), die in der Pathogenese der Leberzirrhose von Bedeutung sind, aber auch die DNA schädigen können [13,14].

12.5.1 Aktivierung von Prokarzinogenen via CYP2E1

Wie bereits in Kap. 3 dargestellt, werden nicht nur Medikamente, sondern auch eine Reihe von Xenobiotika und Prokarzinogenen via CYP2E1 zu ihren ultimativen Karzinogenen aktiviert. Zu diesen Prokarzinogenen gehören Dimethylnitrosamin (DMN), Benzo(α)pyren (BP) und Pyrolysat von Tryptophan und Tabak. Diese Substanzen werden durch hepatische und intestinale Mikrosomen nach chronischer Alkoholzufuhr vermehrt zu ultimativen Karzinogenen umgewandelt. DMN wird durch verschiedene CYP2E1-abhängige Iso-Enzyme aktiviert. Alkohol induziert die DMN-Demethylaseaktivität sowohl bei hohen als auch bei niedrigen DMN-Konzentrationen (0,3–100 mM). Dies steht im Gegensatz zu anderen mikrosomalen Enzyminduktoren wie z. B. Phenobarbital, 3-Methylcholantren oder polychlorierten Biphenylen. Diese Substanzen erhöhen die Aktivität der DMN-Demethylase nur bei einer relativ hohen DMN-Konzentration (> 40 mM) und unterdrücken die Aktivität der niedrigen K_M-DMN-Demethylase. Dies liegt daran, dass alkoholinduzierte CPY2E1 eine hohe Affinität zu DMN hat. Es ist deswegen anzunehmen, dass chronische Alkoholgabe die Aktivierung von DMN bei DMN-Konzentrationen, die pathophysiologisch relevant sind, steigert. Diese gesteigerte Aktivität der DMN-Demethylase ist mit einer erhöhten Kapazität verbunden, DMN zu einem Mutagen im Ames-Test umzuwandeln. Auch konnte eine erhöhte Aktivierung von DMN in menschlichen Lebermikrosomen von Alkoholikern nachgewiesen werden. Andererseits ist Alkohol ein effektiver kompetitiver Hemmer der DMN-Demethylaseaktivität. Diese Eigenschaft, sowohl als Induktor als auch als Inhibitor zu fungieren, mag unterschiedliche Ergebnisse des Alkoholeinflusses auf die DMN-mediierte Karzinogenese erklären.

Weiterhin konnte gezeigt werden, dass chronische Alkoholgabe dazu führt, dass im Tabak enthaltene Prokarzinogene wie zum Beispiel BP und Tabakpyrolisat vermehrt zu karzinogenen Verbindungen aktiviert werden können. Dasselbe gilt für Tetrachlorkohlenstoff, 2-Aminofluoren, 2-Acetylaminofluoren, Benzol, 4-Aminobiphenyl, Cyclophosphoamid, Isoniazid und Methylazoxymethanol. Interessant ist, dass Lungenmikrosomen von mit Alkohol behandelten Tieren eine erhöhte Kapazität haben, das Mutagen in N-Nitrosopyrrolidin, das auch im Tabakrauch vorhanden ist, vermehrt zu aktivieren. In diesem Zusammenhang wird auf weiterführende Literatur verwiesen [7,8].

Diese Daten sind von klinischer Relevanz, vor allem weil Trinker auch vermehrt Raucher sind. Beides – Rauchen und Trinken – hat einen synergistischen Effekt auf die Karzinogenese im oberen Alimentär- und Respirationstrakt. Karzinogene, die im Tabakrauch vorhanden sind, wie Nitrosamine oder BP, werden vermehrt aktiviert durch alkoholinduziertes CYP2E1. Diese Aktivierung von im Tabakrauch enthaltenen Karzinogenen geschieht nicht nur in der Leber, sondern auch in der oropharyngealen und ösophagischen Schleimhaut – also dort, wo der Krebs entsteht.

Tab. 12.1: Karzinogene, die durch CYP2E1 aktiviert werden.

– Acrylonitril	– 2-Methoxyanilin
– Anilin	– Methylen-Chlorid
– Azoxymethan	– Nitrosamine
– Benzol	– N-Nitrosomorpholin
– 1,3-Butadien	– N-Nitrosopyrrolidin
– Tetrachlorkohlenstoff	– Nornitrosonicotin
– Chloroform	– Propylen-Dichlorid
– Cis-Platin	– Styren
– 1,4,Dichlorbenzol	– Trichloräthylen
– 2,2,Dichlor-1,1,1trifluorethan	– Vinylbromid
– N,N-Diäthylnitrosamin	– Vinyl-Carbamat
– N,N-Dimethylformamid	– Vinyl-Chlorid
– 1,2,Dimethylhydrazin	– 4-Vinyl-1-Cyclohexen
– Urethan	– Vinyliden-Chlorid
– Äthylen-Dibromid	
– Äthylen-Dichlorid	
– Furan	

12.5.2 CYP2E1 und Verlust an Retinol und Retinsäure

Retinsäure (RS) ist ein wichtiger Faktor in der Regulierung von Zellwachstum, Apoptose und Zelldifferenzierung durch Einfluss auf die Expression bestimmter Gene. Sowohl RS-Rezeptoren (RARα, RARβ, und RARγ) und Retinoid-X-Rezeptoren (RXRα, RXRβ, und RXRγ) fungieren als Transkriptionsfaktoren und regulieren die Genexpression durch Bindung als dimere Komplexe an das RS-Response-Element (RARE) und das Retinoid-Response-Element (RXRE), welches in der 5'-Promoterregion suszeptibler Gene lokalisiert ist. Eine Verringerung der RS führt zu unkontrollierter zellulärer Proliferation, zu einem Verlust von Zelldifferenzierung und dysregulierter Apoptose, was den Prozess der Karzinogenese begünstigen kann.

Chronische Alkoholzufuhr führt bei Patienten mit ALE zu einer signifikanten Depletion von Retinol in der Leber. Wenn Mikrosomen von mit Alkohol gefütterten

Tieren mit RS inkubiert werden, zeigen sie verglichen mit Mikrosomen von Kontrolltieren eine gesteigerte Degradation von RS und eine vermehrte Generierung von
polaren RS-Metaboliten wie z. B. 18-Hydroxy-RS und 4-Oxo-RS. Es konnte weiter gezeigt werden, dass der in-vitro-Stoffwechsel von RS durch Chlormethiazol (CMZ) und
durch Antikörper gegen CYP2E1 gehemmt wird, was darauf hinweist, dass CYP2E1 am
Stoffwechsel von RS beteiligt ist. Chronisch mit Alkohol gefütterte Ratten zeigen eine
verminderte Konzentration von RS in der Leber, was mit erhöhtem CYP2E1 assoziiert
ist. Diese verminderte Konzentration von RS konnte komplett normalisiert werden,
wenn CYP2E1 durch CMZ gehemmt wird. CMZ blockiert die gesteigerte Degradation
von Vitamin A und RS durch Hemmung von CYP2E1 und normalisiert die Retinyl-
ester-Konzentration in der Leber durch Hemmung der Mobilisierung von Vitamin A
aus der Leber in die Zirkulation. Dies zeigt, dass CYP2E1 ein wichtiges Enzym ist, das
den alkoholverstärkten Stoffwechsel von Retinoiden im Lebergewebe nach Alkoholzufuhr beeinflusst. Hierbei ist von besonderem Interesse, dass nicht nur hepatische
Konzentrationen von RS nach CMZ normalisiert werden, sondern dass auch die Zellproliferation und das Zellzyklusverhalten nach Alkoholzufuhr normalisiert werden.
Dies erklärt, warum chronische, exzessive Alkoholzufuhr ein Risikofaktor nicht nur
für die hepatische, sondern auch für die extrahepatische Zellproliferation und Karzinogenese darstellt, da CYP2E1 auch in diesen Geweben vorhanden und induzierbar
ist, wie z. B. im Ösophagus, im Magen, und im Epithel des proximalen Colons. Die gestörte Retinoidhomöostase führt zur aberranten Retinoidrezeptor-Signaltransduktion
durch eine Aufregulierung von c-jun-N-terminaler Kinase-Signal-Stoffwechselwegen.
   Alkoholvermittelte CYP2E1-Induktion resultiert nicht nur in reduzierten RS-
spiegeln, sondern auch in erhöhtem oxidativem Stress wie bereits erwähnt. Beides,
oxidativer Stress wie auch niedrige RS-spiegel (via verminderter mitogen-aktivierter
Proteinkinase Phosphatase-1 [MKP-1]), resultieren in einer Aktivierung des JNK-Stoff-
wechselwegs. Da es einen Crosstalk zwischen JNK-Stoffwechselweg und RXR/RAR-
Rezeptoren gibt, aktiviert der verstärkte JNK-Stoffwechselweg das AP-1-Gen, was in
einer Steigerung von c-fos und c-jun resultiert. Exzessiver Alkohol resultiert also in
einer Dysregulation von Apoptose, zellulärer Proliferation, Immunfunktion und Inflammation, was die Karzinogenese beeinflusst. In diesem Zusammenhang wird auf
spezielle Literatur verwiesen [17–20].
   Man könnte annehmen, dass die Zufuhr von Vitamin A oder β-Carotin diese Situation günstig beeinflussen kann. Allerdings ist darauf hinzuweisen, dass der verstärkte Abbau von Retinoiden via CYP2E1 zu apoptotischen und toxischen Intermediär-
produkten führt. Diese unidentifizierten polaren Stoffwechselprodukte von RS haben
einen Effekt auf das Potenzial der hepatischen mitochondrialen Membran, führen zur
Freisetzung von Cytochrom C und zu einer Aktivierung der Caspasekaskade mit konsekutiver Apoptose [21].
   Wenn man diese Beobachtungen zusammenfasst, so führt die Zufuhr von Vitamin A oder β-Carotin zusammen mit Alkohol zu einer erhöhten hepatischen Apoptose
und zu Zellschäden. Dies konnte eindeutig in der Pavianleber nachgewiesen werden.

CYP2E1

Oxidativer
Stress ↑   RS ↓

JNK ↑ ←—————————— MKP-1 ↓

                                           RXR/RAR ↓

AP-1 ↑   → Zellproliferation/Apoptose ↓ ←
(c-Fos; c-Jun)

Karzinogenese ↑

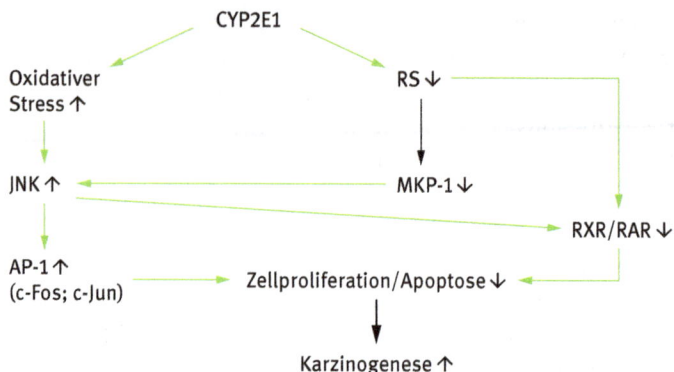

Abb. 12.2: Einfluss von CYP2E1 auf Zellproliferation und Apoptose. CYP2E1 vermindert Retinsäure (RS) und führt gleichzeitig zu erhöhtem oxidativem Stress. Die verminderte Retinsäure führt ihrerseits über eine Reduktion von MKP-1 (mitogen-aktivierte Proteinkinase Phosphatase-1) zusammen mit oxidativem Stress zu einer Erhöhung von JNK (c-jun-N-terminale Kinase). JNK erhöht AP-1 (Aktivatorprotein-1) und vermindert RXR/RAR (Retinoid-X-Rezeptor/Retinsäure-Rezeptor). Beides führt zur gesteigerten Zellproliferation und zu verminderter Apoptose, was eine Stimulation der Karzinogenese mit sich führt

In weiteren Tieruntersuchungen konnte man zeigen, dass hohe Dosen Lycopen das alkoholinduzierte CYP2E1-Protein erhöht und zu einer gesteigerten Konzentration der hepatischen TNF-α-mRNA führt, verbunden mit Inflammation.

Zusammenfassend induziert chronische Alkoholzufuhr CYP2E1 mit einer gesteigerten Degradation von Retinol und RS, was zu einem Verlust von RS führt und zu einer Generierung von apoptotischen, unidentifizierten polaren Metaboliten. Der Verlust von RS mag ein zusätzlicher Faktor bei der alkoholinduzierten hepatischen Karzinogenese sein. Die Komplexizität der Interaktionen von Alkohol, Retinoiden und oxidativem Stress ist in Abb. 12.2 wiedergegeben.

12.5.3 CYP2E1 und oxidativer Stress

Wie bereits in Kap. 3 besprochen, führt der Stoffwechsel von Alkohol über CYP2E1 nicht nur zur Produktion von AA, sondern generiert auch verschiedene aktive Sauerstoffspezies, einschließlich H_2O_2, OH^-, und Kohlenhydrat-zentriertes OH^-. Diese ROS können durch ein potentes antioxidatives Abwehrsystem neutralisiert werden. Da Alkohol aber dieses Enzym vor allem durch AA massiv schädigt und auch zu erniedrigten Glutathion-Spiegeln führt, welche ebenfalls dem antioxidativen Abwehrsystem zugehören, können ROS ihre Wirkung entfalten. Der Anstieg von ROS hat dramatische Konsequenzen. ROS aktiviert nicht nur JNK mit konsekutiver Expression des Aktivatorproteins-1 (AP-1), was zur zellulären Hyperregeneration führt, einem prokarzinogenen Status, sondern verursacht auch Lipidperoxidation. Die Lipidperoxidationsprodukte Malondialdehyd und 4-Hydroxynonenal (4-HNE) werden generiert. Es konnte gezeigt werden, dass 4-HNE an Adenosin und Cytosin bindet, wobei hochkarzinogene exozyklische etheno-DNA-Addukte geformt werden. Diese Addukte konnten in der Leber von Patienten mit ALE, aber auch bei anderen Lebererkrankungen mit oxidativem Stress und auch im Urin von Patienten mit viraler Hepatitis identifiziert werden [22].

In einer Reihe von Experimenten, bei denen CYP2E1-überexprimierte HepG2-Zellen E47 benutzt wurden, konnte gezeigt werden, dass diese etheno-Addukte signifikant mit CYP2E1 und 4-HNE korrelieren. Die Adduktformation konnte durch die Zugabe eines spezifischen CYP2E1-Inhibitor CMZ blockiert werden. In Leberbiopsaten von Patienten mit ALE korrelieren CYP2E1, 4-HNE und etheno-Addukte signifikant miteinander [23]. Eine solche Korrelation konnte auch im Ösophagus gefunden werden. Endoskopisch normal erscheinende Ösophagusmukosa von Patienten mit alkoholinduziertem Ösophaguskarzinom wurden biopsiert und CYP2E1, 4-HNE und etheno-Addukte wurden immunologisch bestimmt. Es fand sich eine signifikante Korrelation zwischen diesen Parametern, was zeigt, dass CYP2E1 ein kausaler Faktor in der Generierung von hochkarzinogenen DNA-Läsionen darstellt. In dieser Studie korreliert die zugeführte Menge Alkohol signifikant mit CYP2E1 [24].

Des Weiteren konnte in über 100 Leberbiopsaten von Patienten mit ALE gezeigt werden, dass CYP2E1 nicht nur mit etheno-Addukten in der Leber korreliert, sondern dass CYP2E1 auch eine hochsignifikante Korrelation mit dem Stadium der Fibrose aufweist. Somit erscheint CYP2E1 ein Indikator und ein prognostischer Faktor für die Entwicklung und das Fortschreiten einer ALE darzustellen [25].

Etheno-Addukte konnten ebenfalls in Leptin-defizienten insulinresistenten Zucker-Ratten mit Übergewicht und NASH nachgewiesen werden. Etheno-Addukte korrelierten signifikant mit hepatischem Fett und CYP2E1. Interessant war, dass bei den Tieren nach Verabreichen von Alkohol sowohl die CYP2E1-Expression als auch die etheno-Addukt-Formation unter Alkohol weiter verstärkt wurde. Das zeigt, dass zusätzlich zugeführter Alkohol bei der Fettleber einen Risikofaktor darstellt [23].

Untersuchungen an Karzinogenese-Modellen konnten zeigen, dass die Lebererkrankung in transgenen Mäusen, die CYP2E1 überexprimieren, signifikant durch Alkohol verstärkt wurde. Andererseits konnte man in CYP2E1-Knockout-Mäusen zeigen, dass die Lebererkrankung durch Alkoholzufuhr rückläufig war und weniger oxidativen Stress aufwies als im Vergleich zu Wildtyp-Tieren, wenn sie Alkohol erhielten [14]. Der CYP2E1-Inhibitor CMZ führte im Tierversuch nicht nur zu einer Reduktion der ALE, er normalisierte auch die Retinsäurespiegel nach chronischer Alkoholzufuhr [20]. Um den Effekt von CYP2E1-Inhibition auf die chemisch induzierte Hepatokarzinogenese mit Diethylnitrosamin (DEN) zur Tumorinduktion zu untersuchen, erhielten Ratten eine kleine Dosis DEN und Alkohol über 6–10 Monate. Hierbei entstanden unter Alkoholgabe hepatozelluläre Adenome, die ohne Alkohol nicht auftraten. Wenn der CYP2E1-Inhibitor CMZ gegeben wurde, wurde die Adenombildung verhindert. Dies zeigt, dass CYP2E1 einen wichtigen pathogenetischen Faktor in der Karzinogenese darstellt [26].

12.6 Epigenetik

12.6.1 DNA-Methylierung

Epigenetische Veränderungen aufgrund chronischer Alkoholzufuhr spielen eine wichtige Rolle in der Entwicklung von Krebs. Alkohol kann sowohl die Methylierung als auch die Acetylierung bestimmter DNA-Regionen wie auch von Histonen verändern. Alkohol reguliert die miRNAs, ein epigenetischer Mechanismus, der transkriptionale Vorgänge kontrolliert und die Expression von bestimmten Genen beeinflusst. In diesem Zusammenhang wird auf weiterführende Literatur verwiesen [27–30].

ROS, produziert durch CYP2E1, sind beim hepatischen Methylierungsmuster involviert. Das gilt auch für die DNA-Methylierung. So vermindert 8-Hydroxy-2-Deoxyguanosin (8-OHdG) die DNA-Methylierung während der DNA-Reparatur. DNA-Regionen, die reich am Nukleosid Cytosin und Guanosin sind (sogenannte CpG-Inseln) inkorporieren 8-OHdG, das die Methylierung nahegelegener Cytosinreste inhibiert.

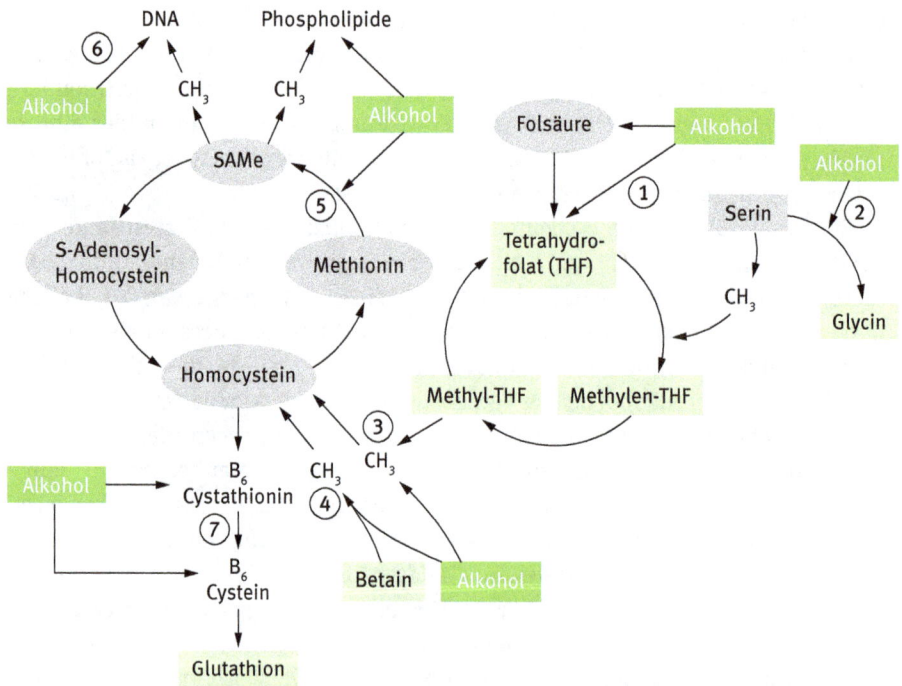

Abb. 12.3: Alkohol in Form von Acetaldehyd interagiert mit der Transmethylierung an verschiedenen Stellen: (1) Hemmung der Absorption und Methylierung von Folsäure; Interaktion mit (2) Pyridoxal-5'Phosphat (Vitamin B6) und Hemmung der Generierung von Methylgruppen; Hemmung von (3) Methioninsynthase (MS), (4) Betain:Homocystein-Methyltransferase, (5) Methionin-Adenosyl-Transferase (MATI/III), (6) DNA-Methyltransferase; (7) Glutathion-Synthese via Hemmung von Cystathionase und Cystathionin-β-Synthase.

Der Grund hierfür ist eine Hemmung der Methyltransferase, die zu einer DNA-Hypomethylierung führt. 8-OHdG-Formation kann auch mit der normalen Funktion der DNA-Methyltransferase interferieren und eine DNA-Remethylierung verhindern.

Die Verfügbarkeit des aktiven Methyldonators S-Adenosinmethionin (SAMe) wird durch Alkohol reduziert. Der Grund ist eine Hemmung verschiedener unterschiedlicher Methyltransferase-Reaktionen (Abb. 12.3). Alkohol hemmt die Methionin-Adenosyl-Transferase, die Methionin in SAMe konvertiert, wie auch Enzyme, die dazu beitragen, Methionin zu regenerieren (Betain-Homocystein, Methyltransferase, Methioninsynthase). Am Ende dieser Kaskade ist SAMe vermindert und die DNA-Methylierung ebenfalls [31]. Es ist interessant, dass die Gabe von SAMe einen hemmenden Effekt auf die Tumorformation in der Leber bei Tieren hat. Der SAMe-Gehalt in der Leber ist in präneoplastischen hepatischen Regionen vermindert und SAMe-Zufuhr blockiert die Transformation von diesen Läsionen in Krebs. Letztendlich inhibiert die SAMe-Zufuhr die Expression bestimmter krebsinduzierender Gene wie z. B. c-myc, c-Ha-ras, und c-ka-ras [27].

12.6.2 Histonmodifizierung

Histonmodifizierung beinhaltet Methylierung, Acetylierung, Phosphorylierung und Ubiquitinierung von Histonen. Diese Modifikation reguliert die Genexpression, so wie zum Beispiel die Deacetylierung und die Hypermethylierung mit einer Genabschwächung und einer Inaktivierung von Genen assoziiert ist, was das Tumorwachstum hemmt (Tumor Suppressor Gene) mit konsekutiver Tumorpromotion und Stimulation der Karzinogenese. Die Methylierung von Histonen an einer oder mehreren Lysin-Aminosäuren wird durch die Methlytransferase durchgeführt. Eine wichtige Beobachtung im Tierversuch ist, dass die Konzentration der methylierten Histone H3K4 (H3K4me2) und H3K27 (H3K27me3) im Zellkern von Leberzellen nach Alkoholfütterung erhöht ist. H3K27-Methylierung vermittelt einen genabgeschwächten Stoffwechselweg und ist mit anderen wichtigen Abschwächungswegen gekoppelt (z. B. DNA-Methylierung) via einer Deacetylase, die SIRT1 genannt wird. Hepatische SIRT1-Spiegel sind nach Alkoholfütterung erhöht.

Chronische Alkoholzufuhr erhöht auch die Acetylierung verschiedener Histone im Tierexperiment. Dies gilt besonders für H3K18 und H3K9. Die nukleäre Konzentration von β-Catenin ist ebenfalls erhöht, was die Aktivierung des Stoffwechselweges von wnt-β-Catenin anzeigt, der bei der Karzinogenese involviert ist. Zusätzlich zeigen chronisch mit Alkohol gefütterte Tiere eine erhöhte Aktivität der Histon-Acetyltransferase (HAT) p300. Andererseits ist die Aktivität der Deacetylase (z. B. SIRT1) ebenfalls nach Alkohol erhöht. HATp300 resultiert in einer Erhöhung im Signalmolekül p21WAF1/c,p1(p21) was mit einer Verzögerung in der Zellprogression des Zellzyklus assoziiert ist. Zellzyklusarrest, genetische Instabilität, Veränderungen des programmierten Zelltodes und onkogene Effekte sind die Folge. Auf weitere Details kann hier nicht eingegangen werden und es wird auf weiterführende Literatur verwiesen [27–30].

12.7 Die Bedeutung von Östrogenen beim alkoholinduzierten Brustkrebs

Da chronischer Alkoholkonsum, sogar bei niedrigen Konzentrationen, das Risiko für Brustkrebs erhöht und da es eine starke Assoziation zwischen zirkulierenden Östrogenen und dem Risiko für Brustkrebs gibt, erscheint die Beziehung zwischen Alkohol und Östrogenen von wichtiger Bedeutung zu sein. Alkohol erhöht die Plasmaöstrogenspiegel bei Frauen [12,32]. 15 oder 39 g Alkohol täglich, über 8 Wochen konsumiert, führt zu einer signifikanten Erhöhung der Serumöstrogensulfat- und Dehydroepiandrosteronsulfat-Spiegel bei postmenopausalen Frauen mit Hormonersatztherapie. Bei prämenopausalen Frauen führen sogar relativ niedrige Blutalkoholspiegel, wie sie zum Beispiel nach Konsum eines alkoholischen Drinks gemessen werden (ca. 20 mg/100 ml), zu signifikanten Erhöhungen der Plasmaöstrogenspiegel [32]. Die Mechanismen, durch die Alkohol die Östrogenkonzentration erhöht, sind nicht klar. Sie beinhalten eine Hemmung des Abbaus von Östrogenen, ursächlich verursacht vor allem durch eine Veränderung des hepatischen Redoxpotentials nach Alkoholoxidation und durch eine alkoholvermittelte Hemmung der Sulfotransferase und der 2-Hydroxylase, zweier Enzyme, die im Östrogenabbauweg eine wichtige Rolle spielen (Abb. 12.4). Weiterhin führt die alkoholvermittelte Erhöhung der hepatischen Aromataseaktivität zu einer erhöhten Konversion von Testosteron zu Östrogenen. Alkohol erhöht auch die Produktion von hypophysärem luteinisierendem Hormon mit einem konsekutiven Anstieg der Östrogenfreisetzung aus den Ovarien [30,33].

Ohne Frage stimuliert Alkohol das Östrogenrezeptor-*Signalling* in menschlichen Brustkrebszellen. Die Aktivierung dieses Stoffwechselweges führt letztendlich zu einer veränderten Zellzykluskontrolle, zur Hyperproliferation und Apoptose. Zelluläre Effekte von Östrogen werden mediiert durch die Bindung von Östrogenen an Östrogenrezeptoren, die entweder membrangebunden oder intrazellulär vorliegen. Danach binden Östrogene an die nukleären Östrogenrezeptoren -α und -β, die wiederum an Östrogen-Response-Elemente und an die DNA binden, um die Genexpression zu regulieren. Ein anderer Stoffwechselweg involviert membrangebundene Östrogenrezeptoren mit Aktivierung von verschiedenen Proteinkinasen wie z. B. der MAP-Kinase und zyklischem AMP. Es gibt ebenfalls Evidenz für einen Cross-Talk zwischen Stoffwechselwegen *downstream* anderer Rezeptor-Tyrosinkinasen. Es wird auf weiterführende Literatur verwiesen [33].

Alkohol beeinflusst das Östrogen-*Signalling* an verschiedenen Stellen:
– Erhöhung der zirkulierenden Östrogene
– Modulation der nukleären Rezeptoren

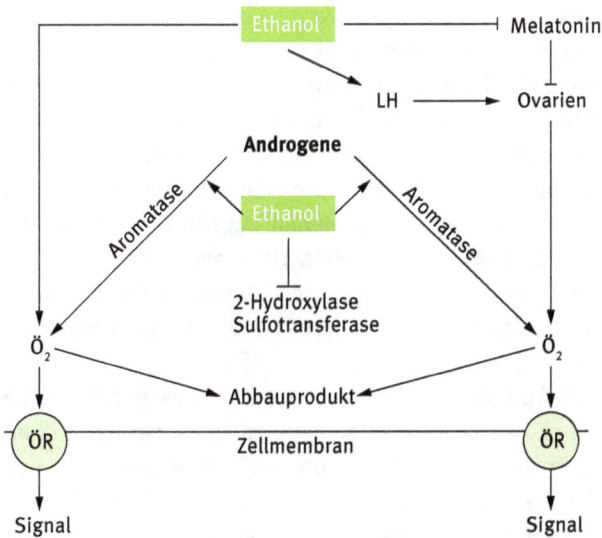

Abb. 12.4: Einfluss von Alkohol auf Östrogene. Alkohol erhöht die Östrogen-Serum-Konzentration durch verschiedene Mechanismen: erhöhte Synthese aus Androgenen via induzierter Aromatase und eine Hemmung der Östrogen-Degradation verursacht durch eine Hemmung von 2-Hydroxylase und Sulfotransferase. Alkohol stimuliert das lutenisierende Hormon (LH) aus der Hypophyse und blockiert Melatonin. Beides resultiert in einer erhöhten Sekretion von Östrogenen aus den Ovarien. Östrogene werden an ihren Rezeptor gebunden, entweder an der Zellmembran oder intrazellulär mit der Aktivierung eines Signalweges, was zur Modulation von Zellregulation und Apoptose führt. LH = lutenisierendes Hormon, Ö = Östrogene, ÖR = Östrogenrezeptor.

– selektive Stimulation der Proliferation von Östrogenrezeptor-positiven kultivierten humanen Brustkrebszellen assoziiert mit einem erhöhten Östrogenrezeptor-α
– Stimulation der Transkription von Östrogen-responsiven Genen im Zellkern (ligandenabhängig und durch Östrogenrezeptor-α mediiert), wobei der c-AMP/Proteinkinase-A (PKA)-Signalweg involviert ist.

12.8 Zielorgane

12.8.1 Oberer Respirations- und Alimentärtrakt

Alkohol ist ein starker, unabhängiger und eigener Risikofaktor für Tumoren des oberen Verdauungstraktes. Alkoholmissbrauch ist oft mit Nikotinabusus assoziiert, so dass die alleinige krebsfördernde Wirkung von Alkohol lange umstritten war. Eine Vielzahl an Fall-Kontroll-Studien hat das Krebsrisiko durch Alkohol für die Variable Rauchen adjustiert und konnte dabei einen eigenen und dosisabhängigen Einfluss von Alkohol auf das Krebsrisiko zeigen [34]. Dieses wurde durch große Studien an

Nichtrauchern bestätigt. Das Krebsrisiko im oberen Verdauungstrakt durch Alkohol variiert in den einzelnen anatomischen Regionen. Die niedrigsten zuschreibbaren Risiken lassen sich für Lippen- und Kehlkopfkarzinome nachweisen, die stärkste Assoziation findet sich für den Hypopharynx und die Speiseröhre. Alkohol hat einen starken modulierenden Einfluss auf andere Risikofaktoren. Für Tumoren des oberen Verdauungstraktes werden die anerkannten Risikofaktoren Rauchen, Fehlernährung, schlechter Zahnstatus und Mundhygiene sowie alimentär zugeführte Karzinogene durch Alkohol verstärkt. Alkohol scheint dabei das Krebsrisiko synergistisch um ein Mehrfaches zu potenzieren. Dies ist wiederholt und eindrucksvoll für das Rauchen, aber auch für schlechte orale Hygiene und Mangelernährung nachgewiesen worden [9].

Ein erhöhtes Krebsrisiko ist für nahezu alle bekannten alkoholischen Getränke gezeigt worden, sodass Alkohol das gemeinsame, hauptsächlich verursachende Agens ist. Trotzdem scheint es insbesondere für den oberen Verdauungstrakt so zu sein, dass unabhängig von der Alkoholmenge das Krebsrisiko besonders bei hochprozentigen Alkoholika und bei Bier etwas höher ist als beispielsweise bei Wein. Ob dieser Effekt durch die Konzentration des Alkohols, durch eventuelle karzinogene Beistoffe oder durch sozioökonomische Faktoren (unterschiedliche sozioökonomische Struktur des Weintrinkers versus Bier-/Schnapskonsumenten) verursacht wird, ist unklar. Für Alkohol ist eine eindeutige Dosis-Wirkungsbeziehung bezüglich des Krebsrisikos im oberen Verdauungstrakt nachgewiesen. Dabei steigt das Krebsrisiko proportional zur Dosis und im Gegensatz zu anderen Karzinogenen ist für Alkohol keine Sättigung des Krebsrisikos auch in sehr hohen Konzentrationen nachweisbar. Insgesamt schätzt man, dass zwischen 25–68 % der Tumoren des oberen Verdauungstraktes allein dem Alkoholmissbrauch zugeschrieben werden könnten und dass bis zu 90 % dieser Karzinome bei Verzicht auf Alkohol und Rauchen vermeidbar wären [34].

Die Pathomechanismen sind vielfältig (Abb. 12.5), lokale toxische Wirkungen des Alkohols treten überwiegend beim Schluckakt auf. Insbesondere hochprozentige Alkoholika stehen hierbei im Verdacht, direkt toxisch auf die Schleimhaut zu wirken. Nach tierexperimentellen Daten wird durch Alkoholkonzentrationen > 20 Volumenprozent die Schleimhautintegrität des Ösophagus gestört. Am Menschen wurde festgestellt, dass dieser Schleimhautschaden einen Regenerationsprozess mit erhöhter Zellteilungsrate bedingt. Man vermutet, dass diese erhöhte Basalproliferationsrate zu einer Anhäufung genetischer Schäden führt: einerseits durch die Anhäufung von Replikationsfehlern und andererseits durch eine erhöhte Mutationswahrscheinlichkeit unter Karzinogenexposition in einer vulnerablen Phase des Zellzyklus [35]. Als weiterer möglicher Pathomechanismus wird die Induktion von Cytochrom P4502E1 (CYP2E1) durch Alkohol diskutiert. CYP2E1 ist an der Konversion und Karzinogenaktivierung vieler durch Nahrung oder Inhalation aufgenommener Prokarzinogene beteiligt. Letztere werden erst über die alkoholvermittelte CYP2E1-Induktion zum definitiven Karzinogen metabolisiert, so konnten durch CYP2E1-Induktion gebildete

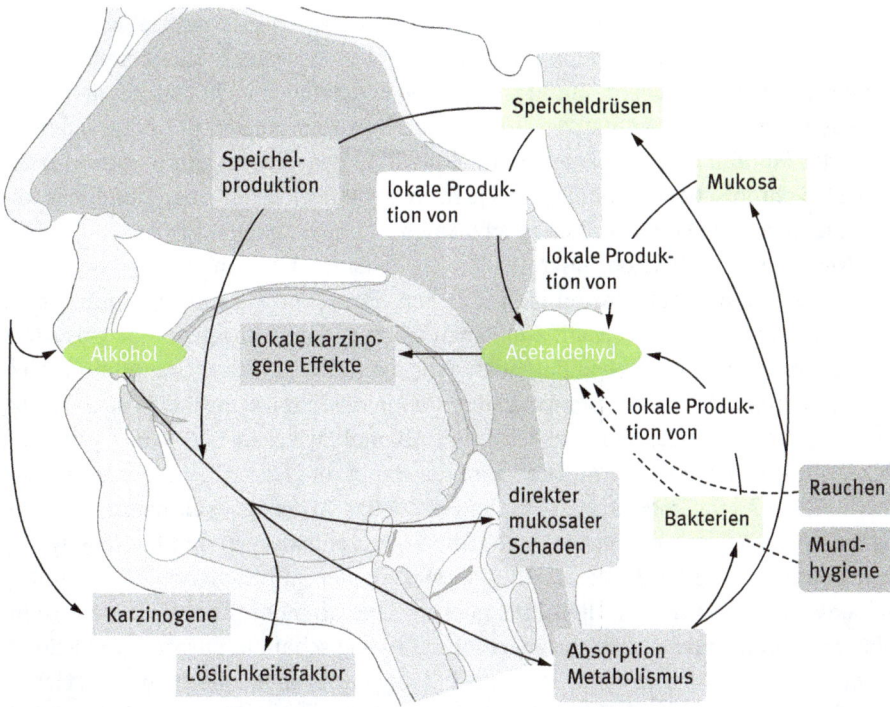

Abb. 12.5: Zusammenfassung einiger Pathomechanismen zur alkoholassoziierten Karzinogenese im oberen Alimentär- und Respirationstrakt. Alkohol hat einen lokalen schleimhautschädigenden Effekt, besonders in höheren Konzentrationen, und kann krebserregende Substanzen wie sie zum Beispiel im Tabakrauch enthalten sind löslich machen. Alkohol wird in der Mukosazelle zu AA oxidiert. AA gelangt aber auch über den Speichel an die Mukosazelle und wird darüber hinaus bakteriell aus Alkohol gebildet. Gleichzeitiges Rauchen führt nicht nur zusätzlich AA an die Mukosazelle heran, es ändert auch die Mundflora so, dass mehr Bakterien vorhanden sind, die aus Alkohol AA produzieren können. Weiterhin enthält Tabakrauch Prokarzinogene, die durch CYP2E1 aktiviert werden. Alkohol induziert CYP2E1 nicht nur in der Leber, sondern auch in der gastrointestinalen Mukosa.

karzinogene DNA-Läsionen nach Alkoholgabe in der menschlichen Ösophagus-schleimhaut nachgewiesen werden [34]. Ein wahrscheinlich pathogenetisch sehr bedeutsamer Mechanismus ist die Generation von sehr hohen lokalen AA-Spiegeln als Folge einer mikrobiellen Produktion aus Alkohol. Dabei konnten im Speichel nach Alkoholkonsum Spiegel von > 100 µM gemessen werden [36]. Bezüglich der Untersuchungen der beeinflussenden Variablen der AA-Produktion ist es insbesondere aufschlussreich, dass es durch Rauchen zu quantitativen Veränderungen in der Zusammensetzung der Mundflora kommt. Auch produzieren Patienten mit schlechter Mundhygiene vermehrt mikrobielles AA aus Alkohol. Es gibt für den oberen Gastrointestinaltrakt ausreichende Evidenz dafür, dass Neisserien, Candida albicans und vermutlich auch Streptococcus salivarius, hämolysierende Streptokokken der

Viridans-Gruppe, Corynebakterien und Stomatococcus-Spezies maßgeblich an der mikrobiellen lokalen AA-Produktion aus Alkohol in der Mundhöhle beteiligt sind. Rauchen, Alkohol, schlechte Mundhygiene und andere noch nicht genauer definierte Faktoren führen zu quantitativen und qualitativen Änderungen der Zusammensetzung der Mundflora. Diese kann Alkohol als Energiequelle nutzen und produziert dabei bei chronischem Alkoholabusus je nach Zusammensetzung der Mundflora unterschiedlich hohe Konzentrationen an lokalem, karzinogenem AA [10].

Neben diesem lokalen, mikrobiellen AA entsteht AA während des normalen Metabolismus. Alkohol wird im menschlichen Körper im Wesentlichen durch zwei Enzymsysteme verstoffwechselt. Zum einen existiert das induzierbare Enzymsystem des mikrosomalen äthanoloxidierenden Systems (MEOS), dessen Hauptbestandteil das Cytochrom P4502E1 ist. Der Anteil der Alkoholoxidation schwankt je nach Induktion des Enzymsystems durch zugeführten Alkohol zwischen 1–10 % des gesamten Alkoholmetabolismus. Zum anderen wird der Hauptanteil des Alkoholabbaus jedoch durch Alkoholdehydrogenasen (ADH) bewerkstelligt. In der Leber als dem quantitativ bedeutendsten Organ erfolgt der rasche Abbau des zelltoxischen AA über Aldehyddehydrogenasen (ALDH). Für die ADH sind vier Klassen mit insgesamt sieben unterschiedlichen Enzymen, für die ALDH noch wesentlich mehr (Kap. 3). Diese Enzymklassen haben unterschiedliche metabolische Eigenschaften, zusätzlich existieren zumindest für einige Enzyme auch noch Polymorphismen, die in den humanen Populationen in wechselnden Häufigkeiten vorkommen (s. Kap. 3 u. 4). Bezüglich des Alkoholstoffwechsels sind sowohl für ADH als auch für ALDH-Polymorphismen bekannt, die zu einer Akkumulation von AA führen können. Ein klassisches Beispiel hierfür liefert die ALDH2, die für die rasche Detoxifikation von AA entscheidend ist. In homozygot aktiver Form (ALDH2*1/1) metabolisiert die ALDH2 hocheffizient. In ihrer homozygot defizienten Form (ALDH2*2/2) kommt sie fast ausschließlich im asiatischen Bevölkerungskreis vor. Diese ist metabolisch nahezu inaktiv und es kommt bei den betroffenen Personen zur fast völligen Unverträglichkeit von Alkohol. Patienten mit einer heterozygoten ALDH2*1/2, die phänotypisch eine bei weitem nicht so ausgeprägte AA-Akkumulation haben, können sich an die Folgen der Intoxikation gewöhnen und Alkohol trinken. In großen epidemiologischen Studien konnte dabei überzeugend gezeigt werden, dass diese Personen bei gleichem Alkoholkonsum gegenüber homozygoten ALDH2*1/1-Kollektiven ein deutlich erhöhtes Risiko für Tumoren des oberen Verdauungstraktes aufweisen [37]. In der kaukasischen Bevölkerung sind umgekehrt diese Enzyme nahezu homogen in Form der Allele ALDH 2*1. Hier existieren allerdings Polymorphismen der ADH1C, wobei insbesondere die homozygote ADH1C*1-Variante von Bedeutung ist, da diese eine ca. 2,5-fach erhöhte Umsatzgeschwindigkeit besitzt, die in der Nettoproduktion zu einer AA-Akkumulation führen kann. In der Tat konnte hier an schweren Trinkern mit dieser Enzymausstattung ein signifikant erhöhtes Risiko im oberen Verdauungstrakt nachgewiesen werden [38,39].

Alkohol ist weiterhin Lösungsmittel für eine Vielzahl organischer Substanzen. Daher wird postuliert, dass Alkohol für andere organische Komponenten, wie beispielsweise Zigarettenrauch oder Nahrungskarzinogene als Lösungsvermittler wirken kann. Durch Beeinflussung der Zusammensetzung und Integrität der Zellmembranen wird außerdem die Passage organischer Toxine durch diese Barriere gefördert.

Andere lokale Pathomechanismen sind die durch Alkohol beeinträchtigte Motilität der Speiseröhre und der vermehrte gastroösophageale Reflux mit nachfolgender Ösophagitis und Ausbildung eines Barett-Ösophagus.

12.8.2 Kolorektum

Alkohol ist ein schwacher, aber signifikanter Risikofaktor für das Kolorektalkarzinom [40,42]. In zwei großen Metaanalysen konnte dieser Effekt bestätigt werden. Zusammenfassend scheint dabei eine J-förmige Korrelation zwischen der konsumierte Alkoholmenge und dem Krebsrisiko im Dickdarm zu bestehen. So ist bei einem moderaten Alkoholkonsum zwischen 12 und 49 Gramm das Risiko vermutlich nur um ca. 20 % höher als bei Abstinenzlern, während bei höherem Alkoholmissbrauch das Risiko auf über das 1,5- bis 2-fache ansteigt und wie bei Tumoren des oberen Gastrointestinaltraktes bei noch höherem Konsum immer weiter ansteigt. Dabei scheint im Allgemeinen das Risiko für Frauen etwas geringer zu sein und das Risiko für Rektumkarzinome höher zu sein als für proximalere Tumoren. Auch für die Entstehung kolorektaler Adenome ist ein erhöhtes Risiko durch Alkohol beschrieben, wobei hier die Korrelation und die zuschreibbaren Risiken geringer sind (ca. 15 % für Alkoholkonsumenten versus Abstinenzler, höheres Risiko erst ab Alkoholmengen über 100 Gramm/Tag) [40].

Dies legt allerdings schon nahe, dass Alkohol an unterschiedlichen Stellen der Kolorektalkarzinogenese beteiligt ist [42]. Chronische Alkoholzufuhr führt sowohl bei der Ratte als auch beim Menschen zu einer Hyperproliferation im Colon mit einer Ausweitung des proliferativen Kompartimentes insbesondere der Rektumkrypte Richtung Darmlumen [43,44]. Es konnte gezeigt werden, dass der hyperproliferative Effekt von chronischer Alkoholzufuhr auf die Rektumschleimhaut durch ein hohes Alter noch verstärkt wurde, wobei hohes Lebensalter an sich schon ein unabhängiger Risikofaktor für die Entwicklung eines Kolorektalkarzinoms ist. Die nach chronischer Alkoholzufuhr zu beobachtende überstürzte Zellteilung im Rektum könnte von sekundär kompensatorischer Natur sein, da lichtmikroskopische Untersuchungen zeigten, dass Alkoholiker sowohl einen oberflächlichen Zellschaden aufweisen als auch die Halbwertszeit der funktionalen Epithelzellen in der Rektumkrypte verkürzt ist. Die alkoholassoziierte Hyperproliferation normalisiert sich nach zweiwöchiger Abstinenz. Wichtig ist dabei insbesondere, dass die Acetaldehydkonzentrationen, die in diesen Experimenten in der Schleimhaut gemessen wurden, mit der Proliferationsaktivität korrelierten. Studien über den Effekt von Alkohol auf das Acetoxymethylmethylnitrosamin-induzierte Rektumkarzinom konnten das Konzept, dass Acetaldehyd an der alkoholvermittelten Karzinogenese beteiligt sein könnte, stützen. Tiere, die sowohl Alkohol als auch den potenten Aldehyddehydrogenase-Inhibitor Cyanamid erhielten, entwickelten früher Rektumtumore gegenüber den Kontrolltieren, die ausschließlich Alkohol bekamen. In diesen Experimenten waren nach Gabe von Cyanamid die Colonschleimhaut-Acetaldehydspiegel deutlich erhöht [15]. Dies legt die Vermutung nahe, dass auch im Colon Acetaldehyd die alkoholassoziierten Veränderungen verursacht. Dies wird zusätzlich dadurch unterstützt, dass in mehreren Experimenten gezeigt wurde, dass insbesondere im Colon sehr hohe Acetaldehydspiegel mikrobiellen Ursprungs nach Alkoholgabe zu beobachten sind. An Schweinen und Ratten konnten nach intragastraler oder auch intravenöser Alkoholgabe im Colon erstmals sehr hohe Acetaldehydspiegel *in vivo* gemessen werden [45,46]. Diese waren vermutlich ebenfalls bakteriellen Ursprungs [46]. Weitere Arbeiten beschäftigten sich mit den Variablen dieser mikrobiellen Acetaldehydproduktion und wesentlichen Enzymen, die daran beteiligt sind. Dabei konnte der Nachweis erbracht werden, dass in zytosolischen Fraktionen im Wesentlichen eine signifikante ADH-Aktivität, aber zum Teil auch Katalase-Aktivität an der bakteriellen Acetaldehydproduktion beteiligt sind. Darüber hinaus wurde festgestellt, dass besonders die fakultative aerobe oder mikroaerophile Flora des Darmes in der Lage ist, Alkohol zu Acetaldehyd zu metabolisieren. Auf der anderen Seite schwankt innerhalb einer Spezies sowohl die ADH-Aktivität und Acetaldehydproduktion von einem Bakterienstamm zum anderen sehr stark. Vergleichbar mit Eukaryontenzellen ist auch bei Bakterien die ALDH das wesentliche Enzym zur Acetaldehydverstoffwechslung. Je nach Spezies weisen die ALDH unterschiedliche Aktivitäten auf, die von vielen Variablen beeinflusst werden. So konnte erstmals an verschiedenen Lactobacilli-Stämmen gezeigt werden, dass diese eine relativ geringe Acetaldehydproduktion, aber um vielfach höhere Acetatspiegel als Endprodukt der Acetaldehyddetoxifikation aufweisen [47]. Dies warf die interessante Hypothese auf, dass es je nach Zusammensetzung der Flora zu einer geringen oder starken lokalen Acetaldehydakkumulation nach exogener Alkoholzufuhr kommen kann. Dass dies im Darm tatsächlich der Fall ist konnte durch Beeinflussung der Flora durch verschiedene Antibiotika gezeigt werden. So führen Ciprofloxacin und Lactulose sowohl im Tiermodell als auch beim Menschen zu einer Reduktion der aeroben und fakultativ anaeroben Flora des Darmes. Daraus resultieren signifikant niedrigere, lokale Acetaldehydspiegel im Darm. Die metabolische Aktivität der Darmbakterien für Alkohol ist dabei so ausgeprägt, dass sowohl beim Tier als auch beim Menschen die Alkohol-Eliminationsrate durch die Antibiotikabehandlung beeinflusst wird. Gibt man Metronidazol, ein Antibiotikum mit relativ selektiver Reduktion der anaeroben Flora und konsekutiver Vermehrung aerober und fakultativ anaerober (insbesondere Enterobactericeae) Keime, werden deutlich höhere Acetaldehydspiegel gemessen. Andererseits führt auch Alkoholgabe zu einer Änderung der Zusammensetzung der Flora und der konsekutiven Acetaldehydbildung. Die im Colon nach Alkoholgabe erreichten, sehr hohen lokalen Acetaldehydspiegel können im toxischen Bereich liegen und sind durch quantitative und qualitative Unterschiede in der Zusammensetzung der Darmflora bestimmt.

Ein weiterer Pathomechanismus ist die Assoziation zwischen chronischem Alkoholismus und einem vermehrten Bedarf an Methylgruppen bzw. der Hypomethylierung der DNA. Es konnte gezeigt werden, dass eine Methylgruppen-Mangeldiät zu einer Steigerung der Karzinogenese führt [31]. Methionin wird über die Nahrung zugeführt, durch verschiedene Wege im Körper synthetisiert und ist am Ende die einzige Vorstufe des S-Adenosylmethionins, dem hauptsächlichen Methylgruppendonor des menschlichen Körpers. Störungen des Methioninstoffwechsels und der Methylierungsreaktionen sind an der Karzinomentwicklung beteiligt, da S-Adenosylmethionin am Methylierungsprozess innerhalb der DNA beteiligt ist. Diese DNA-Methylierung stellt einen wichtigen Mechanismus der Genkontrolle dar und dient der Kontrolle zur Stilllegung bestimmter Genabschnitte. Eine gestörte enzymatische DNA-Methylierung kann somit zur Aktivierung von Onkogenen beitragen. Insbesondere beim Kolonkarzinom ist die Hypomethylierung der DNA bedeutend. Chronische Alkoholzufuhr führt zu einer verminderten Aufnahme von Methionin mit der Nahrung und hemmt seine Umwandlung zu S-Adenosylmethionin [31]. Auch ein veränderter Retinsäure-Metabolismus und die Induktion von CYP2E1 mit der Aktivierung von Prokarzinogenen spielen bei der kolorektalen Karzinogenese eine Rolle.

Neben Alkohol und seinem Einfluss auf die Bioverfügbarkeit der für die Methylierung wichtigen Stoffwechselkomponenten spielt auch hier Acetaldehyd eine wichtige Rolle. So ist Acetaldehyd fundamental am Folsäuremetabolismus beteiligt. Mangelversorgung mit Folsäure ist sehr häufig beim Alkoholiker zu finden und kann zusätzlich zu einer Hemmung der Methylgruppenübertragung beitragen, da es einen sehr wichtigen Faktor beim C1-Transport darstellt. Verminderte Folsäurespiegel im Blut sind entweder Folge einer gestörten Freisetzung der Folsäurespeicher aus der Leber oder eines vermehrten Abbaus. Ein anderer, sehr wichtiger Faktor der DNA-Hypomethylierung ist die über Acetaldehyd vermittelte Hemmung der Methyltransferaseaktivität. Neben diesem Mechanismus existiert eine katabole Wirkung von Acetaldehyd auf die lokalen Folsäurespiegel, eine nicht-enzymatische Spaltung an der C^9-N^{10}-Bindungsstelle ist beschrieben worden. Für das Colon konnte gezeigt werden, dass die lokalen epithelialen Folsäurespiegel nicht mit den systemischen Spiegeln korrelieren und dass in kolorektalen Adenomen und Karzinomen eine lokale Folsäuredefizienz vorliegen kann. Auf der anderen Seite konnte eine lokale Folsäuredefizienz im Colon als Folge hoher lokaler Acetaldehydspiegel durch Alkohol gezeigt werden. Die genannten Mechanismen sind besonders deswegen so interessant, da die positive Korrelation zwischen einem hohen Alkoholkonsum und der Entstehung eines Kolorektalkarzinoms insbesondere bei Menschen mit geringer Folsäure- und/oder Methioninaufnahme gezeigt wurde. Eine Zusammenfassung der Pathomechanismen ist in Abb. 12.6 wiedergegeben.

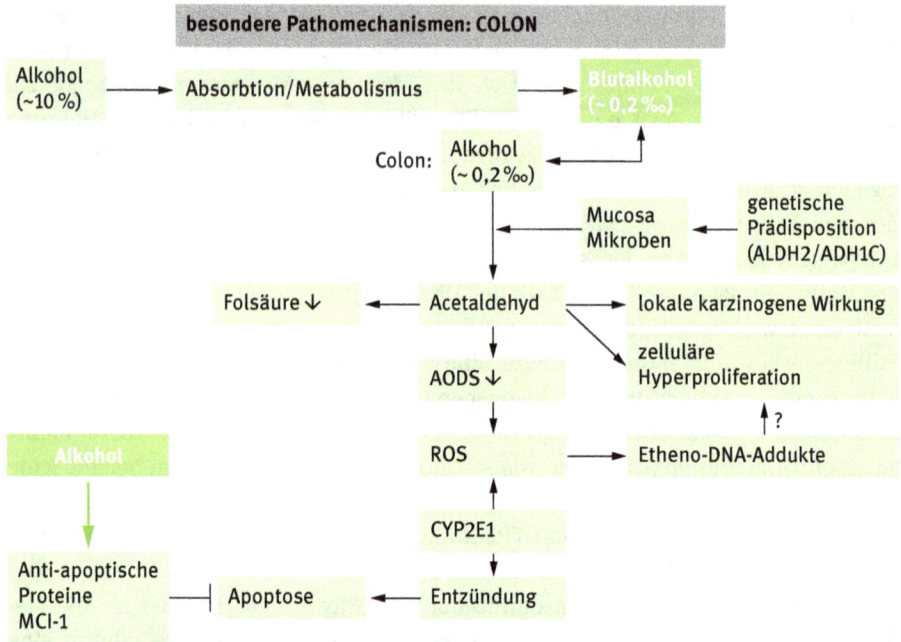

Abb. 12.6: Zusammenfassung einiger Pathomechanismen zur alkoholassoziierten kolorektalen Karzinogenese. Nach Alkoholabsorption und Verteilung entsprechen die Alkoholkonzentrationen im Colon denen im Blut. Alkohol wird zu AA oxidiert entweder über mukosaständige ADHs oder bakteriell. Polymorphismus der ADH1C wie auch die Zusammensetzung des Mikrobioms variieren die AA-Konzentrationen. AA führt zu lokalen Schäden mit konsekutiver sekundärer Hyperregenration, zu Folsäuredestruktion und zur Hemmung des antioxidativen Abwehrsystems. Gleichzeitig induziert Alkohol CYP2E1 mit einer gesteigerten ROS-Formation und der Generierung von exozyklischen etheno-DNA-Addukten, was besonders in hyperregenerativen Geweben von Bedeutung ist. CYP2E1 zusammen mit entzündlichen Vorgängen steigert die Apoptose, aber gleichzeitig hemmt Alkohol die Apoptose durch eine Erhöhung des anti-apoptotischen Proteins MCL-1, was die Karzinogenese stimuliert. AODS = Antioxidative Defense System

12.8.3 Leber

Daten aus dem Jahr 2016 zeigen, dass Alkohol in Europa allein für 245.000 Tote mit einem HCC verantwortlich ist, das sind 30 % aller HCC-Toten überhaupt [48]. Neben der Tatsache, dass Alkohol direkt über die Leberzirrhose zum HCC führt, ist Alkohol auch ein Modulator für das HCC bei anderen Lebererkrankungen. Dies gilt in besonderem Maß für die Hepatitis-B-Virusinfektion. Ähnliches gilt für die Hepatitis-C-Virusinfektion. In einer skandinavischen Studie konnte sogar gezeigt werden, dass bereits kleine Mengen Alkohol von < 10 g Alkohol pro Tag das HCC-Risiko signifikant steigert [49].

Interessant ist die Situation bei der nichtalkoholischen Fettlebererkrankung (NAFLD). Während immer wieder darauf hingewiesen wurde, dass kleine Mengen Alkohol die periphere Insulinresistenz, die bei diesen Patienten vorliegt, verbessert und sich damit auf den Verlauf einer NAFLD günstig auswirkt, konnte dies in größeren Studien nicht gezeigt werden. Fraglos ist, dass chronische Alkoholzufuhr beim Vorliegen einer nichtalkoholischen Steatohepatitis (NASH) das Risiko für ein HCC signifikant steigert [50].

Auch beim Vorliegen einer hereditären Hämochromatose (HH) ist Alkohol ein zusätzlicher Risikofaktor für ein HCC, weil Alkohol zu einer weiteren Überladung der Leber mit Eisen führt und weil der von Alkohol ausgehende oxidative Stress zusätzlich zum eisenvermittelten oxidativen Stress wirkt [51].

In der alkoholmediierten Leberkarzinogenese spielen neben AA und oxidativem Stress auch epigenetische Effekte eine wichtige Rolle. Durch Alkohol verursachte epigenetische Veränderungen können zur chromosomalen Instabilität führen. So resultiert zum Beispiel eine Hypomethylierung von Onkogenpromotoren (z. B. SERPINB5, IGF2) in einem Verlust ihrer normalen Expressionsmuster, während Hypermethylierung von Promotorgenen der Zelldifferenzierung oder des DNS-Repairs (MLH1, MGMT) die Transformation fördert.

Alkoholinitiierte hepatische Entzündung zusammen mit entzündungsbedingtem oxidativem Stress verursachen DNA-Schäden (Tumor Initiation). Tumor-assoziierte M2-polarisierte Makrophagen unterstützen die Tumor-Promotion, unter anderem durch die Aktivierung von hepatischen Sternzellen. Ektope Expression von TLR4 und ihre Aktivierung durch Lipopolysacchariden begünstigen die Hepatokarzinogenese durch Generierung von TLR4 und Homeobox Protein NANOG abhängigen lebertumorinitiierenden stammzellähnlichen Zellen (TICs). Hepatische Sternzellen verursachen nicht nur Leberfibrose, sondern sie fördern die Karzinogenese dadurch, dass sie Matrix und lösliche Faktoren sezernieren, die das Zellüberleben und das Zellwachstum von Tumorzellen begünstigen. Weiterhin fördern aktivierte Sternzellen TIC-vermittelte Hepatokarzinogenese, die durch Hepatotoxine, Dimethylnitrosamine oder Alkohol induziert ist. Die zwei wichtigsten Faktoren in der alkoholvermittelten Karzinogenese, CYP2E1 und Lipopolysaccharide aus dem Darm, aktivieren ebenfalls hepatische Sternzellen.

Ein weiterer Faktor in der alkoholvermittelten Hepatokarzinogenese von Bedeutung ist Eisen, aufgrund einer gesteigerten Eisenabsorption aus dem Darm. Der Effekt von Alkohol auf Hepcidin ist komplex und in diesem Zusammenhang wird auf weiterführende Literatur verwiesen [49].

Letztendlich fördert Alkohol die hepatische Tumorentstehung durch Immunsuppression mit einer Verminderung der Antitumor-CD8+ Zellen und Verlust von miR-122, welches HIF1a, einen Tumor fördernden Transkriptionsfaktor, hochreguliert [13]. Weitere detaillierte Informationen finden sich bei Ramadori et al [52].

12.8.4 Mamma

Epidemiologische Studien konnten eindeutig einen Zusammenhang zwischen dem Brustkrebsrisiko und Lebensstilgewohnheiten aufzeigen. Unter diesen Faktoren ist auch chronischer Alkoholmissbrauch aufzulisten. Multiple retrospektive und prospektive Kohorten und Fallkontrollstudien sowie Metaanalysen der letzten Dekaden haben einen solchen Zusammenhang nahegelegt.

Brustkrebs ist die zweithäufigste Krebserkrankung bei der Frau weltweit und eine der häufigsten Todesursachen für Frauen weltweit. Brustkrebs ist eine multifaktorielle Erkrankung mit einer Interaktion zwischen genetischen und umweltbedingten Faktoren sowie immunologischen Mechanismen. Die wichtigsten, nicht modifizierbaren primären Risikofaktoren für Brustkrebs beinhalten das Alter, reproduktive Parameter, welche die kumulative Lebenszeit-Östrogenmenge beinhalten (frühe Menarche vor dem Alter von 12 Jahren, verspätete Menopause nach dem Alter von 55 Jahren, verzögerte Schwangerschaft nach dem 30. Lebensjahr) und genetische Faktoren bez. bestimmter Gene und einer Familiengeschichte für Brustkrebs. Neben genetischen Faktoren spielen auch epigenetische Modifikationen eine Rolle. Von den modifizierbaren Risiken sind es vor allem die Hormontherapie und die physikalische Inaktivität, die den höchsten Einfluss ausmachen.

Mögliche Mechanismen der alkoholvermittelten Brustkrebs-Pathogenese beinhalten wie bereits ausgeführt den Effekt von Östrogenen, die durch Alkohol gesteigert werden, den Effekt von AA abhängig von seiner Produktion über verschiedene ADHs sowie oxidativen Stress und epigenetische Modifikationen. Einige Studien konnten zeigen, dass Frauen, die homozygot für das ADH1C*1-Allel sind, ein höheres Risiko für ein Mammakarzinom aufweisen, wenn sie Alkohol trinken im Vergleich zu Frauen, die einen ADH1C*1,2- oder ADH1C*2,2-Genotypen aufweisen. Andere Studien konnten dies wiederum nicht bestätigen [53].

Eine DNA-Hypomethylierung scheint von einer gewissen Bedeutung zu sein. Wie bereits besprochen hängt die Methylierung von der Verfügbarkeit von Methylgruppen ab. Für das Enzym Methyltetrahydrofolsäurereduktase (THFSR) liegt ein Polymorphismus vor. Offensichtlich moduliert die Variante der THFSR den Effekt von Alkohol auf das Brustkrebsrisiko. Frauen mit einem TT-Genotyp scheinen ein höheres Risiko für Brustkrebs zu haben verglichen mit anderen Genotypen. Bei postmenopausalen Frauen, die die C677T-Variante der THFSR hatten und die einen hohen täglichen Alkoholkonsum hatten, war das Brustkrebsrisiko erhöht. Dies könnte darauf hindeuten, dass der Folsäure-Stoffwechsel bei der Brustkrebsentwicklung von Bedeutung ist [33].

Histonmodifizierung ist ein anderer epigenetischer Mechanismus, der das *chromatin remodelling* während der Stammzell-Differenzierung beeinflusst. Histonacetylierung durch Acetyltransferase (HAT), Deacetylierung durch Deacetylasen (HDACs), Methylierung durch Methyltransferase (HMT) oder Demethylierung durch Histondemethylase (HMTM) können weiterhin die Chromatinstruktur modifizieren. Die Acetylierung von Lysinresten in Histonen resultiert in einer offenen Chromatinstruktur

(Euchromatin), welche Gentranskription erlaubt. Andererseits resultiert die Deace-tylierung von Lysinresten in der Formierung von geschlossenem Chromatin (Hedro-chromatin) und in der Repression von Gentranskription [27–30,33].

12.9 Prävention und Früherkennung

Prävention und Früherkennung alkoholverursachter Karzinome sind von elementa-rer Bedeutung, um entweder die Entstehung der Tumoren zu verhindern oder sie zu einem Zeitpunkt zu erkennen, zu dem noch die Möglichkeit einer erfolgversprechen-den Therapie besteht.

Folgende Empfehlungen sollten deshalb eingehalten werden:

1. Zur Prävention alkoholvermittelter Karzinomentstehung sollten die Grenzwerte für Alkoholkonsum generell eingehalten werden (nicht täglicher Alkoholkon-sum, < 25 g Alkohol für den Mann und < 12 g Alkohol für die Frau).
2. Menschen mit erhöhtem Risiko (siehe Risikofaktoren) sollten besonders vorsich-tig im Umgang mit Alkohol sein und nur gelegentlich Alkohol trinken. Kinder und Jugendliche, bei denen sich der Organismus noch im Wachstum befindet, sollten grundsätzlich keinen Alkohol trinken.
3. Menschen, die dennoch über die Grenzwerte hinaus chronisch Alkohol kon-sumieren, sollten sich frühzeitig prophylaktisch auf alkoholassoziierte Tumoren hin untersuchen lassen, d. h.
   a. Koloskopie ab dem 40. Lebensjahr (eine generelle Empfehlung hierzu existiert nicht).
   b. Hals-Nasen-Ohrenärztliche Untersuchung einschließlich Ösophagoskopie
   c. Mammatumoren-Screening innerhalb der gynäkologischen Untersuchung.
   d. Screening-Untersuchung der Leber (Laborwerte für Alkohol-Toxizität [GOT,GPT,GGT] und Leberfunktion [Albumin, Bilirubin, Gerinnung]), Sono-graphie und wenn möglich Transiente Elastographie (Fibroscan).

Die Assoziation zwischen Alkoholkonsum und erhöhtem Krebsrisiko ist klar belegt. Insofern sind auch staatliche primäre Präventionsstrategien zu fordern und sinnvoll. Die bedeutende amerikanische Krebsgesellschaft hat folgende unterschiedliche evi-denzbasierte sinnvolle primäre Präventionsstrategien vorgeschlagen [54–57]:

1. Entwicklung klinischer Strategien zur Identifikation von Menschen mit risiko-behaftetem Alkoholgebrauch und gleichzeitiges Angebot für Interventionen von Menschen mit Behandlungsbedarf.
2. Staatlich Zugang zu Alkohol erschweren und konzentrieren. Der erschwerte Zu-gang zu legalem Alkohol ist als eine effektive Strategie zur Reduktion des Alko-holgebrauchs und der Prävention alkoholassoziierter Erkrankungen belegt.

3.   Staatlich erhöhte Besteuerung und Erhöhung des allgemeinen Preisniveaus für Alkohol. Diese Erhöhung ist erwiesenermaßen effektiv, insbesondere um exzessiven Alkoholkonsum zu reduzieren.
4.   Zugang zu Alkohol und auch zu Alkoholwerbung insbesondere für Kinder und Jugendliche strikt regulieren und verbieten. Alkoholeinnahme in jugendlichem Alter ist mit einem höheren Risiko für riskanten Alkoholgebrauch und Alkoholabhängigkeit assoziiert.

Bezüglich der Therapie von Krebspatienten ist eine Erhöhung der Mortalität bei gleichzeitigem, gefährlichem Alkoholmissbrauch belegt. In Anbetracht der zunehmend komplexer werdenden onkologischen Therapie mit oft multimodalen Ansätzen und der Kombination von zytostatischer Therapie und/oder Strahlentherapie vor einer Operation ist die potenzielle, praktisch immer negative Interaktion von Alkohol bedeutsam und Therapeuten sollten auf diesen Punkt hinweisen. Insbesondere in Anbetracht der komplexen negativen immunmodulatorischen Effekte von Alkohol sollte Patienten, die die neue Immuntherapie erhalten (insbesondere Kombinationen von Immuncheckpointinhibitoren PD-1/PDL-1 mit CTLA-4 Antikörpern) Alkohol strikt untersagt werden. Ein besonderes Problem stellt der alkoholkranke Krebspatient dar. Ausgeprägte Komorbiditäten sind zu beachten und limitieren die Therapieoptionen.

Literatur

[1]   Rehm, et al. Global and regional burden of disease attributable to selective major risk factors. In: M Ezatti, C Murray, AD Lopez, A Rodgers, C Murray (eds). Comparative quatification of health risks. WHO Geneva, 2004.
[2]   Praud D, Rota M, Rehm J, et al. Cancer incidence and mortality attributable to alcohol consumption. Int J Cancer. 2016;138:1380.
[3]   Lamu L. Etude de statistique Clinique de 131 cas de cancer de l'oesophage et du cardia. Arch Mal Appar Dig Mal Nutr. 1910;4:451–456.
[4]   Baan R, et al. Carcinogenicity of alcoholic beverages. Lancet Oncology. 2007;8:292–293.
[5]   Vasiliou V, Zakhari S, Mishra L, Seitz HK (eds). Alcohol and Cancer. In: Advances in Exp Med Biol. 2018;1032.
[6]   Seitz HK, Stickel F. Acetaldehyde, an underestimated risk factor in cancer development: role of genetics in ethanol metabolism. Genes Nutr. 2010;5:121–128.
[7]   Dey A. Cytochrome P4502E1: its role in Disease and Drug Metabolism. In: Dey A (ed). Subcellular Biochemistry 67. Springer, 2013.
[8]   Seitz HK, Osswald BR. Effect of ethanol on procarcinogen activation. In: Watson RR (ed). Alcohol and Cancer. CRC Press Boca Raton, 1992, 55–72.
[9]   Tuyns A. Alcohol and cancer. Alcohol Health Res World. 1978;2:20–31.
[10] Nieminen MT, Salaspuro M. Local Acetaldehyde – An Essential Role in Alcohol-Related Upper Gastrointestinal Tract Carcinogenesis. Cancers (Basel). 2018;10(1).
[11] Albanes D, Heinonen OP, Taylor PR, et al. Alpha-Tocopherol and beta-carotene supplements and lung cancer incidence in the alpha-tocopherol, beta-carotene cancer prevention study: effects of base-line characteristics and study compliance. J Natl Cancer Inst. 1996;88(21):1560–1570.

[12] Seitz HK, Pelucchi C, Bagnardi V, LaVecchia C. Epidemiology and pathophysiology of alcohol and breast cancer: update 2012. Alcohol Alcohol. 2012;47:2004–2012.

[13] Seitz HK, Bataller R, Cortez-Pinto H, et al. Alcoholic Liver Disease. Nature Rev/ Disease Primers 2018;4(16):1–22.

[14] Seitz HK, Stickel F. Molecular mechanisms in ethanol mediated carcinogenesis. Nature Cancer Rev. 2007;7:599–612.

[15] Seitz HK, Simanowski UA, Garzon FT, et al. Possible role of acetaldehyde in ethanol-related rectal cocarcinogenesis in the rat. Gastroenterology. 1990;98(2):406–413.

[16] Theruvathu JA, Jaruga P, Nath RG, Dizdaroglu M, Brooks PJ. Polyamines stimulate the formation of mutagenic 1,N2-propanodeoxyguanosine adducts from acetalsdehyde. Nucleic Acids Res. 2005;33:3513–3520.

[17] Wang XD, Liu C, Chung J, et al. Chronic alcohol intake reduces retinoic acid concentration and enhances AP-1 (c-jun and c-fos) expression in rat liver. Hepatology. 1998;28:744–750.

[18] Seitz HK. Alcohol and retinoid metabolism (Editorial). Gut. 2000;47:748–750.

[19] Liu C, Russell RM, Seitz HK, Wang XD. Ethanol enhances retinoic acid metabolism into polar metabolites in rat liver via induction of cytochrome P4502E1. Gastroenterology. 2001;120:179–189.

[20] Liu C, Chung J, Seitz HK, Russell RM, Wang XD. Chlormethiazole treatment prevents reduced hepatic vitamin A levels in ethanol fed rats. Alcoholism Clin Exp Res. 2002;26:1703–1709.

[21] Dan Z, Popov Y, Patsenker E, et al. Alcohol-induced polar retinol metabolites trigger hepatocyte apotosis via loss of mitochondrial membrane potential. FASEB J. 2005;19:1–4.

[22] Linhart K, Bartsch H, Seitz HK. The role of reactive oxygen species (ROS) and cytochrome P4502E1 in the generation of carcinogenic etheno DNA dducts . Redox Biol. 2014;3:56–62.

[23] Wang Y, Millonig G, Nair J, et al. Ethanol-induced cytochrome P-4502E1 causes carcino-genic etheno-DNA lesions in alcoholic liver disease. Hepatology. 2009;50:453–461.

[24] Millonig G, Bernhardt F, Wang Y, et al. Ethanol-mediated carcinogenesis in the human esophagus implicates Cytochrome P-4502E1 induction and the generation of carcinogenic DNA-lesions. Int J Cancer. 2011;128:533–540.

[25] Mueller S, et al. Carcinogenic etheno DNA adducts in alcoholic liver disease: correlation with cytochrome P-4502E1 and fibrosis. Alcohol. Clin Exp Res. 2018;42:252–259.

[26] Ye Q, Lian F, Chavez PR, et al. Cytochrome P450 2E1 inhibition prevents hepatic carcinogenesis induced by diethylnitrosamine in alcohol-fed rats. Hepatobiliary Surg Nutr. 2012;1:5–18.

[27] French SW. Epigenetic events in liver cancer resulting from alcoholic liver disease. Alcohol Res. 2013;35(1):57–67.

[28] Varela-Rey M, Woodhoo A, Martinez-Chantar ML, Mato JM, Lu SC. Alcohol, DNA methylation, and cancer. Alcohol Res. 2013;35(1):25–35.

[29] Resendiz M, Chiao-Ling Lo S, Badin JK, Chiu YJ, Zhou FC. Alcohol Metabolism and Epigenetic Methylation and Acetylation. In: Patel VB (ed). Molecular Aspects of Alcohol and Nutrition. Else-vier, 2016.

[30] Seitz HK, Mueller S. Molecular mechanisms of Alcohol-Associated Carcinogenesis. In: Patel VB (ed). Molecular Aspects of Alcohol and Nutrition. Elsevier, 2016.

[31] Stickel F, Herold C, Seitz HK, Schuppan D. Alcohol and methyl transfer: Implications for alcohol related hepatocarcinogenesis. In: Ali S, Friedman SL, Mann DA (eds). Liver Diseases: Bioche-mical Mechanisms and New Therapeutic Insights. Enfield, Jersey, Plymouth, Science Publ, 2006, 45–58.

[32] Coutelle C, Höhn B, Benesova M, et al. Risk factors in alcohol-associated breast cancer: Alcohol dehydrogenase polymorphisms and estrogens. Int J Oncology. 2004;25:1127–1132.

[33] Zakhari S, Hoek JB. Epidemiology of Moderate Alcohol Consumption and Breast Cancer: Association or Causation? Cancers (Basel). 2018;10(10):349.

[34] Li Y, Mao Y, Zhang Y, et al. Alcohol drinking and upper aerodigestive tract cancer mortality: a systematic review and meta-analysis. Oral Oncol. 2014;50(4):269–275..

[35] Homann N, Kärkkäinen P, Koivisto T, et al. Effects of acetaldehyde on cell regeneration and differentiation of the upper gastrointestinal tract mucosa. J Natl Cancer Inst. 1997;89(22):1692–1697.

[36] Homann N, Tillonen J, Meurman JH, et al. Increased salivary acetaldehyde levels in heavy drinkers and smokers: a microbiological approach to oral cavity cancer. Carcinogeneisis. 2000;21(4):663–668.

[37] Yokoyama A, Muramatsu T, Ohmori T, et al. Alcohol-related cancers and aldehyde dehydrogenase-2 in Japanese alcoholics. Carcinogenesis. 1998;19(8):1383–1387.

[38] Visapää JP, Götte K, Benesova M, et al. Increased risk of upper aerodigestive tract cancer in heavy drinkers with ADH 1 C*1 ly allele possibly due to increased salivary acetaldehyde concentrations. Gut. 2004;53:871–876.

[39] Homann N, Stickel F, König IR, et al. Alcohol dehydrogenase 1 C*1 allele is a genetic marker for alcohol-associated cancer in heavy drinkers. Int J Cancer. 2006;118:1998–2002.

[40] Cai S, Li Y, Ding Y, Chen K, Jin M. Alcohol drinking and the risk of colorectal cancer death: a meta-analysis. Eur J Cancer Prev. 2014;23(6):532–539.

[41] Seitz HK, Homann N. Colorectal cancer and Alcohol In: Colorectal Cancer: from Prevention to Patient Care. Tech Open Publisher, 2012, 199–210

[42] Rossi M, Anwar MJ, Usman A, Keshavarzian A, Bishehsari F. Colorectal Cancer and Alcohol Consumption – Populations to Molecules. Cancers. 2018;10:38.

[43] Simanowski UA, Homann N, Knühl M, et al. Increased rectal cell proliferation following alcohol abuse. Gut. 2001;49:418–422.

[44] Simanowski UA, Suter P, Russell RM, et al. Enhancement of ethanol-induced rectal hyperregeneration with age in F344 rats. Gut. 1994;35:1102–1106.

[45] Seitz HK, Simanowski UA, Garzon FT, Peters TJ. Alcohol and cancer (letter to the editor). Hepatology. 1987;7:616.

[46] Jokelainen K, Matysiak-Budnik T, Mäkisalo H, Höckerstedt K, Salaspuro M. High intratonic acetaldehyde values produced by a bacteriocolonic pathway for ethanol oxidation in piglets. Gut. 1996;39(1):100–104.

[47] Nosova T, Jousimies-Somer H, Jokelainen K, Heine R, Salaspuro M. Acetaldehyde production and metabolism by human indigenous and probiotic Lactobacillus and Bifidobacterium strains. Alcohol Alcohol. 2000;35(6):561–568.

[48] Blanchier M, Leleu H, Peck-Radosavljevic M, Valla D, Roudot-Thoraval F. The burden of liver disease in Europe: a review of available epidemiological data. J Hepatol. 2013;58:593–608.

[49] Westin J, Lagging LM, Spak F, et al. Moderate alcohol intake increases fibrosis progression in untreated patients with hepatitis C virus infection. J Viral Hepat. 2002;9(3):235–241.

[50] Ascha MS, et al. The incidence and risk factors of hepatocellular carcinoma in patients with nonalcoholic steatohepatitis. Hepatology. 2010;51:1972–1978.

[51] Silva I, Rausch V, Seitz HK, Mueller S. Does Hypoxia Cause Carcinogenic Iron Accumulation in Alcoholic Liver Disease (ALD)? Cancer (Basel). 2017;9(11):145.

[52] Ramadori P, Cubero FJ, Liedtke C, Trautwein C, Nevzorova YA. Alcohol and Hepatocellular Carcinoma: Adding Fuel to the Flame. Cancers. 2017;99:130.

[53] Seitz HK. Alcohol and breast cancer (editorial). The breast. 2012;21:426–427.

[54] Task Force on Community Preventive Services. Recommendations on dram shop liability and overservice law enforcement initiatives to prevent excessive alcohol consumption and related harms. Am J Prev Med. 2011;41(3):344–346.

[55] Task Force on Community Preventive Services. Recommendations for reducing excessive alcohol consumption and alcohol-related harms by limiting alcohol outlet density. Am J Prev Med. 2009;37(6):570–571.

[56] Kuntsche E, Kuendig H, Gmel G. Alcohol outlet density, perceived availability and adolescent alcohol use: a multilevel structural equation model. J Epidemiol Community Health. 2008;62(9):811–816.

[57] Xu X, Chaloupka FJ. The effects of prices on alcohol use and its consequences. Alcohol Res Health. 2011;34(2):236–245.

Stichwortverzeichnis

https://doi.org/10.1515/9783110583984-201